W0064471

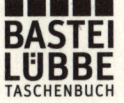

BASTEI
LÜBBE
TASCHENBUCH

Weitere Titel der Autorin:

Außer Kontrolle. Unsere Kinder, ihre Süchte –
und was wir dagegen tun können

Als Hörbuch erschienen:

Christiane F. Mein zweites Leben

Über die Autorin:

Sonja Vukovic engagiert sich für eine Gesellschaft, in der der Wert des Menschen nicht in erster Linie von dessen Leistung und Funktion abhängig ist. Mit Schwerpunkt Biografie, Gesellschaftskritik und Sozialpolitik hat sie unter anderem für »Die Welt«, »stern.de« und »Berliner Morgenpost« geschrieben. Sie wurde mit dem »Grimme Online Award« und dem »Axel-Springer-Preis« ausgezeichnet. 2013 erschien ihr internationaler Bestseller »Christiane F. – Mein zweites Leben«. Nach dem Aufbau der »F. Foundation« für Suchtprävention und -aufklärung schreibt sie nun an weiteren Büchern. Heute lebt Sonja Vukovic in Berlin und ist Mutter einer Tochter.

Sonja Vukovic

gegessen

13 Jahre zwischen Bulimie und Magersucht –
und wie ich endlich heilte

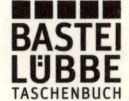

BASTEI
LÜBBE
TASCHENBUCH

BASTEI LÜBBE TASCHENBUCH
Band 60999

Dieser Titel ist auch als E-Book erschienen

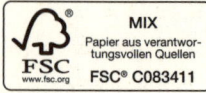

Vollständige Taschenbuchausgabe der 2016 bei
Lübbe Hardcover erschienenen Paperbackausgabe

Copyright © 2018 by Bastei Lübbe AG, Köln
Einband-/Umschlagmotiv: © Allan Jenkins/Trevillion Images
Umschlaggestaltung: Manuela Städele-Monverde
Satz: Dörlemann Satz, Lemförde
Gesetzt aus der Adobe Garamond Pro
Druck und Verarbeitung: CPI books GmbH, Leck – Germany

ISBN 978-3-404-60999-4

5   4   3   2   1

Sie finden uns im Internet unter www.luebbe.de
Bitte beachten Sie auch: www.lesejury.de

Dies sind meine Erinnerungen. Manche sind glasklar, andere wiederum im Lauf der Jahre etwas verblasst oder gar verdrängt. Manche Geschehnisse und Personen hat es genau so gegeben. Andere wurden, basierend auf der wahren Begebenheit, zum Schutz von individuellen Persönlichkeitsrechten stark abgewandelt. Insbesondere die Dialoge sind inhalts-, aber nicht wortgetreu wiedergegeben.

Dies ist meine Geschichte, sie hat keinen Anspruch auf Allgemeingültigkeit.

inhalt

PROLOG   11

I. DIE FASSADE FÄLLT   13

II. SINN DER SUCHT   43

III. KAMPF UM KILOS   69

IV. EHER TOT ALS LEBENDIG   97

V. ZU SEHR LIEBEN   135

VI. FÜHLEN   189

VII. ZEIT ZU HEILEN   207

VIII. FRIEDE DER FAMILIE   229

IX. NEUES LEBEN   243

X. ESSEN FÜRS BABY   267

NACHWORT UND DANK   281

I feel something so right
By doing the wrong thing
And I feel something so wrong
By doing the right thing
I couldn't lie, couldn't lie, couldn't lie
Everything that kills me makes me feel alive

One Republic, Counting Stars

prolog

In dieser Nacht übertreibe ich es vielleicht etwas. Habe ich zu viel gegessen? Vielleicht breche ich auch zu viel auf einmal aus. Ich weiß es nicht. Jedenfalls bekomme ich das eben Erbrochene einfach nicht die Toilette hinuntergespült. Ich spüle und spüle, aber es will nicht wegrutschen. Stattdessen sammelt sich immer mehr Wasser im Klo, das sich mit dem Erbrochenen zu einer ekligen Kotzbrockensuppe mischt.

Okay. Also: Wenn ich mir das ansehen kann, dann kann ich auch hineingreifen! Ich schließe die Augen, halte kurz die Luft an, und dann versuche ich, den Kotzklumpen, der unten festsitzen muss, mit der Hand zu lösen. Aber ich komme nicht ran, meine Hand, die jetzt ellenbogentief im Klo hängt, bekommt einfach nichts zu fassen.

Ich hole die rote Gummi-Saugglocke aus dem Schrank unter dem Waschbecken, pumpe und pumpe, aber dabei rühre ich bloß alles durch. Scheiße! Was soll ich bloß tun? Verdammt!

Immer wieder treibe ich einem unsichtbaren Faden aus Verlangen hinterher in dermaßen abartige Situationen. Warum kann ich nicht ganz normale Mädchenprobleme haben, die man mit einem Abdeckstift wegretuschiert? Für mich bräuchte es ein Ganzkörper-Makeover, etwas, das alles verbirgt, was ich bin. Ich schäme mich. Jeden Tag. Jede Sekunde. Für weitgehend alles, was ich tue und bin.

Und kann doch nicht aufhören.

Als hinge mein Leben davon ab, das längst kein wirklich lebenswertes mehr ist, fresse und kotze und renne und hungere und betäube ich mich so häufig und so hart es eben nur geht.

Bin seit geraumer Zeit eine Hülle. Eine Hülle, die ich hasse. Au-
ßerstande darin irgendwas zu fühlen außer diesem Selbsthass. Und
Angst. Und bohrende Zweifel. Traurigkeit.

Mir selbst nahe sein, mich spüren, das ist etwas, das ich einfach
nicht ertragen kann.

Manchmal trinke ich mich selbst schön.

Oder nehme andere Drogen. Alles, um nicht hier und jetzt zu
sein. Bei mir.

Mit diesem Buch spüre ich mir selbst nach und lege sämtliche Geheimnisse meines Lebens offen. Jedem gegenüber, der es liest. Ich trete damit aus meinem eigenen Schatten und werde um einige Beichten leichter. Um Leichtigkeit ging es in meinem Leben immer. Erst wollte ich weniger sein, später dann einfach nicht mehr so schrecklich kompliziert. Schließlich einfach: frei. Von Sucht. Von Leid. Von all der Scham.

Hier komme ich Antworten auf die Spur – und mir endlich etwas näher. Mit 31 Jahren, nach 13 Jahren Magersucht und Bulimie.

Was dieses Buch nicht ist: eine Anklage. Ich entschuldige und beschönige nichts – aber das vor allem aus der tiefen Überzeugung heraus, dass es zum Heilen einer Sucht, wie ich sie jahrelang hatte, dazugehört, ehrlich mit sich und zu anderen zu sein. Ich hege keinen Zorn und spüre keine Verzweiflung mehr. Ich habe keine offene Rechnung. Mit niemandem. Und ich bin auch nicht mehr enttäuscht von mir selbst. Ich bin durch. Was war, ist jetzt: gegessen.

Oder wie mein Mann sagte: »Sonja, vielleicht musst du das Buch jetzt schreiben, bevor die Erinnerungen an das, was dir geschehen ist, ganz verblassen.«

Berlin, März 2016

I. die fassade fällt

Als mich das Klopfen aus einem seichten Schlaf holt, streicheln bereits die ersten Sonnenstrahlen durch die Rollläden hindurch warm mein Gesicht. Die inzwischen fünftgrößte Stadt der USA, Phoenix, liegt mitten im sogenannten *Valley of the sun*, der Sonora-Wüste, die mit ihren rund 320000 Quadratkilometern von Mexiko bis Niederkalifornien und bis hierher, dem südwestlichen Teil von Arizona, reicht.

Um sechs Uhr morgens steht die Sonne schon steil und strahlt dann im Durchschnitt 13 Stunden am Tag, 325 Tage im Jahr. Zehn Monate lang bringt der Sommer Bedingungen, die bei uns in Europa als Klimakatastrophe gelten würden: Wenn man nicht aufpasst, bleibt Straßenteer an den Schuhen kleben, Wasser verdunstet quasi noch beim Auskippen, und viele Wagen fahren mit kaputten Reifen oder ohne Scheibenwischer, weil die Strahlen der Sonne das Gummi zerstören.

Alles, was ein Dach und Türen hat, ist darum auch mit *Air Conditioning* ausgestattet. An manchen Tagen ziehen Klimaanlagen in der Region mehr als die Hälfte des Stroms im Bundesstaat Arizona.

Für mich sind die Räume wie Kühlschränke.

Ich war schon immer ein Sonnenkind, und seit ich als Austauschschülerin hier lebe, nutze ich jede Gelegenheit, um draußen zu sein. Auch bei 40 Grad. Die McFinns, meine Gasteltern, schütteln lächelnd den Kopf, wenn sie mich von drinnen aus auf der

Veranda oder im Garten hinter dem Haus lernen oder Sport machen sehen. Zur Hitze kommt eine Luftfeuchtigkeit von bis zu 50 Prozent hinzu, das macht jede Bewegung anstrengend, man schwitzt schnell.

Mir gefällt das. Mir gefällt alles hier – vor allem die Gewissheit, dass jetzt endlich alles anders wird. Dass ich nicht mehr an *ihn* denken muss. Nicht mehr an die Scham. Und vor allem: kein Fressen und kein Kotzen mehr. Stattdessen Sport und lernen. Und was soll ich sagen? Es geht. Wahnsinn, es geht wirklich!

Gabbie, Tom und ihre Tochter July sind alle drei *fat*. So nennen sie sich selbst: fett.

Sie sind warmherzige, lebenslustige Genussmenschen. Ich mochte sie auf Anhieb sehr!

Am ersten Tag bei ihnen zu Hause staunte ich nicht schlecht, als jeder für sich allein eine Familienpizza aß. Als ich sie probierte, verstand ich aber, wieso man davon kaum genug bekommen kann. Der Boden war sehr dünn und knusprig, der Rand weich und von einer unglaublich leckeren Öl-Würzmischung überzogen. Über scharfer, feiner Salami und knackigen Zwiebeln zerliefen drei verschiedene Sorten Käse. So eine Pizza hatte ich bis dahin noch nie gegessen. Dieser Mischung aus salzig-süßem Hefeteig und fettig-deftigem Belag konnte auch ich nicht widerstehen. Und noch im selben Moment, als ich mir ein weiteres Stück nahm, obwohl ich bereits satt war, graute mir schon vor dem, wovor meine Austauschorganisation *Building Bridges (BB)* uns gewarnt hatte: In der Vorbereitung auf das Austauschjahr hatten sie uns darauf hingewiesen, dass die Körper von Jugendlichen oft einige Monate brauchen, um sich an das Essen und das ungewohnte Klima zu gewöhnen. Ihre Haut wird oft pickelig und viele kommen mit zehn oder sogar mehr Kilos zusätzlich zurück aus den USA. Vor allem Letzteres eine Horrorvorstellung!

So wollte ich nicht enden. Die vergangenen zwei Jahre hatte

ich zu hart meinen »Babyspeck« bekämpft, wie ihn meine Mutter und meine Oma gern nannten. Gut 15 Kilo hatte ich zu viel auf den Hüften gehabt.

Das Schwitzen und der Sport in der Hitze sollen mir gegen das Ansetzen neuer Pfunde helfen. Ich suche geradezu nach jeder Gelegenheit, Wasser, Kalorien und Gifte zu verlieren, viel Flüssigkeit nachzutrinken und, so weit mein heller Hauttyp das zulässt, Farbe zu gewinnen. Gebräunt sieht man schlanker aus.

Am Abend creme ich mich mit diesen süßen Vanille-Après-Lotions ein, die es hier in den überdimensionierten Grocery Stores gibt. In den USA haben Hygiene-Artikel Geschmack. Und sie duften nach Essen. Lebensmittel bekommt man in Ein-, Zwei- oder Fünf-Pfund-Boxen – Cornflakes und Milch, Steak am Knochen und Joghurt, Chips und Schokolade. Nach Belieben all das auch in den Varianten *no fat, zero calories, low carbs* oder *light*. Aber das schmeckt nicht und ist wegen der Zusatzstoffe auch nicht wirklich gesünder.

Das Amerika, das ich erlebe, ist extrem in jeder Hinsicht. Das Essen, das Wetter, das politische Geschehen. Doch als sei das nicht genug, wird auch sprachlich alles immer in Superlative gesetzt – sogar die Verniedlichungen. Alles ist *amazing, gorgeous, pretty, sweetie*, Hunde sind *doggys*, Katzen sind *kitties*.

Und ich bin jetzt Sunny – *sunny*, wie sonnig.

»Du lachst auch immer und strahlst richtig. Sunny ist der perfekte Spitzname für dich«, sagte Gastmutter Gabbie und lächelte warm.

Gabbie heißt eigentlich Gabriela. Sie ist 52 und arbeitet als Krankenschwester. Tom, 53, macht etwas mit IT. Außerdem engagieren sich beide in ihrer Baptisten-Gemeinde für Kinder, managen Jugendprojekte und nehmen als Betreuer an Reisen mit Kindern teil, deren Eltern ihnen das aus finanziellen, gesundheitlichen oder anderen Gründen nicht ermöglichen können. July, 21, ist die Jüngste von insgesamt fünf Kindern, sie wohnt als Einzige noch daheim – und ich bin die erste Austauschschülerin, die bei den kinderlieben McFinns leben darf, nachdem die eigenen vier Söhne schon einige Jahre aus dem Haus sind.

Ich liebe es. Die Gastfamilie, die Schule, meine neuen Freunde. Und natürlich die Wärme und das Licht, die sich wie Komplizen schon morgens durch die Rollläden in mein Zimmer stehlen. All das macht mich endlich glücklich. Mit 16 Jahren fängt mein Leben an. Endlich!

Dieser Morgen ist anders.

»Sunny!«, ruft mein Gastvater Tom durch die Holztür. Er klopft wieder an, und es braucht ein paar Sekunden, ehe ich richtig wach bin und begreife, dass er in mein Zimmer möchte. Ein Blick auf den Digitalwecker rechts neben meinem Kingsize-Bett – die Betten hier sind so weich und groß, ich könnte ewig darin schlafen: Es ist 6:40 Uhr, *Horizon High School* startet heute doch erst um neun Uhr!

Ich ziehe die Decke komplett über mich drüber und murre: »*Yaaaa. You can come in, Tom*«, »Du kannst reinkommen.«

Tom öffnet die Tür. »*It's your mum*«, sagt er und hält mir das schnurlose Telefon hin.

»Hallo Mama«, sage ich und bemerke, dass meine Stimme ein wenig weiterschläft. »Was ist denn los?«

»Ja, das will ich dich fragen, Sonja. Was ist bei euch los?«

»Wie? Was meinst du?«

»Hast du denn nichts gesehen? Das mit den Flugzeugen.«

»Was für Flugzeuge, Mama? Ich liege noch im Bett. Es ist noch nicht mal sieben Uhr. Normalerweise würde ich noch eine gute Stunde schlafen!«

»Ach, habe ich ganz vergessen, hier ist ja Nachmittag. Tut mir leid, ich bin etwas aufgeregt. Du musst mal den Fernseher anmachen, da sind zwei oder drei Flugzeuge gleichzeitig abgestürzt, in New York und in Washington D. C. Und die vermuten, das waren Terroristen.«

»Was?«

Noch bin ich nicht in der Lage, einschätzen zu können, ob wirklich etwas Schlimmes geschehen ist oder ob meine Mutter sich wieder einmal zu viele Sorgen macht.

»Mama, ich muss erst einmal aufwachen. Kann ich dich später zurückrufen?«

»Ja, mach das. Aber geh am besten heute nicht in die Schule. Bleib zu Hause. Wer weiß, was noch passiert.«

»Ja, Mama … mal schauen.«

»Pass auf dich auf.«

»Ja, Mama.«

»Und melde dich.«

»Ja. Mama. Mache ich«

»Tschüss, bis später. Melde dich auf jeden Fall, ja?«

»Ja, bis später.«

Gleich links neben meinem Zimmer, das eigentlich das Zimmer des ältesten Sohnes der McFinns, Marc, 34, ist, liegt ein Bügel- und gleich dahinter das Schlafzimmer von Tom und Gabbie. Gegenüber davon ist das Bad. Ich gehe rein, lasse kaltes Wasser ins Waschbecken laufen und stecke mein Gesicht hinein, trockne es ab und gehe schnell wieder raus. Normalerweise dusche ich sofort nach dem Aufstehen, um fit zu werden und klar denken zu können. Aber jetzt muss ich wissen, was passiert ist.

Als ich durch den Flur zum Wohnzimmer gehe, sehe ich, dass Tom und Gabbie es genauso gemacht haben. Sie sitzen mit zerzausten Haaren, kleinen Augen und großen Tassen Kaffee in ihren Pyjamas auf dem beigen Viskose-Teppichboden vor dem Sofa und starren den Fernseher an. Verschiedene, aufgeregte Stimmen kommen aus dem Gerät, aber so auf die Schnelle verstehe ich nicht genau, was sie sagen. Zumindest erschließt sich mir der Zusammenhang nicht.

Es wird Monate dauern, bis irgendjemand die Zusammenhänge dieses Tages vollständig herausfinden und Gründe für das benennen kann, was allem zum Trotz wohl immer unbegreiflich bleiben wird.

Ich verstehe jetzt erst einmal gar nichts. Nach zwei Monaten in Amerika kann ich immer noch nicht perfekt Englisch sprechen, hinzu kommt, dass das Amerikanische ganz anders klingt als britisches Englisch. Bei vielen Vokabeln rate ich noch, was sie bedeuten können. Verdammt, hätte ich doch in der Schule besser aufgepasst! Oder wäre ich doch einfach klüger und könnte mir alles besser merken!

Andererseits: Ich denke immer, dass ich etwas falsch mache. Falsch bin. Auf jeden Fall nicht gut genug. Das ist eine Macke, die ich einfach nicht loswerde, auch wenn mein Kopf es eigentlich besser weiß. Weiß, dass ich zu streng zu mir selbst bin. Aber wann immer etwas besonders laut ist, besonders hektisch, kritisch, missverständlich oder einfach bloß sehr viel Aufmerksamkeit erregt und ich irgendwie mithalten muss beim Verstehen, Diskutieren, Schön- oder Klugsein, überfällt mich blanke Panik. Ich kann einfach nichts dagegen tun, irgendetwas Kaltes, Dunkles, Unheilvolles packt mich am Nacken und drückt mich vor lauter Scham in die Knie.

Verwirrt und verschämt laufe ich am Sofa vorbei, links davon führt ein runder Esstisch aus hellem Holz mit sechs Stühlen in die Küche. Der Viskoseteppich endet hier, ich laufe barfuß auf weißen, quadratischen Fliesen weiter.

Mir gefällt es, dass Küchen- und Wohnbereich in typischamerikanischen Häusern direkt ineinander übergehen, so sind alle Familienmitglieder beisammen, auch an Tagen, an denen viel gekocht wird, an *Thanksgiving* zum Beispiel. Oder *Christmas*.

Die Wohnküche der McFinns ist durch und durch in Pastell gehalten. Zartrosa Wände, karamellfarbene Einrichtung, und sie haben so eine neumodische Kapsel-Kaffeemaschine in Hellblau. Ich drücke oben auf den Knopf, es summt und surrt und wenige Sekunden später läuft ein starker, heiß gebrühter Kaffee in die Tasse. In dem Gefäß für Milchschaum gibt es noch einen Rest. »Darf ich die Milch haben?«, frage ich.

»Natürlich«, sagt Tom regungslos.

Ich erkenne auf dem Fernsehbild das Logo von »CNN News«, daneben einen Splitscreen, der mir aus der Ferne nicht viel mehr zeigt als graue und schwarze Rauchwolken. Als mein Milchkaffee fertig ist, gehe ich rüber und setze mich hinter die McFinns auf die Couch. Ohne dass ich frage, sagt Tom: »Da sind zwei Flugzeuge in das World Trade Center geflogen. In der Gegend halten sich bestimmt Zehntausende Menschen um diese Uhrzeit auf. Und ein weiteres Flugzeug ist in das Pentagon gestürzt. Eine Katastrophe.«

»Das ist ein Terroranschlag auf die Vereinigten Staaten von Amerika«, sagt Gabbie und zieht ihre Stirn kraus.

Jetzt ist es in Phoenix kurz vor sieben Uhr, in New York drei Stunden später. Das TV-Bild zeigt, wie sich mir aus der Moderation erschließt, seit über einer Stunde diese zwei riesigen Löcher in den zwei Wolkenkratzern links und Rauchwolken über einem Gebäude, das das US-Verteidigungsministerium sein muss, rechts.

Plötzlich reißt Tom die Arme über seinen Kopf, Gabbie schlägt ihre Hände vor den Mund: »*Oh my god!*«, ruft Tom. »*Oh my goodness! Look at that!*« Im Bild erscheint ein Korrespondent, man sieht, wie er in Richtung des World Trade Centers schaut. Oder, wie der Anblick des Hintergrunds befürchten lässt: in die Richtung, wo das WTC einmal war. Eine mehrere Blocks umfassende Rauchwolke türmt sich zu einem pilzförmigen Aschemonster auf, das die umliegenden Gebäude zu verschlingen scheint. Der Reporter, dessen Hinterkopf man sieht, ist sprachlos. Er sagt nur immer wieder, er könne den Südturm nicht mehr sehen. »*I can not see the south tower. I can not tell, what happened, I can not see behind the cloud of smoke. I can not see anything.*«

»Er ist eingestürzt«, sagt Tom.

Im Laufe des Tages stürzt auch der Nordturm ein und ein viertes Flugzeug bei Pennsylvania ab. Nach und nach werden sämtliche Flughäfen in allen US-Bundesstaaten gesperrt, die amerikanische Börse bleibt geschlossen, und auch Disneyland in Florida und Disneyworld in Kalifornien machen zu. Präsident Bush versetzt das Militär in Alarmzustand, und die Army lässt Regierungsgebäude, das UN-Hauptquartier sowie Teile der Städte New York und Washington evakuieren. Foot- und Baseballturniere in ganz Amerika fallen aus. Das Land der unbegrenzten Möglichkeiten stößt an die Grenzen des Begreifbaren.

Der Terror trifft die Nation, 3000 Menschen, zählt man später, sterben.

Mein Unterricht fällt aus. In der Schule schauen wir weiter Fernsehen, anders als sonst folgen alle Schüler aufmerksam dem, was vorn gesprochen wird. Manche weinen, andere zeigen sich wütend oder patriotisch. Einige sprechen auch von Vergeltung, doch noch weiß keiner, welche die angemessene Reaktion auf so eine Tat ist. Noch wissen wir nicht einmal sicher, wer und was dahintersteckt. Immer wieder höre ich einen Namen, den ich zuvor noch nie gehört habe: *Ossamabinlahden*. Und dass der ein Gegner der westlichen Lebensweise sein soll.

Niemand, den ich kenne, hat jemanden gekannt, der heute sterben musste – aber »es sind Brüder und Schwestern«, sagen viele Schülerinnen und Schüler. In den Pausen beten mehr als 100 von ihnen in der Bibliothek für die Verstorbenen und ihre Angehörigen, andere versammeln sich vor der Flagge der Vereinigten Staaten, die in der Turnhalle als fünf mal sieben Quadratmeterversion an einer Wand hängt, legen ihre rechte Hand aufs Herz und sprechen *The Pledge of Allegiance*, den Treueschwur gegenüber der Nation.

Die Lehrer diskutieren mit uns über mögliche Militärschläge, über Religion und über Krieg. Manche nutzen die Gelegenheit, dass ich in ihren Reihen sitze, um über Hitler-Deutschland zu sprechen und den »feigen Pazifismus« der heutigen Bundesrepublik. Rund um die Uhr füllt die Sondersendung *»America United«* die TV-Sender.

Am Abend klärt Tom mich über Osama bin Laden auf. Und US-Präsident George W. Bush spricht zur Nation – und wohl auch zu Osama bin Laden. Seine Worte klingen in meinen Ohren kalt, so als wären ihm die vielen Tausend Einzelschicksale egal. So, als sei alles Politik, alles Vaterland, alles eine Frage der Ehre. Wer denkt an all die Männer, Frauen und Kinder, die jetzt ohne Eltern, Mann, Frau, Söhne oder Töchter sind? Ich bin müde und ziehe mich zurück, um erst meine Mutter anzurufen und dann meine E-Mails zu checken.

Seit etwa einem Jahr nutze ich jetzt Lycos. Aber es nervt mich eigentlich, dieses Einwählen ins Netz, und dass man entweder telefonieren oder E-Mails schreiben kann. Das birgt ständig Streitpotenzial mit allen, zu Hause in Deutschland mit meiner Mutter und meinem zwei Jahre jüngeren Bruder – mein Vater lebt, seit meine Mutter ihn vor drei Jahren endlich verließ, nicht mehr mit uns zusammen –, und auch hier mit den McFinns. Wobei die McFinns wirklich großzügig sind, ich darf ihr Arbeitszimmer, ihr Telefon und Internet benutzen, wann und so oft ich will.

»Hallo Sonja Vukovic. Sie haben drei neue Nachrichten …«

Eine E-Mail ist von Andrew Heinrich, hiesiger Leiter von BB, der Austauschorganisation. Ich solle mich in der kommenden

Woche nicht in der Nähe irgendwelcher öffentlichen Gebäude aufhalten. Und: Die Reise nach Washington D.C und New York, die wir deutsche Bundestagsstipendiaten im Oktober hätten antreten sollen, sei aus Sicherheitsgründen abgesagt. Ich hätte das Weiße Haus gern einmal gesehen, aber im Grunde hatte ich es mir seit heute Morgen schon gedacht, dass das nicht mehr passieren würde.

Eine andere Nachricht ist von Silvia, meiner besten Freundin in meinem Heimatdorf. Sie hat wieder einen neuen Freund. Im Anhang sind Bilder. Bomberjacke, kurze Haare, Nike Air Max. Ein Nazi, na toll. Ich antworte nicht.

Die letzte E-Mail ist von Frau Birnstein, der Politikchefin der Erkelenzer Lokalredaktion der »Rheinischen Post«. Ich soll dringend einmal anrufen, schreibt sie. In Deutschland ist es jetzt Nacht.

1999, zwei Jahre zuvor, schrieb ich meinen ersten Artikel für die »Rheinische Post«. Dazu war ich zufällig gekommen, durch eine Lüge, um ganz genau zu sein. Als 14-Jährige hatte ich Jazz- und Modern Dance (JMD) in der Regional-, später auch in der Zweiten Bundesliga getanzt. Und als mich der Reporter, der uns zu Turnieren begleitete, einmal fragte, was ich werden wolle, sagte ich: Journalistin.

Etwas Besseres fiel mir in diesem Moment nicht ein, doch ich hatte kurz zuvor meinen Moped-Führerschein gemacht und so kam es mir gerade recht, dass der Journalist mir anbot, ich könne mein Taschengeld als »Rasende Reporterin« in seiner Redaktion aufbessern. Bambini-Fußballturniere, Jahreshauptversammlungen von Leichtathletik- und Schützenvereinen sowie lokale Karnevalsumzüge waren ab dann mein Themenfeld. Mit einem blauen Regencape fuhr ich auf meiner 25-km/h-Maschine von Dorf zu Dorf und trug jede Strecke akribisch in das Fahrtenprotokoll ein. Es gab 70 Pfennig Kilometergeld und eine Mark Lohn pro Zeile.

Im Monat kam ich so locker auf 200, 350 Mark, also gut 100, 150 Euro. Für eine Schülerin nicht wenig.

Unglaublich, dass ich all das Geld die Toilette hinuntergespült habe.

Am 12. September 2001 fragt mich RP-Politikchefin Birnstein am Telefon, ob ich nach den Anschlägen auf das World Trade Center Auslandskorrespondentin für die »Rheinische Post« sein wolle. Zwar bin ich in Phoenix immer noch mehr als dreieinhalbtausend Kilometer vom Geschehen entfernt – aber näher dran als die Journalisten in Deutschland.

Am nächsten Tag erscheint »Tränen und Wut in der Schule« auf der Titelseite.

In diesen Tagen ist das Schreiben meine Hauptbeschäftigung. Noch eine ganze Reihe Artikel über »Das Amerika nach 9/11« folgen. Und ich sauge jedes Fünkchen Anerkennung, das mir zuteilwird, auf. Vor allem aber bin ich stolz auf mich, weil ich immer noch keiner einzigen Fressattacke erlegen bin. Ich habe also den richtigen Schritt getan, ich bin weit genug fortgegangen, von *ihm*. Von allem, was war.

Als sich ein paar Wochen später der beliebteste Junge der Schule in mich verliebt und mein Name auf Platz eins des Schüler-Votings *»Hottest Girls in High School«* steht, scheint mir mein Glück geradezu perfekt. Einziger Wermutstropfen ist, dass man mich in die Junior High gesteckt hat, nicht in die Senior Class. Anders als andere Austauschschüler kann ich deshalb kein High-School-Abschlusszertifikat in schwarzem Talar entgegennehmen und habe daher auch nicht die Chance, an der *Prom Night*, einer Art Abschlussball, teilzunehmen.

Erst einmal.

Der beliebte George ist in der Senior High, und nachdem er sich meinetwegen von der schönen Courtney getrennt hat, werden wir ein Paar. Die Prom Night stellt sich mir so dann doch noch in Aussicht – doch zum Schluss schaffe ich es nicht dorthin.

Das ist aber eine andere Geschichte. Eine Geschichte, die mit Schreien im Wind beginnt:

In mir ist ein Schmerz. In diesem Punkt sind George und ich wohl Seelenverwandte. Er ist von seinen Eltern vor die Tür gesetzt worden, weil er sich – er ist 17 – einen Ohrring hatte stechen lassen. Das sieht tatsächlich nicht gerade besonders gut aus, finde ich, aber für die Tellers ist es ein Verbrechen gegen Gott. Die Tellers sind Mormonen. Sie haben acht Kinder und gehen täglich in die Kirche. Sie leben für Gott, streng nach den Regeln ihres Glaubens. Einer von Georges drei älteren Brüdern lebt seit seinem 15. Lebensjahr nicht mehr zu Hause, weil seine Eltern nicht akzeptierten, dass er eine Freundin hatte. Eine ältere Schwester ist mit 14 Jahren abgehauen, seither fehlt jeder Kontakt zu ihr. Dagegen war Georges Ohrring ein vergleichbar harmloses Zeichen der Rebellion.

Er hat Unterschlupf bei einem Freund gefunden, beide finanzieren sich gemeinsam eine 30-Quadratmeter-Wohnung mit Klo auf dem Flurgang durch Jobs als Fastfood-Kellner nach der Schule. Wenn George nicht arbeitet und ich nicht Sport treibe oder schreibe, verbringen wir viel Zeit in diesem dunklen Loch ohne Tapete und mit einem Bunsenbrenner, der als Herdplatte und zum Kaffeekochen dient.

Oder wir cruisen mit seinem zehn Jahre alten Pontiac Firebird durch die Stadt, drehen die Fensterscheiben runter und die Musik auf, hören Linkin Park. Immer und immer wieder dieses eine Lied:

Crawling in my skin
These wounds, they will not heal
Fear is how I fall

Confusing what is real
There's something inside me
That pulls beneath the surface
Consuming, confusing
This lack of self-control I fear, is never ending

Wir kreischen mit. Beide. Wenn wir das Lied hören, und wir hören es immer laut, singen wir diese Zeilen, bis unsere Stimmen versagen. Es ist, als stießen wir aus unseren Zwerchfellen all das heraus, was uns Qualen bereitet. Unsere Schreie verstummen dann im Fahrtwind.

An einem Nachmittag Ende September, als ich gerade am Schreibtisch sitze und Mathematik-Hausaufgaben mache, klopft Tom wieder an meine Zimmertür. »Da ist ein Fan dran«, meint er. Ich schaue irritiert. »Ein Fan?« Tom zieht die Schultern hoch und reicht mir das Telefon. Ist es vielleicht George?

»Hallo?«, sage ich.

»Amerika scheint dir gutzutun«, sagt der Mann am anderen Ende der Leitung.

Es wird schwarz vor meinen Augen. Und mein Kopf fühlt sich wie eine Trommel von innen an: leer. Und betäubend laut. Mein Geist steigt aus meinem Körper und sieht auf das Mädchen, das mit einem Winkel, einem Lineal und Zirkel bewaffnet vor seinen Mathematik-Hausaufgaben sitzt. Seine Arme und Beine brennen von innen, und es gibt keinen Funken Kraft darin.

O Gott.

Es könnte den Zirkel nicht einmal heben, nicht zustechen, wenn man ihm jetzt etwas täte. Gedanken schreddern sich durch seinen Kopf und finden kein Ende. Sie schreddern und schreddern sich in die entlegensten Winkel seines Gehirns, immer weiter, bis da nichts mehr ist außer einem Flimmern und Piepsen, das wuchert, sich ausbreitet und wie tausend Nadelstiche herumpiekst in Erinnerungsfetzen, die einfach zu schwer sind für einen kleinen Menschen.

Mein Atem geht laut und schnell, und als ich bemerke, dass er das hören muss, halte ich den Atem an.

»Hat es dir die Sprache verschlagen?«, fragt er.

»Woher hast du diese Nummer?«

»Von deinen Freundinnen. Du weißt doch, ich treffe einige davon immer bei den Leichtathletik-Turnieren, und ich wollte meinem Schützling mal gratulieren. Du bist ja jetzt ein kleiner Star.«

»Es geht mir gut. Und so soll es bleiben. Warum rufst du an?«

Ich zittere. Mir ist nicht kalt. Es ist, als ob dieses Zittern mich auflöst und in Pigmente zersetzt, die wie ein grauer Schleier über mir schweben und sich verlieren.

»Ich vermisse dich«, sagt er.

Stille.

»Ich habe gesagt, ich fange jetzt ein neues Leben an.«

»Aber ich liebe dich. Und seit du weg bist, weiß ich nicht, wie ich weiter leben soll. Ich werde meine Frau verlassen.«

»Ich will das nicht hören. Und ich will auch nicht telefonieren. Tschüss.«

Das Telefonat dauert fast eine Stunde. Immer wieder will ich auflegen, aber ich schaffe es nicht. Er sagt, er wolle sich umbringen, wenn ich nicht zu ihm zurückkäme. Er sagt, ich sei großartig und dass aus mir etwas ganz Besonderes werde.

Ich erinnere ihn daran, dass der Deal war, dass ich niemals jemandem ein Wort darüber sagen werde, was geschehen ist, wenn er mich nur in Ruhe lässt.

Er sagt, ich sei das Einzige, was ihn am Leben hält, und wenn er sich morgen töte, sei das meine Schuld.

Ich sage, dass solche Worte der Grund sind, weshalb ich jetzt allein an mich denken muss.

Er weint.

Und ich weine.

Und ich sage, ich bin krank.

Crawling in my skin / These wounds, they will not heal / Fear is how I fall / Confusing what is real.

Er überhört meine Bitte, mich in meinem neuen Leben in Ruhe zu lassen. Er meint, ich habe ihm viel zu verdanken.

Ich schreie: »Du liest doch so unglaublich viel. Dann nimm dir mal ein Scheißbuch und lies mal ein scheißbisschen was über die Scheißbulimie. Lies von Essstörungen und Magersucht, lies von der Sucht, immer weniger sein zu wollen. Lies, warum ich meinen Körper ablehne, warum ich nachts schwitze und tagsüber zittere. Lies, warum ich mich hasse. Anstatt dich. Lies, was du aus mir gemacht hast.«

Ich lege auf, als ich den Hörer nicht mehr halten kann.

Nach einer Weile, in der mein zersetztes Selbst sich form- und orientierungslos im Raum verloren hat, reiße ich mich zusammen, nehme meinen iPod und meine Sportsachen und gehe ins Badezimmer. Kaltes Wasser ins Becken. Gesicht rein. Luft anhalten. *There's something inside me / That pulls beneath the surface.* Auftauchen. Leben. Trotz allem. Haare zum Zopf binden. Loslaufen. Bei 40 Grad schwitzen, so viel es geht. Rennen, so weit die Füße tragen. Und schreiend singen:

Against my will I stand beside my own reflection
It's haunting
How I can't seem
To find myself again
My walls are closing in
I'm convinced that there's just too much pressure to take
I've felt this way before
So insecure

Als ich wieder zu Hause ankomme, ist es bereits dunkel. In Phoenix – ich glaube, in ländlichen US-Gebieten überall – schließen die Menschen weder ihre Häuser noch ihre Autos ab. Alles ist durch Alarmanlagen gesichert und hoch versichert. So komme ich einfach rein, obwohl niemand daheim ist. July übernachtet wohl wieder bei ihrem Collegefreund. Und heute ist Kirche. Es wird neun Uhr sein, ehe Tom und Gabbie heimkehren.

Ich gehe duschen. Trockne mich ab, creme mich ein und föhne die Haare an. Das alles geht so schnell, ich nehme mich selbst nicht wahr, und wenn ich später an diesen Abend zurückdenke, kann ich zwar gedanklich rekonstruieren, was passiert ist. Aber ich habe kein Gefühl dazu.

Nur eins: Hunger. Ich verhungre geradezu. Und ich hasse es, wenn ich Hunger habe. Am liebsten hätte ich nie Hunger.

Es gab Zeiten, in denen war das so. Nach zwei Tagen ohne Essen gewöhnt sich der Magen daran. Er knurrt dann nicht mehr, und irgendwann, nach ein paar Tagen, vergeht auch der Appetit. Das ist sehr gut, das macht es viel einfacher. Und es macht stolz.

Der Kampf gegen den Hunger ist hingegen sehr deprimierend. Man verliert so oder so – entweder gegen dieses unangenehme körperliche Empfinden, das uns Menschen dazu veranlasst, Nahrung zu sich zu nehmen. Oder gegen das unangenehme Körperempfinden, das mich dazu veranlasst, keine zu mir zu nehmen. Ich hasse diesen Konflikt. Darum umgehe ich ihn am liebsten, indem ich gar nicht esse und dann gar nicht mehr hungrig bin.

Aber in den USA ist selbst das besonders schwierig. Schon nach den ersten Wochen fühle ich mich wie Obelix, der in ein Fass voller Zauberelixier gefallen ist und immer mehr und mehr möchte, obwohl es lange schon reicht. So als sei ich nach außen hin stark und kräftig, innen aber schwach und voller Gelüste.

Okay, ein Salat mit Ei, ohne Dressing, nehme ich mir jetzt zum Abendessen vor. Oder: etwas Obst mit Zero-Fat-Yoghurt?

Oder doch zwei Knäckebrot-Scheiben ohne Butter, belegt mit Pute und Zero-Fat-Käse?

Als ich den Kühlschrank aufreiße, sehe ich die ölig-knusprig gegrillten Chicken Wings vom Vortag. Und dieses Frozen-Yoghurt, das hier als leichtes Dessert gilt, obwohl der Joghurt 11 Prozent Fett und meist Smarties oder Brownies oder anderen Knusperkram als Topping hat. Ich weiß, im Brotkorb liegt dieses unfassbar leckere Knoblauchbrot, natürlich weiß, pures Weizen, bestreut mit Salz. Ich sehe den Käse und den Ketchup und die XXL-Trüffelschokolade. Und die Milch und die Mayonnaise und die Erdnussbutter und die Honey Nut Cherios – Frühstückszerealien mit Nuss und Honig. Und ich stelle fest: Heute ist mir doch alles egal.

Zu Hause in Deutschland habe ich von meinem kleinen Reporterinnen-Salär bis zu meinem Abflug in die USA quasi täglich die Menge an Lebensmitteln eingekauft, von der eine Großfamilie leben kann. Ich haben das Essen mit meinem Roller transportiert und in großen Taschen heimlich am Wohnzimmer – in dem meine Mutter sich meist aufhält – vorbei in mein Zimmer, das im ersten Stock unserer Doppelhaushälfte liegt, getragen.

Die 70 Quadratmeter große Mietwohnung gehört einem älteren Bauernpaar im Dorf, es gibt einen Hof und eine alte Scheune, aber keine Tiere mehr und leider auch keinen Garten. Aber wir fühlen uns dort wohl – besonders mein zwei Jahre jüngerer Bruder, der sich unter dem Dach sein ganz eigenes Reich mit allen möglichen Spielkonsolen und einem selbst gebauten Minitonstudio geschaffen hat, in dem er deutschen Hip-Hop schreibt und aufnimmt. Über seine Texte lerne ich ihn besser kennen als sonst im Alltag. Wir streiten uns häufig, und er nervt mich mit seinen doofen Jungssprüchen. Aber seit ich seine Musik kenne, weiß ich, dass er eigentlich ein sehr einfühlsamer, kluger und nachdenklicher Kerl ist.

Und was macht seine große Schwester?

Ich habe zwischen Schule und Tanzproben – ich tanze seit meinem vierten Lebensjahr – nichts Besseres zu tun, als mich in meinem Zimmer einzuschließen, all das Essen auszubreiten, das ich eingekauft habe, und es in mich hineinzustopfen. Ich schäme mich bei dem Gedanken. Es darf mich niemals jemand dabei sehen – das wäre das Peinlichste, das ich mir vorstellen kann.

Also, nur für alle Fälle, dass July nicht auswärts übernachtet und doch noch nach Hause kommt oder falls Tom und Gabbie – aus welchem blöden Zufall auch immer – früher zurück sind: Ich will vorsichtig sein und nehme erst einmal nur zwei Scheiben weißes Toastbrot aus dem Schrank und bestreiche sie so dick, wie es nur eben geht, mit Erdnussbutter. Dann kommt noch Marmelade oben drauf, das habe ich bei Gabbie oft gesehen, mich aber noch nie getraut, so ein Sandwich zu essen. Das muss die absolute mega Kalorienbombe sein. Und unfassbar lecker.

Beide Brote esse ich sofort auf. Ich mache dasselbe noch einmal und verschlinge auch das dritte und vierte Brot, als hätte ich seit Wochen keine Nahrung zu mir genommen.

Dann nehme ich die Chicken Wings aus dem Kühlschrank. Es sind noch fünf und ganz sicher würde Tom die später noch essen wollen. Kurz halte ich inne: Soll ich trotzdem?

Eigentlich ist jede Art von Frage zu diesem Zeitpunkt rhetorisch. Völlig zwecklos. Ich denke sie mir zwar, aber wohl nur aus Anstand, Scham oder dem verzweifelten Versuch heraus, doch noch etwas gegen das zu machen, was jetzt kommt. Denn schon seit dem ersten Bissen in dieses Peanut-Butter-Jelly-Sandwich funktioniert mein limbisches System im Autopilot. Das kenne ich schon.

Wie oft habe ich schon am Anfang einer Fressattacke gedacht: Das ist das letzte Mal. Oder: Wenn ich jetzt aufhöre, dann habe ich zwar etwas zu viel gegessen – aber ich werde nicht fett und muss das nicht unbedingt auskotzen. Nie haben solche Gedanken dazu geführt, dass ich wirklich aufhörte. Es ist, als ob ich das dann gar nicht mehr kann.

Ich nehme die unfassbar leckere Honey-Chilli-BBQ-Sauce aus dem Kühlschrank und die Wasabi-Knoblauch-Sauce auch. Dann löffle ich von beiden zirka 100 Gramm auf einen Teller und tunke das erste Chicken Wing – kalt – in beide Dips. Ich weiß, Tom wird mich fragen, wo die restlichen Chicken Wings sind. Er wird sicher auch etwas verwundert sein, denn normalerweise esse ich ja vor allem abends nur leichte Sachen. Vielleicht bin ich dann sogar schuld, dass er traurig ist, weil er die Hühnerflügel nicht mehr selbst essen kann. Aber dann ist das eben mal so. Er wird mich deshalb schon nicht aus dem Haus werfen.

Damit die McFinns mir glauben, dass ich nur ausnahmsweise mal etwas Fettiges gegessen habe, und damit sie meine Fressattacke nicht erahnen, spüle ich Besteck und Geschirr und räume es zurück in den Schrank, ehe ich das nächste Essen aus dem Kühlschrank nehme. Außerdem beschränke ich mich jetzt nur noch auf Dinge, deren Fehlen nicht gleich auffällt – eine große Schüssel Honey-Nut-Cherios, viel Milch, noch mehr Nüsse, mit Erdnussbuttercreme garniert. Ein paar Käseschreiben bestrichen mit sahnigem Kräuter-Frischkäse, ein paar Stücke saftige Salami dazu, alles kurz in der Mikrowelle erhitzt. Ein halbes Dutzend White-and-Black-Chocolate-Cookies, zwei Hand voll Chips, ein paar Löffel Eiscreme und zwei Stangen von diesem ölig-knusprigen Knoblauchbrot – getunkt in pure Butter.

Dann bin ich auch schon voll.

Es passt nichts mehr in meinen Magen rein. Das ist eigentlich ungewöhnlich. Mit der Zeit war mein Magen nämlich immer größer geworden und vor drei Monaten, als ich noch in Deutschland war und bis zu zehn Mal am Tag solche Essanfälle hatte, hätten da jetzt noch mindestens zwei Burger, eine große Portion Pommes und ein Stück Streuselkuchen hineingepasst.

Auch wieder neu ist das Gefühl von Übelkeit. Das hatte ich am Anfang, aber nach etwa ein, zwei Monaten verschwand das. Der Magen kann größer und auch wieder kleiner werden, er gewöhnt sich an fast alles. Nach drei Monaten Abstinenz war er nun wohl geschrumpft.

Schnell spüle ich den letzten Löffel und die Schüssel, trockne alles ab und lege die Dinge wieder zurück, wo sie hingehören. Dann gehe ich ins Bad, klappe den Deckel und den Toilettensitz hoch und beuge mich nach vorn. Es geschieht nichts.

Okay, nachhelfen. Rechten Zeigefinger in den Mund und die Gaumenmandel kitzeln.

Mein Magen krampft. Ich würge. Etwa zwei Drittel des Essens kommen rückwärts wieder aus mir heraus. Geht doch. Rasch etwas Wasser am Hahn trinken. Zwei Minuten warten. Dann dasselbe noch mal. Noch mehr Wasser. Warten. Würgen. Beim dritten Mal kommt üblicherweise nur noch das Wasser mit etwas Magensäure wieder raus. Dann weiß ich: Der Magen ist wieder leer.

Ich gehe in mein Zimmer und lege mich aufs Bett. Ich starre an die Decke und aus meinem Körper weicht die Anspannung. Es kribbelt überall, meine Lider werden schwer und alles wird weiß. Das ist das beste Gefühl auf der ganzen Welt. Wenn alles weich und locker wird an mir und ich mich schwerelos fühle, so als schwebte ich, so als stünde die Zeit still, und alles in mir ist langsam und leise. High sein vom Kreislauf, der da kollabiert, ich fühle mich buchstäblich leer. Das ist geil. Nur wenn sich dann, irgendwann, Schweißperlen auf der Stirn bilden, weiß ich, es ist Zeit, ein Stück Traubenzucker einzuwerfen, und dann ist alles schnell wieder vorbei. Dieses Mal müssen es zwei kleine Stückchen Schokolade sein, etwas Besseres habe ich gerade nicht.

Nach drei Monaten ohne Fressen und Kotzen fühlt es sich sogar fast wieder an wie am Anfang – so befreiend. Ätzend wird es erst, wenn der ganze Alltag nur noch daraus besteht, die Kalorien zu zählen, die ich drin behalten will, die ich auskotzen muss, die ich verbrennen kann. Wenn ich nur noch esse, damit mir nicht schwindelig wird, und kotze, damit ich nicht zunehme. Irgendwann, wenn alles nur noch Zwang ist, geht es mir richtig dreckig. Darum hatte ich mir ja auch so fest vorgenommen, in den USA damit aufzuhören.

Scheiße, denke ich. Das kann so doch nicht weitergehen.

Jedenfalls nicht für immer.

»Sonja, we need to talk to you, can you please come for a few minutes?«, fragt Gabbie ein paar Wochen später, als ich gerade draußen im Garten wieder mein Aerobic-Programm abreiße. Sie klingt ernst. O nein, bitte, bitte, lieber Gott, lass sie nichts gemerkt haben!

Ich trockne mir mit einem Handtuch kurz den gröbsten Schweiß aus dem Gesicht, von den Armen und Beinen. Dann nehme ich einen Schluck Wasser und gehe hinein in die stark gekühlte Wohnküche.

»Kann ich kurz duschen gehen, ich erkälte mich sonst?«, frage ich Gabbie.

»Ja klar, kein Problem. Wir warten hier.«

Die Dusche stelle ich so ein, dass das Wasser eiskalt ist. Das mache ich immer so, das macht mich fit und hält die Haut gut durchblutet und straff. Man kann nie früh genug damit anfangen, präventiv gegen Cellulite vorzugehen.

Was kann ich den McFinns nur sagen, wenn es jetzt wirklich um das Essen geht, das fehlt?, überlege ich. Ob sie etwas ahnen? Die ganze Familie isst doch so viel, da wird das bisschen mehr, das ich jetzt täglich mehr zu mir nehme, doch nicht aufgefallen sein. Und wenn doch?

Eine Ausrede fällt mir ein! Ich habe etwa zu der Zeit, als ich auch meinen Rückfall hatte, gerade angefangen, hier in einem Studio Jazz und Modern Dance zu tanzen. Ich tanze seit zwölf Jahren, nehme seit meinem neunten Lebensjahr an Turnieren teil. In den USA hatte ich das Training total vermisst. Beim Tanzen kann ich mich ausdrücken. All meine Kraft, meine Wut, all meine Hoffnungen fließen in die Bewegung. Das Schöne am Jazz und Modern Dance ist, dass es eine Mischung aus harten und sanften Abläufen bildet – so was wie ein Ballett-Hip-Hop-Show-Tanz-Mix. Mal streichelt man sanft die Luft, gleitet, berührt mit der Haut den Boden oder die Körper der anderen Tänzerinnen wie ein romantischer Kuss. Mal schlägt man um sich, klatscht, als fange das Leben jetzt erst an, und stampft, als wäre man tausend Tonnen reinste Motivation. Tanzen ist pures Glück.

Obwohl ich zu Hause an überregionalen Wettbewerben, ja sogar an Weltmeisterschaften teilgenommen hatte, dachte ich, als ich zum ersten Mal bei einem Training in Phoenix war, ich würde niemals so gut sein wie die anderen des Teams. Zu meiner Überraschung hatte die Trainerin mich ziemlich bald in den vordersten Reihen aufgestellt. Vorn tanzen heißt vortanzen. Drei Mal die Woche ging ich jetzt hin – und das brauchte natürlich Kraft und mehr Energie. Wenn die McFinns mich darauf ansprechen, dass ich jetzt mehr esse, dann erkläre ich das damit. Gute Idee!

Zehn Minuten später sitze ich mit feuchten Haaren am Esstisch. Tom und Gabbie setzen sich zu mir.

»Was ist los?«, frage ich. Mein Herz schlägt wie verrückt.

»Wir haben eine nicht so schöne Nachricht. Leider kannst du nicht weiter bei uns wohnen«, sagt Tom.

Damit habe ich jetzt gar nicht gerechnet. Mist! Das gibt es doch gar nicht! Bin ich eine Last? Haben sie es gemerkt und wollen mich jetzt nicht mehr?

»Aber … aber warum denn?«

»Du weißt doch, wir haben vier Söhne. Zwei hast du kennengelernt, David und John. Aber Patrick und Marc kennst du noch nicht.«

An meinen Schläfen fühle ich pochende Schmerzen. Ich muss die Augenbrauen ziemlich fest zusammenziehen. Ich will hier nicht weg. Die McFinns sind so lieb. Sie tun mir so gut. Ich will nirgendwo anders hin.

»Marc hat schon seit geraumer Zeit Probleme mit seiner Ehefrau. Jetzt ist es womöglich endgültig vorbei.«

»Die, mit der er zwei Kinder hat?«

»Ja. Die beiden haben einiges versucht, aber es soll wohl nicht mehr sein. Er rief uns heute Morgen an und sagte, dass sie vorhaben, sich scheiden zu lassen, und dass er nun erst einmal zuhause ausziehen soll. Er weiß nicht, wohin, ein Hotel kann er sich auf Dauer nicht leisten. Eine Wohnung findet er auf die Schnelle auch nicht.«

»Nun kommt er zu euch?«

»Ja. Wir müssen und wollen ihm helfen, er ist unser Sohn. Und wir hoffen auch ein wenig, dass sie sich vielleicht noch einmal zusammenraufen, wenn sich alles etwas beruhigt hat.«

»Ich verstehe.« Es liegt nicht an mir, das ist gut. Aber es ist trotzdem voll scheiße!

»Ich verstehe.« Es liegt nicht an mir, das ist gut. Aber es ist trotzdem schrecklich.

»Oh, Sonja. Komm her«, sagt Tom, der mir meine Traurigkeit wohl ansieht. Er breitet seine Arme aus und drückt mich an sich. Gabbie steht auf, geht ein paar Schritte um den Tisch und nimmt uns beide in die Arme. Wie ich sie vermissen werde!

In den nächsten Tagen falle ich in ein tiefes Loch. Nichts soll mir gegönnt sein. Jetzt habe ich es schon durch ein langes Auswahlverfahren mit Stipendium hierher geschafft. Ich lerne fleißig und versuche, ein besserer Mensch zu sein. Aber warum verliere ich die

Menschen, die ich mag? Und die, die mir wehtun, die kommen immer wieder zu mir zurück. Ich hasse das Leben!

Ich weiß weder, was ich sagen, noch was ich tun soll. Ich weiß nur, dass ich hungrig bin. Und dass ich es hasse. Dass ich einfach alles hasse, was mich in diesem Leben hält. Der Umzug soll schon in drei Tagen sein.

Jessica und Dan Baker sind in derselben Baptisten-Gemeinde wie Tom und Gabbie. Sie haben schon einige BB-Stipendiaten bei sich aufgenommen, und sie waren es, die Tom und Gabbie überzeugt hatten, eine Austauschschülerin aufzunehmen. Mich aufzunehmen. Nun wollen sie dafür geradestehen, mich in ein paar Tagen bei ihnen zu Hause einziehen lassen, bis eine andere Familie gefunden ist, weil ich sonst womöglich nach Hause fliegen müsste.

Immerhin schicken sie mich nicht zurück nach Deutschland!

Inzwischen übergebe ich mich wieder mindestens alle zwei Tage – oder Nächte. Meistens nehme ich mir, weil ich so eine große Angst habe, erwischt zu werden, Lebensmittel mit auf mein Zimmer, wenn Tom und Gabbie schon schlafen gegangen sind. Selbst kann ich keine Lebensmittel kaufen, denn der nächste Supermarkt ist 15 Autominuten entfernt. Wenn ich die mit dem Rad führe, würde ich nicht nur jämmerlich in der Sonne eingehen, ich würde wohl auch überfahren werden, denn an vielen Stellen der Stadt gibt es keine Fußgänger- oder Fahrradwege. Das Verkehrsnetz in Phoenix besteht in weiten Teilen aus Freeways und Autobahn.

In der Nacht vor meinem Umzug zu den Bakers kämpfe ich erfolglos mit der roten Gummi-Saugglocke gegen die Kotzbrockensuppe in der beinahe überquellenden Toilette an.

Warum muss mir das gerade heute Nacht passieren? Ich kann mich von den McFinns doch nicht mit dieser riesigen Scheißaktion verabschieden!

Zusammenreißen.

Ich muss das Erbrochene in der Kloschüssel irgendwie reduzieren, also schippe ich mit einem Glas, in dem ich sonst meine Zahnbürste habe, Wasser und Kotze rüber in die Dusche gleich neben dem Klo – vielleicht bekomme ich das dort besser runtergespült? Oder vielleicht, wenn alles andere in der Wanne ist, bekomme ich den festsitzenden Teil Fressfutter im Klo zu fassen? Oh shit, die Wanne! Der Abfluss ist doch kleiner, als ich dachte. Schnell hole ich einen Eimer, verteile alles wieder um. Nach mehr als einer Stunde ist das ganze Bad versifft. Egal, was ich auch versuche, ich mache es bloß schlimmer.

Okay, okay. Nicht so tragisch, denke ich mir. Ich hole Tom und sage, mir sei schlecht geworden. Kann ja mal vorkommen! Vielleicht habe ich mir einfach was eingefangen, immerhin ist mir hier ständig heiß und kalt, das kann das Immunsystem schon mal schwächen.

Es ist zwei Uhr morgens. Leise laufe ich zu Tom und Gabbies Schlafzimmer. Mein Herz klopft, ich hasse mich selbst gerade so sehr! Ach was, ich hasse mich immer so sehr. Aber jetzt hassen mich auch wieder die, die ich mag. Bestimmt, wenn sie sehen, was ich in ihrem Haus angerichtet habe! Was bin ich nur für eine Idiotin! Wieso kann ich nicht aufhören, ehe so ein Mist passiert?

Ich atme tief ein und aus. Und klopfe. Keine Reaktion. Ich klopfe wieder, dieses Mal heftiger. »Ja. Sunny? Bist du das?«, höre ich Gabbie von drinnen verschlafen fragen.

»Ja, Gab, ich bin es. Das Klo ist verstopft. Und es ist übergelaufen. Ich brauche Hilfe im Bad, es tut mir total leid!«

»Einen Moment.«

Ich höre Geräusche drinnen, Schritte, die in meine Richtung kommen. Tom öffnet die Tür. Er hat vom Schlaf noch ganz kleine Augen.

»Du, Tom, es ist mir so unendlich peinlich! Mir ist schlecht geworden, und ich musste mich übergeben. Ich habe wohl zu viel Papier benutzt, um alles sauber zu machen.« Ich bekomme kaum Luft vor lauter Entsetzen über mich selbst. »Das Klo ist total verstopft, habe alles probiert. Ich zahle das, falls da ein Sanitärdienst kommen muss. Sorry, es tut mir so, so leid!«

»Sunny. Alles gut. Beruhig dich.«

Ja, er hat recht. Ich klinge viel zu panisch dafür, dass mir nur schlecht geworden sein soll.

»Du kannst doch nichts dafür! Lass mich erst mal sehen.« Tom geht ins Bad. Er guckt in die Toilettenschüssel. Dann schaut er in die Badewanne. Er sagt nichts. Schaut sich bloß um. Ich möchte im Erdboden versinken. Tief in ein schwarzes Loch, aus dem ich nie wieder herauskomme!

»Ich … ich habe versucht, das Klo freizubekommen, indem ich etwas in die Badewanne geschüttet habe. Jetzt ist alles ein großes Chaos. Es tut mir so leid!«, sage ich.

»Sunny. Kein Problem. Gib mir mal die Saugglocke, das bekommen wir hin.«

»Das habe ich schon probiert – keine Chance.«

»Lass mich mal machen«, sagt Tom und hält mir seinen rechten Arm hin, um mir anzuzeigen, dass ich ihm die Saugglocke geben soll. Ich reiche sie ihm, er tunkt sie ins Klo und pumpt mit voller Kraft. Die Suppe läuft über, mein Gesicht knallrot an. Das ist so demütigend – für uns beide! So unendlich eklig. Der arme Mann muss in meiner Kotze rumpantschen. Aber er macht das mit aller Kraft, egal, wie viel überläuft und auf den Boden sickert – und mit einem Mal scheint sich was zu lösen. Es macht seltsame Gluckergeräusche, und dann sehe ich, wie der Suppenpegel langsam sinkt.

»Tom, du hast es geschafft! Du hast das frei bekommen! Tausend Dank, bitte leg dich wieder hin, ich mache das alles allein sauber. Sorry, dass du das machen musstest!«

Tom betätigt die Spülung. Tatsächlich, das Rohr ist frei. Alles funktioniert wie immer. Dennoch ist es eine absolute Vollkatastrophe! Ich möchte weinen.

Zusammenreißen.

»Es ist schon etwas her, aber meinen Kindern war früher auch oft schlecht. Da musste ich solche Sachen öfter machen, kein Problem! Ich helfe dir beim Saubermachen, mach dir keinen Kopf. Hol du mal Putzeimer und Wischer und so weiter – hier im Boden ist ein Abfluss, da können wir alles reinkehren.«

Ich laufe um die Ecke zum Abstellraum. Verdammt. Das muss ich erst mal verarbeiten. Ich hoffe echt, das ist okay, so, wie er das sagt. Warum enttäusche ich nur immer wieder alle Leute, die es gut mit mir meinen? Ich bin nicht okay, ich bin ein dummer Mensch. Ein egoistischer Mensch. Ein krankes Arschloch!

Als ich zurück ins Badezimmer komme, hat Tom bereits mit bloßen Händen das Gröbste aus der Badewanne geholt und in eine Plastiktüte geworfen. Ich lasse Wasser in die Wanne und in einen Eimer laufen. Tom wischt den Boden, ich Badewanne und Klo. Um halb vier Uhr morgens sind wir fertig.

»Gute Nacht, Sonja. Schlaf gut. Ich hoffe, deinem Magen geht es jetzt besser. Und mach dir keine Gedanken. Ist alles nicht so schlimm!«

Ich lege mich ins Bett und weine, bis sich die ersten Sonnenstrahlen durch die Rollläden hindurch in mein Zimmer stehlen.

Die McFinns melden am Morgen, dass ich heute aus gesundheitlichen Gründen nicht in die Schule kommen kann. Es ist schon acht Uhr, als ich einschlafe. Und als ich fünf Stunden später wieder aufwache und in die Wohnküche gehe, ist Gabbie zu meiner Überraschung zu Hause.

»Hi, Sunny. Wie geht es dir?«

»Furchtbar«, sage ich. »Also, körperlich besser. Aber das von heute Nacht ist mir unendlich peinlich!«

»Braucht es nicht, wie Tom dir schon gesagt hat. So etwas kann vorkommen. Bitte mache dir keinen Kopf, du hast jetzt genug um die Ohren. Um 16 Uhr sollen wir bei den Bakers sein. Schaffst du das, bist du dazu fit genug?«

»Ja, das schaffe ich. Alles klar, ich packe den Rest meiner Sachen.«

»Willst du etwas frühstücken, Sunny?«

»Nein. Danke.«

Es ist Ende Oktober 2001. Mein erster Tag bei den Bakers endet mit einem Verhör. Tom hatte ihnen Bescheid gegeben, was letzte Nach geschehen ist – und gesagt, dass er vermutet, ich leide unter einer Essstörung.

»Sunny, Tom meint es gut mit dir, er wollte nicht petzen. Aber es wäre auch unverantwortlich, nicht darauf zu reagieren. Er sagt, du treibst viel Sport, lernst viel, kontrollierst dein Essen stark. Er war sich nicht sicher, er hat nur eine Vermutung. Aber ich glaube, er hat recht. Oder?«

Das ist jetzt alles ein bisschen viel auf einmal. Ich würde sehr gern sehr laut schreien. Oder etwas kaputt schlagen. In mir drin ist so viel Wut auf alles. Vor allem auf mich. Oder ist es doch Traurigkeit? Angst. Ich weiß es gerade nicht. Verzweiflung trifft es vielleicht. Ach, egal, was es ist, ich möchte nur, dass das endlich weg geht. Das Gefühl, dass alles immer in einer Katastrophe endet, obwohl ich mich so, so hart darum bemühe, dass es besser wird.

»Ja, er hat recht«, sage ich – und kann es kaum fassen. Niemand weiß das bisher, bis auf *ihn*. Ihm habe ich es einmal gesagt, weil ich nicht wusste, wie ich ihm sonst klarmachen könnte, dass er mir schadet.

Es war ihm egal, glaube ich.

Aber ich wollte in keinem Fall, dass es alle wissen. Wenn es alle wissen, dann wissen sie auch, dass etwas nicht mit mir stimmt.

Und dann werden sie fragen, was und wieso. Und dann dauert es nicht lange und sie finden es heraus.

Dann bringe ich mich um.

Wenn jemals herauskommt, wie mein Leben wirklich aussieht, dann will ich nicht mehr am Leben sein! Das könnte ich niemals ertragen.

BB Arizona macht mir die Auflage, einmal wöchentlich zu einer Gruppen- und einmal wöchentlich zu einer Einzelgesprächstherapie zu gehen, damit ich in den USA bleiben kann. Jessica und Dan suchen Ärzte und Anlaufstellen für mich, ich suche nach Jobs, damit ich mir das überhaupt leisten kann. In den USA gibt es keine Krankenversicherung, hier zahlt man alles selbst. Zwei Mal die Woche Therapie, das macht 480 Dollar im Monat. Dafür muss ich nach der Schule viele Stunden arbeiten.

Ich finde auf Anhieb zwei Stellen als Babysitter in der Nachbarschaft. Und meine Oma, die Mama meiner Mama, erklärt sich bereit, mich mit monatlich 200 Dollar zu unterstützen, nachdem ich am Telefon meinen Eltern beichten musste, dass ich seit zwei Jahren Bulimikerin bin. Meine Mutter ist seither außer sich vor Sorge, mein Vater voller Zorn. Er hasst Schwäche, vor allem mentale. Noch mehr Grund, nicht nach Deutschland zurückzukehren, ehe sich das nicht alles etwas beruhigt hat.

Doch obwohl ich alle Auflagen erfülle, Arbeit und Therapieplätze gefunden habe und mich, seit das alles rausgekommen ist, auch wirklich bemühe, wie ein ganz normaler Mensch zu essen – am 18. Dezember 2001 muss ich in ein Flugzeug steigen, mein Austauschjahr abbrechen und zurück nach Hause fliegen. Das Chefbüro von BB in Washington hat beschlossen, kein Risiko eingehen zu wollen.

Ich habe alle enttäuscht, meine Freunde, meine Verwandten, die Kollegen bei der »Rheinischen Post«, meine Gastfamilien und auch die Bundestagsabgeordnete, die mir das Stipendium ermöglicht hat.

Ganz zu schweigen davon, dass ich mir selbst die Chance genommen habe, endlich ein neues Leben anzufangen. Vielleicht habe ich es nicht anders verdient.

II. sinn der sucht

Die Bilder haben keine Rahmen. Sie hängen ganz ohne Verglasung an zwei Kordeln befestigt von der Decke herab entlang der acht Meter langen weißen Wand. Darauf sind Vater-Mutter-Kind-Motive zu sehen, verschiedene Blumen oder Tiere. Dinge, die entweder zu naiv sind für diese Welt. Oder zu romantisch, denke ich.

Ich sitze wartend auf einem harten blauen Holzstuhl, der in der Flurwand verschraubt ist, daneben hängen noch drei weitere Stühle. Man hat mich ausgezogen, gewogen und mir drei Ampullen Blut abgezapft, dann konnte ich mich wieder anziehen. Ich finde: In solchen Anstalten kann man nur krank werden. Der Linoleumboden ist grau, die Neonleuchten an der Decke summen und leuchten grell wie in einem OP-Saal.

Es macht mir Angst. Einfach alles. Die Räumlichkeiten. Die Vorstellung, was nun mit mir passieren wird. Die Gewissheit, dass ich nicht mehr zurück kann. Die Schamspirale, die sich seit meiner Rückkehr aus den USA immer weiter nach unten dreht. Vielleicht, hoffentlich, nur nicht so viel weiter als bis hier hin.

Als ich meinen Kopf senke, streift mein Blick die rothaarige Frau, die aus einem hinteren Zimmer auf der linken Seite heraus- und auf mich zukommt. Aus den Augenwinkeln sehe ich zu ihr, sie trägt keine Schminke, aber einen weißen Kittel, an dessen Brusttasche ein in Plastik gefasstes Namensschild befestigt ist: »Dr. Susanne Liebenberg, Fachärztin für Kinder- und Jugendpsychiatrie und -psychotherapie« steht darauf.

Mein Herz macht einen Sprung. Die Ärztin sieht so schön und so warmherzig aus. Sie soll mich in die Arme nehmen. Einfach so. Einen Moment lang wäre dann alles gut.

»Hallo, Sonja«, sagt die Psychiaterin, nennt ihren Namen und setzt sich neben mich auf einen der harten blauen Stühle.

»Sind die festgeschraubt, sodass niemand etwas damit anrichten kann?«, frage ich und klopfe mit den Handknöcheln auf meinen Stuhl.

»Ja. Möchtest du damit etwas anrichten?«, fragt Frau Dr. Liebenberg und sieht mir in die Augen, als könnte sie direkt in mich hineinblicken.

»Quatsch! Ich bin doch nicht irre«, sage ich, senke meinen Kopf und spüre, wie ich rot werde.

»Niemand hat gesagt, dass du irre bist. Glaubst du, du bist hier, weil man dich für irre hält?«

»Es ist nur … das fühlt sich komisch an. Die Bilder sind ja auch ohne Glas und Rahmen, damit die niemand kaputt schlägt und sich mit den Scherben selbst verletzt. Richtig?«

Dr. Liebenberg nickt.

»Ich kenne das. Das habe ich alles schon in der Klinik gesehen, in der meine Mutter war. Ich bin aber nicht so, mir geht es gut.«

»Wollen wir nicht in mein Zimmer gehen, Sonja? Dann können wir weiter reden.«

»Okay.«

Ich folge der Ärztin über den Flur in den vorletzten Raum auf der linken Seite. Davor ist ein Zimmer, in dem es offenbar an diesem Montag eine Gruppentherapie gibt. Zumindest hatte ich zuvor eine andere Ärztin zusammen mit acht oder neun Mädchen und einem Jungen dort hineingehen sehen. Sie waren alle sehr dünn. Dünner als ich, denke ich. Und bin neidisch.

»Nimm Platz«, sagt Dr. Liebenberg, schließt die Tür hinter sich und deutet auf einen hellen Holzstuhl vor ihrem Schreib-

44

tisch. Hinter ihrem Rücken türmen sich Berge von Büchern mit Titeln wie »Diagnostik und Behandlung von Essstörungen«, »Anorexia nervosa und Bulemia nervosa im Kindes- und Jugendalter«, »Lexikon zur ICD-10-Klassifikation psychischer Störungen« und »Lehrbuch der Psychiatrie« in einem zwei Meter hohen, etwa drei Meter breiten weißen Regal mit silbernen Rändern. Vor dem Fenster hängen graue Vertikal-Jalousien aus Stoff und in der Ecke steht einsam ein Ficus in einem Plastiktopf.

Ich muss glucksend lachen.

»Was ist so komisch?«, fragt Dr. Liebenberg.

»Ach, nichts«, sage ich bloß. Ich vermisse die sprichwörtliche Couch, auf die man sich bei einem Therapiegespräch angeblich legt. Aber vor allem: Immer, wenn ich einen Schock habe oder etwas ganz Tragisches passiert, dann lache ich. Das ist auch so eine Macke von mir.

Sogar als mein Opa gestorben ist, da musste ich furchtbar lachen. Eine Schulkameradin, weniger eine Freundin, eher eine, die mich zumindest nicht nicht mochte, war zu Besuch gewesen, weil ich ihr kostenlos ein Ticket für eine »Jazz und Modern Dance«-Weltmeisterschaft geschenkt und sie dorthin mitgenommen hatte. Und nachdem meine Mutter mir nach unserer Rückkehr vom Tod meines Großvaters erzählt hatte, krümmte ich mich vor Lachen und kicherte nervös. Die Fast-Freundin starrte mich ungläubig an. Danach mochte sie mich vielleicht doch nicht mehr. Auf jeden Fall waren wir weniger eng.

»Deine Eltern haben dich hierher geschickt? Oder bist du von allein gekommen?«, fragt Dr. Liebenberg, setzt sich in ihren weißen Ledersessel und legt ihre zarten, blassen Hände mit den kurzen Fingernägeln auf die Schreibtischplatte.

»Meine Mutter. Sie wollte, dass ich eine Therapie mache, und deshalb war ich bei einem Therapeuten in unserer Nähe, der gemeinsam mit anderen Psychologen eine Praxis betreibt. Dort hatten meine Eltern auch schon mal eine Selbsthilfegruppe besucht.

Aber der Therapeut sagte, er wolle mich gern weitervermitteln, und riet mir, ich solle hierherkommen.«

»Und warum glaubst du, dass du zu uns sollst?«

»Weil alle denken, ich habe eine Essstörung.«

»Hast du denn eine Essstörung?«

Ja, Verdammt. Aber ich will die doch gar nicht loswerden! Ohne sie bin ich noch einsamer. Ohne sie werde ich dicker und hässlicher und noch weniger Menschen werden mich leiden können. Ohne sie bricht alles ein. Sie ist mein Ein und Alles, und ihr wollt sie mir wegnehmen. »Das kommt drauf an, wie man das sieht.«

»Wie siehst du das denn?«

»Ich denke, ich bin fett.« Und ich denke, ich weiß nicht, wie ich sonst überleben soll.

»Die Schwestern haben dich eben gewogen. Du wiegst 53 Kilogramm bei einer Größe von 1,63 Meter. Wir Ärzte schauen immer auf den BMI, den Body-Maß-Index. Wenn der zwischen 18 und 25 liegt, ist das Gewicht normal. Wenn er darüber liegt, ist man adipös, und wenn wir einen BMI unter 18 messen, ist man untergewichtig. Wollen wir deinen BMI mal ausrechnen?«

Lieber nicht!

Dr. Liebenberg zieht, ohne meine Antwort abzuwarten, ihren Taschenrechner heran: »Gewicht in Kilogramm durch Körpergröße in Metern zum Quadrat: Dein BMI liegt bei 19,5.«

»Sehen Sie.« Nun hat sie es Schwarz auf Weiß. Selbst ausgerechnet, ohne Zweifel mathematisch belegt: Ich habe kein Problem, es geht mir nicht schlecht genug. Ich gehöre hier nicht hin. Ich bin hier falsch. Bin falsch, wie immer.

»Ist das fett?«, fragt sie.

»Es ist nicht dünn.« Wie gern hätte ich einen BMI unter 18. Es ist mir peinlich, dass ich keinen BMI unter 18 habe. Hätte ich einen BMI unter 18, wäre deutlich, dass ich krank bin, dann fiele es viel weniger schwer zu erzählen. Aber so. Es geht meinem Körper einfach nicht schlecht genug, um psychisch so kaputt zu sein.

»Übergibst du dich nach dem Essen, um dünn zu sein?«

»Ach, das habe ich mal gemacht. Das ist aber schon länger her.« Gestern.

»Und deine Ohrspeicheldrüsen – warum sind die angeschwollen?«

»Was?«

Dr. Liebeberg steht auf, geht um den Tisch herum und stellt sich direkt vor mich. Dann drückt sie mit beiden Händen, jeweils mit Zeige- und Mittelfinger, auf die beiden Stellen, wo Kiefer und Ohransatz zusammenlaufen.

»Aua.«

»Diese meine ich. Die sind bei bulimischen Menschen angeschwollen, weswegen man sie auch Bulimie-Bäckchen nennt. Fressanfälle und das Erbrechen regen die Drüsen zur übermäßigen Speichelproduktion an, darum vergrößern die sich.«

Was für eine tolle Überraschung. Man sieht mir meine Krankheit doch an, obwohl mein BMI über 18 liegt. Ich bin ganz aufgeregt. Ich habe es geschafft, so krank zu sein, dass man sieht, dass ich Hilfe brauche, ohne dass ich das sagen muss. Ich will ja gar keine Hilfe, ich will ja hier gar nicht sein. Ich möchte nur, dass man sich Sorgen um mich macht, denn dann bin ich jemandem etwas wert. Mehr brauche ich gar nicht. Nur dass ich jemandem wichtig bin.

Dr. Liebenberg setzt sich wieder hinter ihren Tisch und notiert etwas in die noch jungfräulich-weiße Patientenakte, die ein Klebeschild mit meinem Namen trägt. Ich entziffere:

F50.2 – Bulemia nervosa.

»Was heißt das?«

»Was?«

»Na, Ihre Notiz …«

»Die Abkürzung steht für die Diagnose Bulimie. Du weißt, was Bulimie ist? Wiederholte Anfälle von Heißhunger und bewusst herbeigeführtes Erbrechen, um das Körpergewicht zu kontrollieren? Nimmst du Abführmittel?«

Darauf antworte ich nicht.

Die Ärztin hebt den Kopf und lehnt sich in ihrem Sessel zurück.

Ich reibe nervös meine Hände und schaue in Richtung Tür. Eigentlich will ich nur noch weg. Wäre vielleicht sogar nett hier. Aber es reicht mir jetzt.

»Sonja, wie sieht es denn bei dir sonst so aus? Was machst du gern in deiner Freizeit? Und hast du Freunde?«

»Natürlich habe ich Freunde. Jeder hat Freunde.« Ich bin mir nicht sicher, ob ich echte Freunde habe. Ich glaube, eher nicht, aber das will ich keinesfalls zugeben, denn dann wäre ich sehr schnell bei dem Gefühl, dass ich selbst schuld daran bin. Und es reicht, wenn ich da allein nachbohre, das muss nicht noch jemand anderes tun.

»Ich meine, richtig gute Freunde, denen du dich anvertrauen kannst?«

»Das brauche ich nicht. Was sollte ich denen schon anvertrauen? Mir geht es gut.« Die hat keine Ahnung, was die da fragt.

»Und wie geht es deinen Eltern? Und deinen Geschwistern, wenn du welche hast?«

Ich atme tief ein und aus und beginne an meinen Nägeln zu beißen. Wie lange dauert das hier noch?

»Na ja. Es geht so.«

»Was heißt das genau?«

»Mein Bruder nervt mich. Er ist 14, zwei Jahre jünger als ich, hat nur Mist im Kopf und versucht andauernd, mich zu ärgern. Mein Vater trinkt viel Alkohol, und er ist nicht immer leicht zu *handeln*.«

»*Handeln?*«

»Ja, entschuldigen Sie. Ich komme gerade aus Amerika. Manchmal spreche ich noch seltsames Deutsch«, sage ich und lächele. Darüber will ich gern reden! Und ich erzähle von Phoenix, Arizona, dass ich ein Bundestagsstipendium für ein Austauschjahr in den USA bekommen und die Anschläge vom 11. September dort miterlebt habe. Dass ich als Reporterin für die »Rheinische Post« schreibe. Ich lasse von meinen Fingernägeln ab, mein Brustkörper hebt sich, und ich untermale meine Worte mit wilden Gesten. Die McFinns, die Sonne, mit einem Mal wird meine Laune besser.

Dr. Liebenberg sagt: »Wow, Sonja. Das klingt ja toll. Glückwunsch. Hast du diesen Ehrgeiz von deiner Mutter oder deinem Vater?«

»Hm«, antworte ich. »Ich glaube, von meinem Vater. Er ist eher der Typ, der die Welt erobern möchte. Als junger Mann ist er auch viel gereist, und er hat ein ziemlich ausgeprägtes Ego. Meine Mutter hat viel Angst. Sie leidet an Depressionen und Panikattacken.«

»Aber beide sind auch ganz liebe Menschen. Nur etwas überfordert mit sich und der Welt.«

»Machst du dir oft Sorgen um sie?«

»Ja, schon. Vor allem dann, wenn Papa vor lauter Traurigkeit wütend wird. Und wenn Mama weint.«

»Was ist dann?«

»Dann bekomme ich keine Luft.«

Einmal, da war ich sechs oder sieben oder so, da habe ich mich tatsächlich in so einem Moment, vor lauter schlimmen Gefühlen und der Sorge, dass meine Eltern sich nicht wieder vertragen und nicht mehr mit der Wut und der Traurigkeit aufhören, auf den Boden geschmissen und mit den Armen um mich geschlagen. Und mit den Beinen wie wild getreten, so als könnte ich mit aller Kraft der Bewegung diese Bedrohung von mir abschütteln.

»Hast du ein Beispiel für so eine Situation?«

»Ja. Nein. So tragisch ist es dann doch nicht. Klingt immer schlimmer, als es dann ist.«

»Erzähl doch mal.«

Ich schlage das linke Bein über das rechte, verkeile den linken Fuß hinter der rechten Wade und verschränke die Arme vor meinem Bauch.

»Also gut. Ist aber schon etwas länger her, ja?!«

»Kein Problem.«

»Also, an diesem einen Tag, vor vier Jahren etwa, da hatte meine Mutter sich neben mich auf die Couch in meinem frisch renovierten Kinderzimmer gesetzt. Sie saß zuerst nur stumm da und sah mich an. Und dann hat sie geweint.«

»Weint sie häufig?«

»Nicht oft. Aber schon öfter mal. Sie fängt sich dann wieder, aber was mich traurig macht, ist, wie sie dann aussieht. So krank. Sie hat so dunkle Augenringe und blasse Wangen. Und gar keine Lebenslust im Gesicht.«

»Oje.«

»Sie hatte sich damals aber entschieden, etwas an ihrer Situation zu ändern. Und darum wollte sie jetzt meinen Vater verlassen.«

Ich beginne, mir meine Haut an den Fingernägeln einzureißen, und spreche weiter.

»Und der war auch traurig. Aber seine Traurigkeit macht ihn oft wütend.«

»Wie das denn?«

»Na ja, ich muss sagen – ich war auch selbst schuld. Das muss ich schon zur Verteidigung meines Vaters sagen.«

»Woran warst du selbst schuld?«

»Das, was meine Mutter sagte, das war ja wohl etwas Schlimmes. Dass sie meinen Vater verlässt. Also nicht, dass sie böse ist, für sie war das richtig. Aber für Papa war das eben schlimm. Aber das hatte ich nicht bedacht. Ich weiß noch, dass ich mich gefreut habe, dass ich noch so ein tolles, neues Zimmer bekommen würde. Und dass ich noch so eine coole Couch haben könnte. Und vielleicht noch einen Fernseher. Und ich hatte davon geträumt, vielleicht dieses Mal endlich ein Hochbett zu bekommen, in unserem Haus waren die Decken dafür nämlich zu niedrig.«

»Und wie hat dein Vater reagiert?«

»Ich war ja so dämlich und habe ihm ganz begeistert von meinen wilden Zukunftsvisionen erzählt – weil ich dachte, ich könnte ihn so aufheitern, wenn er sich mit mir freut. Aber dabei habe ich nicht bedacht, dass für ihn gerade die Welt zusammenbrach. War blöd. War meine Schuld.«

»Was war deine Schuld?«

»Er hat in den Schrank geboxt, der ging kaputt. Und er hat mich wütend angeschrien. Ich hatte ihn verletzt damit, dass ich mich irgendwie auch auf die Trennung freute – wegen der beiden Zimmer, die ich dann haben würde.«

Dr. Liebenberg schaut mich an.

»Aber es war nicht so schlimm. Echt nicht.«

»Wieso ist so etwas nicht schlimm?«

»Na ja, zum einen passiert das ja nicht häufig. Echt nicht, das müssen Sie glauben. Und mein Vater ist ja Montenegriner. In seiner Heimat werden Kinder einfach anders erzogen. Ich weiß das, darum kann ich nachvollziehen, wieso er das tut. Und ich kann das auch gut ab.«

»Du kannst das gut ab?«

»Ja.«

»Wie meinst du das?«

»Ist doch nicht wichtig. Wichtig ist nur: Mir geht es gut.« Ich will diese Fragen nicht länger beantworten. Andererseits macht Frau Dr. Liebenberg mir Hoffnung, dass es vielleicht anders sein kann. Mein Leben. Eines Tages. Aber warum muss das so kompliziert sein? Ich will nicht über Gefühle reden. Nicht noch weiter in mich hinein sehen und mich erklären müssen. »Und außerdem ist das auch schon lange her und war nicht oft. Jetzt, seit ich erwachsen bin, ist sowieso alles gut zwischen meinem Vater und mir.«

»Andere Kinder können das nicht so wie du. Wie machst du das mit dem gut abhaben?«

Schon wieder so eine Frage. Ich fühle mich bedrängt und nicht für ganz voll genommen. »Ich bin kein Kind.«

»Du bist auch noch nicht volljährig.«

»Aber ich kann mich allein um mich kümmern.«

»Das glaube ich dir. Eben darum – wie machst du das?«

»Das will ich nicht sagen. Das ist mir peinlich.«

»Hier braucht dir nichts unangenehm zu sein.«

»Können wir das Thema wechseln?«

»Okay. Dann noch mal zurück zu deinen Freunden. Wie viele Freunde hast du denn?«

»Zwei.« Vielleicht.

»Zwei? Was ist mit den anderen, deinen Mitschülern? Und was sind deine Hobbys?«

»Tanzen, Singen, Leichtathletik, Radio machen und Journalismus. Das Schreiben, das ist ja ein Job, aber das macht auch Spaß.«

»Und wie sieht es mit den anderen Jugendlichen aus? Du bist dann ja sicher in einem Sportverein?«

Da war sie, die Frage nach dem Verein. Es war klar, dass es so weit kommen würde. Ich halte die Luft an, drehe den Kopf nach links und schaue zu Boden, lecke mir die Lippen und fasse mir an die Stirn. Wie soll ich so etwas nur sagen? Gar nicht. Gar nichts sagen. Kein Wort. Wie vereinbart. Denn ist dieses Fass erst einmal auf, läuft der ganze Siff aus und wird zu einer Strömung, in der ich die Kontrolle verlieren werde.

Die Ärztin sieht mich an.

Ich sehe sie an.

Wir schweigen.

Meine Hände zittern.

»Sonja? Was ist los?«

Ich bemerke, wie mein Gesicht rot anläuft. Schon wieder. Und das Atmen fällt mir schwer. Dann sage ich: »Ach, egal. Die meisten haben mich nie gemocht, weil ich dick war.«

»So dick, wie jetzt?«

»Nein, also richtig fett. Ich habe in den vergangenen zwei Jahren zwanzig Kilo abgenommen.«

»Dann hast du mit 14 Jahren 73 Kilo gewogen?«

»Ja.«

Es ist mir peinlich, das zu sagen. Ich schaue wieder zu Boden, knibbele wieder an meinen Fingernägeln.

»Essen war für mich das Schönste früher. Aber die haben mich in der Schule total gehänselt und noch nicht einmal mit am Tisch sitzen lassen. In der Mensa haben sie sich auf den Bänken extra breit gemacht, damit ich mich nicht mehr dazusetzen konnte. ›Sonst kippt die Bank um, wegen Schlagseite‹, sagten die. In Sportstunden haben sie mich immer als Letzte gewählt. An einem Tag wollte ich mich auf einen Tisch setzen, und als ich mich hochhievte, rutschte mein Shirt etwas nach oben. Einer meiner Klassenkameraden hat auf mich gezeigt und mich ›fettes Schwein‹ genannt. Alle haben gelacht. Und ich habe das nicht mehr ausgehalten. Über Jahre ist das so gegangen. Ich bin aus dem Klassenzimmer rausgelaufen, habe mich vor die Tür in den Flur gesetzt und die ganze Unterrichtsstunde durchgeweint. Die Lehrerin hat mich sogar gelassen, weil ich ›zu laut schluchzte‹, hat sie gesagt. Ich würde den Unterricht mit meinem Weinen stören. Da wusste ich, dass ich sofort abnehmen muss.«

»Das tut mir leid zu hören«, sagt Dr. Liebenberg.

Wir schweigen.

»Verpasst du häufig den Unterricht?«, fragt sie dann.

»Nein.«

»Kommst du denn sonst gut klar in der Schule? Fühlst du dich überfordert oder gestresst?«

»Ne, ich denke, das passt. Habe einen Notendurchschnitt von 1,4.« Die Fragen sind besser. Ich fühle mich viel besser jetzt. Über Noten reden ist gut. Da muss ich mich nicht schämen. Das ist was, was ich kann, Anforderungen gerecht werden. Den Beweis bekomme ich zwei Mal im Jahr auf Papier gedruckt ausgehändigt.

»Dann sag mal, was ist mit den Mädchen und Jungen im Leichtathletikverein?«

O nein! Die Fragen schon wieder. Okay, ja: »Die hänseln mich auch.«

»Auch wegen deines Gewichts?«

»Nein. Ich will eines Tages auch so dünn und so schnell sein wie die anderen, aber die sind eigentlich ganz froh, dass sie jemanden dabeihaben, der Kugeln stoßen und Speere weit werfen kann. Aber das sind Disziplinen für Dicke. Irgendwann schaffe ich es und laufe Staffel. Oder mache Weitsprung. Ich übe auch fast jeden Tag.«

»Und warum hänseln die anderen dich dann.«

»Ach, egal.« Was soll das? Warum bohrt die denn so? Die mag mich bestimmt auch nicht, sonst würde sie mich nicht so quälen.

»Wenn es dich verletzt, ist es nicht egal.«

»Geht nicht. Ich will nicht darüber reden.«

»Du weißt aber, dass ich Schweigepflicht habe. Egal, was du mir sagst, ich werde es für mich behalten.«

Ich mag die Psychiaterin zu sehr, als dass ich ihr die Wahrheit erzählen möchte. Ich schäme mich, sie wird bestimmt denken, ich habe das gewollt und spätestens dann wird sie mich genauso wenig leiden können wie die anderen.

»Ach, schon vorbei. Lassen Sie uns das Thema wechseln, okay?«

Dr. Liebenberg schweigt.

Die Stille wird für mich unerträglich. Und das Bedürfnis, es jemandem zu sagen, der mich vielleicht doch versteht, wird immer größer. Vielleicht ist Dr. Liebenberg nicht wie die anderen. Vielleicht will sie mir wirklich helfen? Vielleicht ist das hier meine einzige verdammte Chance, und wenn ich die nicht nutze, was mache ich denn dann? Minuten vergehen. Nervös blicke ich durch das Zimmer, nur um sie nicht ansehen zu müssen und damit sie nicht sieht, wie peinlich mir das alles ist. Sie lehnt sich zurück in ihrem Sessel, legt den Stift beiseite. So, als warte sie darauf, dass ich anfange zu sprechen. Ich ziehe wieder Luft durch meine Zähne ein und sage dann: »Okay. Also. Da ist so ein Trainer, der ist in mich verliebt.«

»In dich verliebt?«

»Ja.«

»Was bedeutet das? Schreibt er dir Briefe, oder nimmt er dich mit ins Kino oder zum Essen?«

»Ja.«

»Sonst noch was?«

»Er hat versucht, mich zu küssen. Aber ich habe das abgewehrt.«

»Hat er versucht, dich anzufassen?«

»Ja, aber das habe ich abgewehrt.«

Blut schießt durch meinen ganzen Körper, alles kribbelt. Adrenalin. Habe ich das wirklich gerade gesagt? Nicht die ganze Wahrheit, aber doch ein bisschen davon? Sofort in dem Moment schon will ich es ungeschehen machen. O nein, was habe ich bloß getan? Ich habe das Fass aufgemacht, und nun wird die Flut an Scheiße, die daraus bricht, mich mitreißen und in die Tiefe ziehen.

»Seit wann ist denn dieser Trainer in dich verliebt?«

Ich kann gerade nicht fassen, wie mir geschieht. Ich kann das nicht aufhalten, nicht denken, fühle mich überfordert mit der Situation. Gefühle, zack, abgeschaltet. Abgetrennt vom Hier und

Jetzt emotional aus mir selbst ausgestiegen und an den Rand gestellt, um mir selbst dabei zuzusehen, wie ich in den Abgrund rase. »Seit vier Jahren«, antworte ich abwesend. Wenn ich gleich wieder zu mir komme, werde ich das bitterlich bereuen.

»Also, seit deinem zwölften Lebensjahr?«

»Ja.«

»Und wie alt ist er?«

»44.«

Dr. Liebenberg sieht mich an. »Willst du weiter darüber reden?«

»Nein.«

»Gut. Sonja, dann …« Sie stoppt, schreibt wieder etwas in meine Mappe.

»Was hältst du davon, wenn wir einfach ein paar Fragebögen durchgehen? Da gibt es einzelne Punkte, zu denen du Auskunft geben kannst, indem du sagst, ob etwas nicht zutrifft, eher nicht zutrifft, eher zutrifft oder zutrifft. Ist das in Ordnung?«

Ich nicke.

Dr. Liebenberg holt drei doppelseitige Bögen aus den Fächern rechts unterhalb ihrer Schreibtischplatte hervor. Sie trägt meine Daten in die Kopfzeile ein. »Dann fangen wir mal an. Eins: Ich bin oft niedergeschlagen.«

»Trifft nicht zu.«

Dr. Liebenberg kreuzt das entsprechende Kästchen an.

»Es fällt mir leicht, auf andere zuzugehen.«

»Trifft eher zu.«

»Andere kommen auf mich zu.«

»Trifft eher nicht zu.«

»Meine Leistungen in der Schule könnten besser sein.«

»Trifft zu.«

»Aber du hast doch eben gesagt, du hast einen Notendurchschnitt von 1,4?«

»Ja, aber das heißt ja nicht, dass er nicht noch besser sein könnte.«

Dr. Liebenberg kreuzt »Trifft zu« an.

»Gut, dann nächste Frage: Ich fühle mich oft nicht gut genug.«

Ich muss schmunzeln. Passt ja gut zu mir, die Frage. »Stimmt eher.«

»Es fällt mir leicht, mich gesund zu ernähren.«

»Trifft eher zu.«

»Und was ist mit dem Erbrechen?«

»Ja, aber die gesunden Sachen lasse ich drin. Wäre ja schön blöd, wenn nicht.«

»Nächste Frage: Ich habe selten Appetit.«

»Trifft nicht zu.«

»Mit seelischen Belastungen nicht fertig zu werden, ist ein Zeichen von Schwäche.«

»Trifft zu.«

»Ich werde mit meinen Problemen nicht allein fertig.«

»Trifft nicht zu.«

»Ich habe keine seelischen Probleme.«

»Trifft zu.«

»Und deine Beschäftigung mit dem Gewicht? Ist das kein Problem für dich?«

»Nein. Das macht mich stark. Ich habe dadurch das Gefühl, eine Gewinnerin zu sein.«

So geht es eine Dreiviertelstunde lang weiter. Die Fragebögen handeln alle Bereiche des körperlichen und psychischen Befindens ab, die Dauer des täglichen Schlafes, die Qualität der Träume, Gedanken an Selbstmord, selbstverletzendes Verhalten und so weiter.

Dr. Liebenberg zeigt mir anschließend den Raum, in dem die Gruppentherapie stattfindet. Auch hier gibt es diese fiesen grauen Vertikal-Jalousien, das grelle Neonlicht und Linoleumfußboden.

Aber hier liegt ein flauschiger, bunter Teppich. Es gibt Regale gefüllt mit Ratgebern und medizinischen Büchern und dahinter einen Tisch, auf dem Stifte und Papiere liegen, daneben stehen Staffeleien. Links ist eine Kochecke mit Spüle, Kühlschrank und Herd. Ab jetzt soll ich jeden Montag um 17 Uhr hier sein und mit den anderen reden, malen, kochen und: essen.

Montags dauert der Unterricht bis 16 Uhr, es ist jedes Mal knapp. Aber es klappt geradeso. Von meiner Schule in Holdersheim, nahe der niederländischen Grenze, fahre ich direkt mit dem Bus und dem Zug nach Wattstadt.

Ich mache das drei Mal. Es läuft insgesamt besser, als ich gedacht hatte. Die anderen acht Mädchen, der Junge und ich, wir sitzen mit der Ärztin Dr. Groten in einem Kreis auf dem Boden und werfen uns gegenseitig einen Plüschball zu. Wer immer ihn fängt, erzählt, was ihn gerade so beschäftigt. Und die anderen sagen, ob sie das kennen oder nicht und wie sie mit solchen Erlebnissen umgehen. Es tut gut, dass die anderen wissen, wovon ich spreche. Dass auch sie alle Kalorien zählen, die sie zu sich nehmen, dass auch sie berechnen, wie viel Sport sie im Gegenzug machen müssen, um nicht zuzunehmen. Dass auch sie sich oft nicht trauen zu sagen, wie es ihnen wirklich geht. Hier haben eigentlich alle irgendeine Scheiße erlebt – vom Vater verlassen, von der Mutter vernachlässigt, vom Onkel missbraucht, als Einzelkind zum Hoffnungsträger aller Ideen und Wünsche der Eltern völlig überhöht. Oder sie sind in der Schule unbeliebt und werden gemobbt.

Dr. Groten sagt, dass die Kontrolle über das Essen oft stellvertretend für irgendetwas anderes steht, das man nicht kontrollieren kann. Für Situationen und Geschehnisse, die einem Gefühle bescheren, »die man kaum aushalten kann«, sagt sie.

Und: »Wer eine Essstörung hat, der hat meist auch tieferliegende Probleme, die er mit der Sucht erst einmal verdrängt. Das kann auch eine ganz gesunde Reaktion sein.«

Wir alle blicken vom Boden auf, schauen Dr. Groten an. Gesunde Reaktion? Ich sehe den anderen an, dass sie sich über diese Aussage genauso wundern wie ich.

Dr. Groten versucht zu verdeutlichen, was sie meint: »Ein Kind ist existenziell von den Eltern abhängig, richtig?«, fragt sie.

Alle nicken oder murren ein »Joa.«. Darum fühlt es sich so schlimm an, wenn die Eltern streiten.

»Und wenn diese Eltern das Kind nun aber auch existenziell bedrohen, es zum Beispiel vernachlässigen, weil sie drogensüchtig sind und all ihr Geld in Rauschmittel investieren. Oder wenn es Gewalt in der Familie gibt. In solchen Situationen kann das Kind das Problem oftmals gar nicht realisieren, denn das würde bedeuten, dass es sich von seiner Vertrauensperson abwenden müsste. Und das schafft es nicht, weil es allein verloren wäre. Das trifft nicht nur auf Eltern zu, sondern auch auf andere Personen, von denen Kinder abhängig sind, wie Lehrer, die eigene Peergroup oder andere Menschen, mit denen sie ein Naheverhältnis haben.«

Mich verwirren die Worte von Dr. Groten, worauf will sie hinaus?

»Darum betäuben viele ihre Gefühle. Mit Essen. Oder mit Hunger. Oder mit viel Sport oder Drogen. Kennt das jemand von euch?«

Sie wirft Igor, 14 Jahre, 1,62 Meter, 43 Kilogramm, den Plüschball zu. Ich bin froh, dass ich nicht drankomme.

Igor schaut unsicher in die Runde. Sein Vater ist Alkoholiker. Er schlägt seine jüngere Schwester und ihn – wenn ich das richtig verstanden habe, auch die Mutter. Das hat Igor so nie gesagt, aber ich weiß, wie man Dinge sagt, die man nicht erzählen möchte: Man schweigt. Wenn man schweigt, wissen die anderen, dass etwas dran sein muss, dass etwas hinter dem Schweigen liegt. Wenn man wirklich will, dass etwas unentdeckt bleibt oder dass Leute nicht weiter nachbohren, dann denkt man sich besser eine Lüge aus.

»Ne«, lügt Igor. »Kenne ich nicht.«

Der Ball geht an Steffi, 15 Jahre, 1,68 Meter, 44 Kilo: »Na ja, ich bemerke das schon, dadurch, dass ich mich die ganze Zeit mit dem Essen beschäftige, habe ich andere Probleme, die zum Beispiel Freundinnen haben, nicht. Die mit Jungs. Oder mit Eltern, die einem Partys verbieten. Ich interessiere mich für so etwas gar nicht.« Steffi wirft den Ball zu Zoe, 15 Jahre, 1,58 Meter, 61 Kilogramm. »Ich will dazu nichts sagen«, erklärt sie. Sie will eigentlich nie zu irgendetwas was sagen. Ich glaube, weil sie sich schämt. Alles an ihr sieht so aus, als ob sie sich schämen würde – vor allem dafür, wie sie aussieht. Sie hat das Problem, das viele Bulimiker haben: Sie bekommen nicht alles, was sie in sich hineinstopfen, wieder heraus. Darum sind sie nicht so dünn wie Magersüchtige. Ich wäre auch gern so dünn wie Steffi oder Igor. Aber Zoe finde ich eigentlich ganz hübsch. Sie hat schöne nussbraune Augen. Und tolles, dickes rotes Haar. Wenn sie nur mal etwas aus sich herauskommen würde, wäre sie auf jeden Fall ziemlich süß.

Jetzt fange ich den Ball. Und wie so oft, wenn ich keine Antwort geben mag, stelle ich eine Frage: »Heißt das, Sucht hat einen Sinn, Frau Dr. Groten? Sucht ist auch gut?«

»Ja, das soll es heißen. Es muss nicht, kann aber ein sinnvoller Weg der Psyche sein, mit nicht auszuhaltenden Situationen erst einmal klarzukommen. Das Problem ist, dass Sucht selbst irgendwann zu einem Problem ja sogar zu einem lebensbedrohenden Problem werden kann.«

Ich verstehe an diesem Tag, was Dr. Groten uns sagt. Aber es wird noch beinahe zehn Jahre dauern, bis ich es nachempfinden und für mich adaptieren kann. Bis dahin werde ich viel lernen und mir Wissen über meine Krankheit aneignen. Aber auch erfahren, dass Erkenntnisse allein nicht reichen, um es besser zu machen. Um gesund zu werden. Dazu braucht es vor allem viel Zeit. Und gute Gründe, leben zu wollen.

»Katharina, bist du stolz auf dich?« Was ist das für eine seltsame Frage? Katharina, 17 Jahre alt und 52 Kilogramm schwer bei 1,73 Meter, sagt: »Ich weiß nicht genau, bin mir nicht sicher. Eigentlich habe ich ständig das Gefühl, nicht gut genug zu sein. Selbst wenn ich etwas erreiche, dann mache ich das danach wieder irgendwie kaputt und fühle mich dann wieder total ungenügend, einfach nicht richtig. Ich weiß auch nicht, wie ich das erklären soll«, antwortet sie, wird immer leiser und verliert schließlich jede Körperspannung.

»Zu den Anforderungen des modernen Lebens gehört es, dass man ständig etwas leisten muss, um stolz auf sich sein zu können. Das ist das, was wir gemeinhin damit meinen: Stolz auf sich selbst sein ist meist gleichbedeutend mit stolz auf etwas, was man besitzt oder erreicht hat. Und damit ist man abhängig – abhängig von Feedback.«

Wahnsinnsgedanke. Ich bin gefesselt und aufgewirbelt: Es ist wichtig zu lernen, stolz zu sein, *weil* man ist, nicht darauf, *wie* man ist. In dem kleinen Unterschied liegt womöglich Unabhängigkeit. Diese Gruppe ist genial! Ich kann mir selbst nahekommen, ohne über mich reden zu müssen. Das mit der gesunden Reaktion, aus der man süchtig werden kann, wenn Sucht ein Schutzschild für etwas ist, das wir nicht ertrügen, wenn es nicht darunter verborgen bliebe – das begreife ich jetzt! Das ist bei mir der Fall. Und dieses Wissen hilft mir, mich weniger zu verabscheuen für das, was ich mache und wie ich bin.

Wir reden über die Wut, die wir auf uns selbst haben. Das Nicht-wahrhaben-Wollen, das Leugnen und das Schweigen. Dass das einfacher ist, als über unsere Krankheit zu reden, weil wir sonst Schwäche zeigen. Und genau das wollen wir ja nicht: uns schwach fühlen. Unsere Geheimnisse, die Kontrolle darüber, damit fühlen wir uns stark.

Mir erscheint es unmöglich, jemals aus diesem Teufelskreis hinauszufinden.

Doch nach drei Wochen Gruppentherapie mache ich einen weiteren wichtigen Schritt:

Am Ende der Stunde mit Frau Dr. Groten ruft mich Dr. Liebenberg noch einmal zu sich ins Büro. Meine Blutwerte zeigen Mangelernährung im Vitamin- und Elektrolythaushalt auf, sagt sie. »Und deine Kaliumwerte sind so im Keller, wenn du nicht aufpasst, bekommst du bald Herzrhythmusstörungen und kannst an einem Herzinfarkt sterben.«

Als sie das sagt, muss ich daran denken, wie alles begonnen hat: *Etwa drei Jahre zuvor hatte ich bei meinem Vater auf der Couch gesessen. Meine Mutter war inzwischen ausgezogen, und mein Vater hatte das Haus verkauft. Er lebte nun in einem Designerhaus, in einer beeindruckenden Ein-Zimmer-Wohnung. Das passte zu ihm. Nicht nur, weil er stets aus der Not eine Tugend zu machen versteht, sondern auch weil seine Sucht nach zwei Päckchen Tabak und sehr viel Wein und noch mehr Bier am Tag wohl auch einem gewissen Hang zum Genuss entspringt. Papa hat ein Händchen für die schönen Dinge im Leben, er genießt gutes Essen und teure Autos, und bei der Auswahl seiner Kleidung sollten es immer schon gern Marken sein: »Ich habe lieber eine vernunftiges Pullover als zwei Mal Schrott«, sagte er einmal in seinem bis heute immer noch nicht akzentfreien Deutsch. Und so sah man ihm lange Zeit weder an, dass er als Metallbauer körperlich hart arbeitet, noch dass er Alkoholiker ist.*

Nun hatte er sich dieses kleine, aber feine Appartement gesucht: 47 Quadratmeter mit Holzpanelwänden und Metall-Wendeltreppe, die zu einer Empore führte, die Papa als Schlafzimmer nutzte. Und da schlief er nun seinen Rausch aus, während ich noch ein wenig fernsah, bevor ich auf dem Sofa in eine schlaflose Nacht fallen sollte.

Ich zappte. Bis eine Szene mich magisch in ihren Bann zog: Eine öffentliche Toilette von oben, offenbar an einer High School, vorn stand eine Brünette vor einem Spiegel an einem Waschbecken und schminkte sich, eine Blondine hing in einer der Kabinen über der Kloschüssel. Man hörte Würgegeräusche, als würde sich jemand übergeben. Dann betätigte die Blonde die Klospülung, kam heraus, wusch sich die Hände. Die beiden redeten während all dem weiter miteinander, als wäre sonst nichts geschehen. Dann gab die eine der anderen ein Kaugummi, beide sprühten sich mit Parfum ein und gingen hinaus.

Später sah man, wie die Mädchen, offenbar um die 16, gemeinsam ein Fitnessprogramm absolvierten, um am Abend der Prom Night besonders schön auszusehen. Und dass sie sich trafen, gemeinsam Pizza aßen und dann nacheinander im Badezimmer verschwanden – offenbar hatten sie alles wieder ausgekotzt, auch wenn man das nicht sah. Irgendwann jubelten sie über die Kilos, die sie »so leicht« verloren hatten. Sie waren schön und glücklich – bis sie auf dem College waren und immer noch süchtig nach all dem. Da schaffte die Brünette den Absprung, erzählte sogar ihren Eltern davon. Die Blonde aber gefiel sich selbst nur gut, wenn sie anderen gefiel, beendete sogar die Freundschaft, weil sie ihre Freundin, die sich ihren Eltern offenbart hatte, als Verräterin empfand. Irgendwann hatte sie keine Freunde mehr, aber jede Menge Rendezvous. Und sie kotzte und rannte und kotzte und rannte sich die Seele aus dem Leib. Mit 21 Jahren starb sie. Nicht, weil sie zu dünn war, sondern, weil sie von einem Auto angefahren wurde und ihr Herz dermaßen geschwächt war, dass es nach dem Schock versagte.

Genial, dachte ich damals. Jetzt habe ich einen Weg gefunden, wie ich schön werden kann, ohne auf Essen verzichten zu müssen.

Keine Sekunde habe ich über die Gefahren nachgedacht. Stattdessen begann ich, es den beiden Filmfiguren nachzumachen, stopfte mich mit Lebensmitteln voll, trank viel Wasser nach und ging dann *ins Badezimmer, um mir den Finger in den Hals zu stecken. Es ging wahnsinnig einfach. Und schon bald sah ich erste Erfolge – nach zwei Wochen war ich zwei Kilo leichter.*

Seither habe ich zwanzig Kilogramm abgenommen und viele, viele Fress- und Brechattacken gehabt. Noch bemerke ich nicht wirklich, was ich meinem Körper damit antue. Aber was Frau Dr. Liebenberg sagt, das macht mir auf einmal doch ein bisschen Angst.

»Sonja, wie läuft die Sache mit deinem Leichtathletiktrainer?«, fragt sie jetzt.

Ich erstarre. Wie meint sie das – »wie läuft es?« Denkt sie etwa, ich will das? Sie denkt das sicher, sonst würde sie so nicht fragen. Sie denkt bestimmt, ich mache das freiwillig mit. O Gott, wie peinlich, ich hätte nichts sagen sollen!

»Ich weiß nicht, wie Sie das meinen«, sage ich. Und spüre wieder Blut in meine Wangen schießen.

»Dein Trainer, kommt er dir weiterhin zu nahe?«

»Ich weiß nicht, wie Sie das meinen«, wiederhole ich.

»Wir müssen nicht darüber reden. Ich möchte dir stattdessen einen Vorschlag machen. Du hörst ihn dir an, dann denkst du darüber nach, und wenn du meinst, es wäre eine Option für dich, dann redest du mit deinen Eltern darüber. Und nächste Woche kommst du wieder zu mir, und wir schauen dann, was du für dich beschlossen hast. Okay?«

»Okay.« Was kommt denn jetzt?

»Es gibt hier in Wattstadt eine Einrichtung, in der Mädchen zusammenleben, die auch alle Magersucht oder Bulimie haben. Diese Einrichtung ist ein Verein, der mehrere Häuser hat, auch für drogenabhängige Jugendliche, für Borderliner und Mädchen und Jungen mit anderen Problemen. Erst vor knapp einem Jahr haben die auch ein ganzes Haus für Mädchen mit Essstörungen eröffnet. Dort werden sie von Pädagogen, Therapeuten und Ärzten betreut, und ich könnte mir gut vorstellen, dass das etwas für dich ist.«

Ich kann es nicht fassen. Wovon redet sie da? Ich bin 16, ich ziehe doch nicht von zu Hause aus!

»An den Wochenenden kann man auch immer die Familien besuchen, außerdem bekommen die Eltern und Geschwister in der Einrichtung auch Möglichkeit zu ambulanten Gesprächen. So wird das Problem mit der ganzen Familie angegangen. Die Mädchen sind aber erst mal aus den Familien raus, denn zu Hause sind ja auch oft die Ursachen für ihr Befinden zu finden. Es fällt leichter mit etwas Abstand.«

»Ich weiß nicht. Darüber muss ich wirklich erst einmal nachdenken. Ich glaube, ich bin nicht krank genug für so etwas.«

»Lass das mal meine Sorge sein. Außerdem, Sonja, verspreche ich mir davon, dass du aus diesem Umfeld kommst, in dem sich auch dein Trainer aufhält.«

Peng. Adrenalin schießt durch meine Arme und Beine und in mein Herz. Ich zittere. O mein Gott, o mein Gott. Was sagt sie da nur? Meine Reise nach Amerika hatte ja schon gezeigt, dass ich nicht gehen kann, dass er mir folgen wird, dass er mich nicht gehen lässt. Andererseits: Das ist meine Chance. Da gibt es Ärzte und andere, die mich abschotten können. Vielleicht ist das meine einzige Hoffnung.

Ich weiß nicht, wie es passieren kann, aber mit einem Mal bricht alles aus mir heraus. In mir drin sitzt so viel Druck, dass ich damit Steine zermalmen könnte, denke ich jetzt, wo er nachlässt und in Form von Tränen wie ein gewaltiger Fluss über meine Wangen läuft.

Es ist mir so unendlich peinlich!

»Entschuldigen Sie. Das wollte ich nicht. Ich bin gerade ein bisschen überfordert«, sage ich heulend zu Frau Dr. Liebenberg.

Sie reicht mir ein Taschentuch, und in ihrem Gesicht sehe ich ehrliche Anteilnahme. »Kein Problem, das ist doch gut, wenn du es mal rauslässt, Sonja. Das solltest du öfter tun.«

»Ich weiß«, schluchze ich. Meine Lippen zittern, und ich kann die Tränen nicht mehr stoppen. Sie fließen und fließen, und ich stehe auf – »sorry, darf ich kurz?« – und reiße mir gleich fünf Papiertücher aus dem Handtuchspender an der Wand links von Dr. Liebenbergs Schreibtisch.

»Na, klar!«

»Ich, ich muss mal kurz raus, ja?« Bin gleich wieder da.

»Okay.«

Ich gehe zu den Toiletten, schließe mich in eine Kabine ein und sacke zusammen. Die Tränen laufen weiter, aber ich denke daran, dass ich gleich wieder in die Bahn und in den Bus muss. So sollen mich die Leute nicht sehen, verquollen und hilfsbedürftig. Ich atme tief ein und bemerke, dass meine Lippen immer noch zittern. Ich wedle mit den Händen, so als flösse die Energie dann daraus, die offenbar raus muss. Ich atme tief ein. Und aus. Und ein. Und aus. Wische mir die Tränen weg. Nach zirka zehn Minuten gehe ich aus der Toilettenkabine raus und schaue in den Spiegel. Na toll! Alles rot und aufgeschwemmt.

»Haben Sie Eis?«, frage ich Dr. Liebenberg, als ich wieder in ihr Zimmer trete.

»Speiseeis?«

»Nein. Eiswürfel. Um meine Augen abzuschwellen.«

»Tut mir leid, nein, das haben wir nicht.«

Es ist 18.30 Uhr. Ich will nur noch nach Hause. »Ich hau mal ab, bin müde«, sage ich.

»Ja. Mach das. Denk in Ruhe über alles nach. Und wir reden nächste Woche. Hier noch ein Prospekt, da stehen die Leistungen der Einrichtung drauf. Die Kosten übernehmen übrigens Kranken- und Familienkasse sowie das Jugendamt.« Sie drückt mir ein kleines Faltblatt in die Hand.

Als ich die ambulante Station der Kinder- und Jugendpsychiatrie Wattstadt an diesem Mai-Abend 2002 verlasse, ist meine Entscheidung schon gefallen. Ich will auf jeden Fall dahin ziehen. Wegziehen. Ich will raus aus dem Leben, von dem ich nicht mehr weiß, was daraus werden soll. Ich will Hilfe. Ich will nicht mehr unglücklich sein. Ich will, dass mir jemand hilft, von *ihm* wegzukommen.

Rückblickend kann ich mich nicht mehr erinnern, was genau in den folgenden Wochen geschah. Vermutlich habe ich es verdrängt. Ich weiß aber, dass mein Vater gar nicht begeistert war, weil er die Alimente, die er sonst meiner Mutter zahlte, nun an die Einrichtung abgeben musste – und damit regelmäßig und ohne Abzüge. Meine Mutter hat mich indes total unterstützt, obwohl ihr die Vorstellung, dass ihr erstes Kind mit 16 Jahren schon auszieht – und dann auch noch, weil es eine Essstörung hat –, sicher das Herz gebrochen hat.

Meine Mutter hat mir in diesen Jahren nie gesagt, was sie schmerzt. Sie hat damals wohl gemerkt, dass das Leid meiner Eltern sich nun auf mich übertragen hatte und dass mich das krank machte. Dass es nun Zeit war, stark zu sein. Für mich.

Was man liebt, lässt man frei, heißt es. Das wirklich zu tun, dazu gehört aber wahre Größe. Ohne den Umzug nach Wattstadt, in die Einrichtung für essgestörte Mädchen, hätte ich es sicher nicht geschafft, gesund zu werden.

III. kampf um kilos

Nicht weit vom Zentrum der kleinen Stadt, hoch in Richtung Bahnhof, liegt das Haus unweit der Wilhelmstraße. Es hat eine Ladenzeile mit einem großen Schaufenster im Erdgeschoss, dahinter liegen verschiedene Büro- und Meeting-Räume. In der ersten Etage lebt »Gruppe I«, so heißt es auf dem Klingelschild. Ich muss in die »Gruppe II«, hat die Frau vom Jugendamt gesagt, die schließlich den Antrag auf Kostenübernahme bewilligen muss. Ich solle das Haus und die Mädchen, die Pädagoginnen und die Psychologinnen dort aber erst einmal kennenlernen. Und die mich.

Es ist ein Freitagnachmittag vor den Sommerferien 2002. Nach Schulschluss sind meine Mutter und ich mit dem Auto in unserem Heimatdorf nahe der niederländischen Grenze losgefahren. Die Fahrt nach Wattstadt dauert zirka 50 Minuten, mit der Bahn braucht es ungefähr genauso viel Zeit. Man hat mich zum »Probewohnen« in der Wohngemeinschaft für Mädchen mit Essstörungen angekündigt. Ich klingele.

Eine Frau Anfang 50 öffnet die Tür. Sie hat wilde, mittellange, leicht grau melierte Locken auf dem Kopf, trägt eine Brille, weite Klamotten aus Leinen und rote Schuhe. »Hallo und herzlich willkommen«, sagt sie mit zarter Stimme, schwingt enthusiastisch ihren rechten Arm zum Hereintreten und lächelt freudestrahlend, so als würden wir einen Erlebnispark besuchen.

Bis jetzt habe ich gedacht, es sei etwas Schlimmes, dass ich nun hierher ziehen soll. Ich dachte, jetzt ist es offiziell: Ich bin geistig krank. Ich bin nicht wie andere Menschen. Ich brauche Ärzte und Therapeuten, irgendwas stimmt nicht mit mir. Aber diese Eleonore Franzen, wie sie sich uns vorstellt, macht irgendwie gute Laune.

»Kommen Sie«, lädt sie meine Mutter und mich ein. »Ich zeige Ihnen das Haus, und ganz oben, unterm Dach, da ist ein Zimmer, in dem wir dann in Ruhe reden können. Hatten Sie eine gute Fahrt?«

»Ja, danke«, murrt meine Mutter etwas perplex über so viel Freundlichkeit.

Frau Franzen führt uns das Treppenhaus hoch. Im ersten Stock lebten Jugendliche, die als Schulschwänzer aufgefallen seien, durch Drogenmissbrauch oder eine extreme Form der Borderline-Persönlichkeitsstörung, erklärt sie etwas kurzatmig, während sie mit bestimmten, rhythmischen Schritten die Stufen hochsteigt. Und: »Sie kommen fast alle aus sozial benachteiligten Familien, hier leben sie geschützt vor den Eltern, die oft selbst Hilfe brauchen, weil sie eigene Probleme haben – mit Gewalt, Rauschmitteln oder Ähnlichem.«

Ich zucke zusammen. Ich weiß, meine Mutter bezieht das jetzt auf sich. Ich weiß, sie denkt jetzt, sie täte mir nicht gut und sie wäre an allem schuld. So denkt meine Mutter immer, sie macht sich immer Vorwürfe. Wegen allem Möglichen. Sie hat so oft das Gefühl, alles falsch zu machen, dass es Phasen gibt, in denen sie übertrieben viel tut, um immer wieder sicherzugehen, dass andere zufrieden sind, dass es uns gut geht, dass sie nichts vergessen hat. In anderen Zeiten fühlt sie sich am sichersten, wenn sie einfach gar nichts tut. Dann liegt sie da, im Wohnzimmer auf der Couch, und liest viel, manchmal ein Buch am Tag. Ein Haufen Bücher sind ein Haufen Fluchtmöglichkeiten in andere Leben.

Als meine Gedanken wieder in dieses Haus in Wattstadt zurückkehren, stehen wir in der zweiten Etage in einer Küche. Die Einrichtung stammt von einem großen, schwedischen Möbelhaus, das sieht man sofort: Die Zeile links ist blau, der riesige Tisch rechts aus hellem Holz und darum herum stehen 14 braune Holzstühle. An der Wand hängt eine beinahe die ganze Fläche bedeckende Pinnwand mit einem großen Pappschild. Darauf steht: »Haushaltskalender«. Und darunter sind Aufgaben wie »Einkauf«, »Badezimmer putzen«, »Blumen gießen« und »Tisch decken« in Zeilen eingetragen, in den Spalten stehen Daten und die Namen der Mädchen: Susanne, Alina, Flora, Melanie, Tatjana, Deborah, Konni, Jasmin und Aileen.

Rings um den Haushaltskalender sind Postkarten an die Korkwand geheftet, die aus aller Welt geschickt wurden, Flyer mit Kontakten zu diversen Hilfeeinrichtungen, mit Daten der Müllabfuhr und eine Ernährungspyramide hängen daneben. Außerdem eine Tafel mit einer in Kreide verfassten Einkaufsliste. Im ganzen Raum finden sich bunte Post-it-Zettel, verschiedene Aufbewahrungsboxen, Kübel, Kannen und Blumen. Ich mag bunte, vollgestopfte Räume. Hier fühle ich mich sofort wohl.

Es ist 16 Uhr, »Zeit für die zweite Zwischenmahlzeit«, sagt Eleonore Franzen. »Wir essen hier sechs Mal am Tag.«

Ach du Scheiße!, denke ich. Sechs Mal? Ich werde hier sicher bald richtig fett!

»Jedes Mädchen hat, je nach Gewicht und Konstitution, seinen eigenen Ernährungsplan.«

Am Tisch sitzt Agnes, eine der Pädagoginnen der Einrichtung. »Wir haben hier acht Pädagoginnen, zwei Erzieherinnen, zwei Psychologinnen und eine Ergotherapeutin. Außerdem besucht Dr. Kreutzer, der Chef der Kinder- und Jugendpsychiatrie im Klinikum Wattstadt, an jedem Montag diese Einrichtung und spricht mit den Mädchen.«

Neben Agnes sitzen Alina, sie ist 16 Jahre alt, und Flora, 17.

»Am Wochenende bleiben nur jene Mädchen in der Wohngemeinschaft, denen es so schlecht geht, dass Dr. Kreutzer mit uns
entscheidet, dass ihnen der Besuch bei der Familie nicht zuzumu-
ten ist«, sagt Frau Franzen. Dann sieht sie Flora an und fügt hinzu:
»Oder dass sie die Familie nicht besuchen dürfen, damit sie merken, dass Nicht-Essen Konsequenzen hat. Richtig, Flora?«.

Ihre Stimme geht zum Ende des Satzes in die Höhe. Ein ganz
klein wenig klingt es so, als sage das ein junges Mädchen – und
nicht etwa eine gestandene Frau. Aber ich finde es nicht unpas-
send, sondern irgendwie cool, dass Frau Franzen sich nicht an-
gestrengt professionell gibt. Sie klingt eher wie eine Freundin,
warm, wohlmeinend, selbst wenn sie so etwas Hartes von sich gibt
wie gerade eben. Das gefällt mir viel besser als das reservierte Verhalten der Therapeutin in der Klinik.

Flora schaut genervt von ihrem Teller auf, den sie anstarrt,
seit wir vor ein paar Minuten zuvor die Kampfzone Küche betreten haben. Jetzt erst sagen die beiden Mädchen zart und leise:
»Hallo.«

»Hallo«, erwidere ich.

»Das ist Sonja. Sie wird dieses Wochenende bei uns wohnen.«
Frau Franzen dreht sich nach links. Sie zeigt meiner Mutter und
mir dann die beiden Doppelzimmer gleich neben der Küche und
das der Betreuerinnen rechts davon. Am Ende eines langen Flurs
ist noch ein Zimmer mit zwei Betten. In diesem sind, anders als in
den anderen, die beiden Schlafecken durch ein großes Bücherre-
gal voneinander getrennt. »Hier leben unsere beiden Jüngsten,
Jasmin und Aileen. Jedes Mädchen braucht unterschiedlich viel
Privatsphäre; solange die Zimmer nicht abgeschlossen werden, ist
es uns egal, wie sie sich einrichten und wie oft sie sich hierher zurückziehen.«

Kurz vor dem Zimmer befindet sich eine Kammer mit allerlei

Lebensmittelkonserven und Haushaltsequipment. Und davor ein großes, helles Bad mit Wanne und zwei Waschbecken. Als wir alles gesehen haben, geht es über das Treppenhaus eine Etage höher. Wie unten gibt es auch hier einen Flur mit Bad, ganz am Ende ist aber kein Zimmer, sondern ein großer Balkon. Hier stehen Blumentöpfe mit allerlei Pflanzen, Tische und Bänke. Und: ein Grill. Ich kann mir vorstellen, wie Grillabende hier aussehen: Krosse Paprika ohne alles, Gurkensalat nur mit Essig, ohne Öl. Gegrillte Auberginen, Zucchinis und vielleicht, an guten Tagen, ein Stück Hühnerbrust – aber nur, wenn es nicht mariniert ist. So zumindest mache ich es immer, wenn wir zu Hause oder mit Freunden grillen.

Im dritten Obergeschoss liegen noch zwei weitere Doppelzimmer und in der Mitte dominiert eine Wendeltreppe den Raum. Gleich davor steht eine weiche gelbe Couchgarnitur, ein Drei- und zwei Zweisitzer. Es gibt einen Fernseher, viele Blumen und ein großes Regal voller Bücher und Gesellschaftsspiele. An einer Wand hängen Bilder der Mädchen, die schaue ich mir an. »Die Mädchen, die hier leben, haben Anorexie, also Magersucht, Bulimie oder eine Mischform davon. Manche haben zusätzlich auch Depressionen oder eine Psychose, etwa durch traumatische Erlebnisse. Oder eine Borderline-Erkrankung. Hungern und Kotzen sind ja auch selbstzerstörerische Handlungen, nicht selten kommt dazu, dass sich Betroffene ritzen oder anderweitig Schmerz zufügen.«

Mutter und ich schweigen. Ich weiß das, ja, ich hatte dieses Bedürfnis nach Selbstverletzung Gott sei Dank aber nie.

»Alle sind zwischen zwölf und 17 Jahren. Da wir vom Jugendamt mitfinanziert werden, ist diese Einrichtung so konzipiert, dass hier ausschließlich Minderjährige leben. Aber wenn es einem Mädchen nicht gut geht oder wenn es ihm hier deutlich besser geht als allein in einer eigenen Wohnung oder bei der Familie, dann werfen wir hier mit 18 auch niemanden raus. Dann finden wir eine Lösung.«

Ich muss lachen.

»Was ist?«, fragt meine Mutter entsetzt.

Unter den Bildern, die die Bewohnerinnen und Mitarbeiterinnen der Wohngemeinschaft bei diversen Ausflügen zeigen, ist auch eines von einem Barbecue. Alle Mädchen lächeln in die Kamera, bis auf Flora und noch ein Mädchen, die ausdruckslos rechts aus dem Bild hinausgucken. Hinter ihnen auf dem Tisch steht eine große Rohkostplatte, und auf zwei von drei sichtbaren Tellern liegen noch unberührte Stücke Fleisch.

»Ach, ich sehe nur auf den Bildern, dass die anderen ähnliche Präferenzen beim Essen haben wie ich«, antworte ich und bin ein wenig verwundert, dass diese Erkenntnis meine Laune deutlich hebt. Es tut irgendwie gut, dass hier alle anders sind, genauso wie ich.

Zu guter Letzt gehen wir die Wendeltreppe hinauf. Dort unterm Dach sind alle Wände knatschgelb gestrichen. Links befindet sich ein Raum, »in dem jeden Donnerstag von 16 bis 18 Uhr Ergotherapie stattfindet«.

Mama und ich kennen diese Therapieform: Sie soll die Handlungsfähigkeit im Alltag stärken. Bei psychischen Beschwerden zum Beispiel durch kreative Auseinandersetzung mit inneren Themen. Dann malt man, bastelt oder baut etwas. Immer geht es darum, eigene Gefühle oder Erlebnisse buchstäblich zu verarbeiten.

Neben dem Ergotherapie-Raum liegt das Büro der Pädagoginnen. Und dann gibt es noch ein Zimmer, das mit weichen Teppichen ausgelegt und ansonsten als einziges Zimmer dieses Hauses sehr spärlich eingerichtet ist: Dort stehen nur ein kleiner Tisch und zwei Stühle mit Sitzauflage. Das ist der Raum, in dem die Gesprächstherapie stattfindet.

Eleonore Franzen holt einen Stuhl hinzu. Sie bittet meine Mutter und mich, Platz zu nehmen. Sie sagt, dass sie Diplom-Psychologin und psychologische Psychotherapeutin für Kinder, Jugendliche und Erwachsene ist. Außerdem ist sie Geschäftsführerin des Vereins in Wattstadt und hat schon mehrere Wohneinrichtungen für Kinder aus sozial schwachen Familien, mit Essstörungen, Depressionen, in Co-Abhängigkeitserkrankungen oder anderen Formen der Not gegründet.

»In Not«, wiederhole ich innerlich. Bin ich in Not? Ich habe darüber noch nie nachgedacht.

Es folgt ein etwa anderthalbstündiges Gespräch, in dem wir grob nochmals über meine Familiensituation sprechen, über meine Ziele und Wünsche, über die Schule und darüber, dass es mir schwerfällt, Anschluss bei Gleichaltrigen zu finden. Meine Mutter erzählt viel über meinen Vater. Dass er mit meinem Bruder ganz anders umgehe als mit mir. Dass er »unser Geld versoffen und verspielt« habe. Sie berichtet von seinen emotionalen und verbalen Ausbrüchen, und davon, dass sie manchmal Angst hatte vor ihm. Und wie sehr ich mich für ihn verantwortlich gefühlt habe, nachdem meine Mutter sich endlich von ihm getrennt hat.

Die ersten beiden Jahre nach der Trennung besuchte ich ihn beinahe täglich, egal, ob er gerade wieder einmal dabei war, einen Entzug zu versuchen, oder aufs Neue angefangen hatte zu trinken. Die Vorstellung, dass er einsam war, brach mir das Herz. Und ich dachte, wenn ich ihm nur gut genug zeige, wie viel er mir bedeutet, wenn ich ihm klarmachen könnte, dass ich auch die guten Seiten an ihm sehe, dann würde es ihm besser gehen. Und er müsste nicht mehr trinken und nicht mehr so viel lügen.

Ich liebe meinen Vater. Und ich mache mir Sorgen darum, wie es ihm nun, wo ich weit wegziehe, wohl ergehen wird.

Meine Mutter leidet bei jedem Wort, das sie sagt. Das sehe ich.

Auch wenn es jetzt mehr als drei Jahre zurückliegt, dass sie sich aus der belastenden Ehe befreite. Es zerrt noch immer an ihr, vor allem ihr schlechtes Gewissen. Das geht sogar so weit, dass sie darunter leidet, an dieser gescheiterten Ehe zu leiden. Sie kann es sich einfach nicht zugestehen, zu trauern und zu verarbeiten. Stattdessen macht sie sich auch noch Vorwürfe, traurig zu sein. Das macht es aus meiner Sicht aber doppelt schlimm.

Ich sehe meine Mutter in ihrem Schmerz und denke: *Sie* ist in Not, sie braucht Hilfe. Mir wird es besser gehen, wenn es ihr und meinem Vater besser geht. Ich habe gar keine eigenen Probleme, denke ich. Ich will nur, dass meine Eltern sich endlich nicht mehr so mit sich selbst quälen.

Eleonore Franzen aber wendet sich mit ihren Fragen immer wieder an mich, sie lenkt das Gespräch so, dass wir wieder bei mir landen. Ich weiß, meiner Mutter hilft es, ihre Sorgen und Gedanken loszuwerden, und ich befürchte, dass sie sich zurückgewiesen fühlt. Aber dann bemerke ich, dass Eleonore Franzen das gar nicht böse meint. Sie ist nett zu meiner Mutter und hört ihr auch zu. Nur geht es hier eben um mich.

Das ist ein Gefühl, das ich so noch nicht kenne.

Bevor es das Abendessen gibt, muss ich mich von meiner Mutter verabschieden. Sie sieht ganz schön geschafft aus, als sie mich noch einmal anlächelt und in den Arm nimmt. Agnes zeigt mir meinen Platz am Tisch. Ich sitze zwischen ihr und Alina. Außerdem isst noch Flora mit. Ich schaue auf meinen Teller. Es liegen bereits zwei kleinere Scheiben Graubrot darauf, die zusammen aber bestimmt mehr Gewicht und mehr Kalorien haben als die einzelnen Brotscheiben, die auf den Tellern der anderen beiden Mädchen liegen. Außerdem befinden sich noch eine Scheibe Putenbrust und eine Scheibe Käse, Frischkäse und Butter auf dem Teller sowie ein Joghurt als Nachtisch.

Als ich Agnes frage, wieso ich denn mehr zu essen bekomme als die anderen, erklärt sie mir, dass das eine Anordnung von Dr. Kreutzer sei. Der habe gesagt, dass Bulimiker größere Mengen und mehr Nährstoffzufuhr vertrügen als Magersüchtige.

Ich drehe die Brotscheiben auf meinem Teller ein wenig.

Flora rührt ihren Teller gar nicht an. Sie ist 1,65 groß, hat am Morgen 41,7 Kilogramm gewogen. 300 Gramm mehr als am Tag zuvor. Und nun will sie nicht essen. Auf ihrem Teller liegen ein Schwarzbrot, ein Teelöffel bestrichen mit Butter, ein Teelöffel mit vegetarischer Paste – Flora ist Vegetarierin –, eine saure Gurke und neben dem Teller steht ein 3,8-Prozent-Fett-Joghurt, 250 Gramm.

Agnes diskutiert. Flora dürfe dies nicht, wenn sie nicht esse. Und jenes nicht. Sie solle außerdem an ihre Leberwerte denken, immerhin sei das Organ schon so geschwächt, dass es kaum mehr lebenswichtige Eiweiße produzieren und nicht mehr all die Stoffe abbauen würde, die für den Körper schädlich sind.

Flora schießen plötzlich Tränen in die Augen, sie wischt sie ein paarmal ab, aber es fließen immer mehr.

Alle an diesem Tisch wissen, dass keine Androhung der Welt Flora dazu bringen wird, auch nur einen Bissen von dem, was da vor ihr liegt, hinunterzuschlucken. Sie weint sich jetzt dermaßen in Hysterie, dass Agnes aufpassen muss, dass die Situation nicht eskaliert. Dass Flora, deren Körper wohl schon ziemlich geschwächt ist, nicht noch Herzprobleme bekommt, hyperventiliert oder Ähnliches.

Alina tut währenddessen zumindest so, als äße sie. Sie schneidet ihr Graubrot in vier gleich große Teile und bestreicht diese mit jeweils einem Viertel ihres Teelöffels Butter. Dann schneidet sie auch die Scheibe Gouda und die Scheibe Putenbrust in Stücke, die man ihr dazu gegeben hat, belegt zwei Viertel mit dem Fleisch, zwei mit Käse. Agnes schaut immer wieder zufrieden auf

Alinas Teller, aber als sie einmal wegsieht, um Flora zu besänftigen, da legt Alina ein mit Käse belegtes Viertel auf eine Serviette,
die sie auf ihrem Schoß unter dem Tisch so positioniert hat, dass
man sie nicht sieht, wenn man ihr gegenübersitzt. Sie knüllt alles
zusammen, steht auf und tut so, als ob sie sich jetzt ein Küchentuch holt – und weil neben der Küchenrollhalterung gleich der
Mülleimer steht, bemerkt Agnes nicht, wie Alina schnell auf den
Hebel tritt und das Knäuel mit dem Käse-Brot-Viertel im Eimer
verliert.

Alina setzt sich zurück an den Tisch, kaut zirka 20 Minuten
lang an einem Viertel Putenbrust-Brot herum, führt ein wenig
Small Talk mit mir, die ich mein Brot mit Frischkäse kaue. Dann
lässt sie von Agnes unbeobachtet wieder ein Stück mit Käse in
dem Papier verschwinden, das sie sich gerade geholt hat. Sie steht
wieder auf, dieses Mal unter dem Vorwand, Mineralwasser aus
dem Kühlschrank zu holen, und weil Agnes wieder mit Flora beschäftigt ist, landet das zweite Viertel im Müll.

Es folgen weitere 20 Minuten für ein letztes Viertel einer
Scheibe Graubrot mit Putenbrust. Den Joghurt, sagt sie, wolle sie
oben vor dem Fernseher essen, um 20.15 Uhr käme »›CSI New
York‹, das möchte ich gern sehen«. Agnes erlaubt es ihr, weil sie
»so brav alles aufgegessen« habe. Der Becher verschwindet später,
als wir in ihr Zimmer gehen, im Kleiderschrank hinter den langen
Röcken und Mänteln neben den verbotenen Flaschen Cola Light.

Erst gegen 22 Uhr löffelt Flora immerhin doch noch ihren Joghurt.

Ich esse an diesen ersten beiden Tagen in der WG alle sechs vor-
geschriebenen Mahlzeiten auf: Morgens drei gehäufte Löffel
Müsli mit einem Apfel und 300 Milliliter Milch; vormittags zwei
Knäckebrote mit Frischkäse und Marmelade; mittags irgendein
Stück Fleisch mit irgendwelchen Kohlenhydraten, Kartoffeln,

Nudeln, Reis oder so, dazu Gemüse; nachmittags einen Müsliriegel und vier Trockenpflaumen, abends wieder meine zwei Graubrot mit Belag und den Joghurt. Und um 22 Uhr schließlich noch einen Energieriegel. Das macht insgesamt 1700 Kilokalorien pro Tag. Bis jetzt habe ich selten mehr als 1100 Kilokalorien am Tag zu mir genommen – und drin behalten.

Aber irgendwie stehen die Kalorien jetzt gerade nicht im Vordergrund meiner Gedanken. Die Eindrücke, schöne wie erschreckende, lassen mich zu einer Art Essroboter werden, der mechanisch funktioniert. Meine Gefühle habe ich abgeschaltet, wie immer, wenn mir sonst alles zu viel wird. Ich frage mich nur immer wieder: Will ich das wirklich? Schaffe ich das? Bin ich wie die anderen? Mögen die mich? Auf welche Schule soll ich nach den Ferien gehen? Wird es da genauso schlimm wie an meiner alten Schule?

Ich habe jetzt gerade andere Probleme, als mir Gedanken um ein Kilo mehr oder weniger zu machen. Dass ich so denke, kommt nur bei großem Stress, eher selten vor.

Das Jugendamt bewilligt nach dem »Probewohnen« meinen Einzug. Es scheint, als solle es so sein, dass ich mein altes Leben hinter mir lasse und ein neues probiere. Die verbliebenen zwei Wochen an meiner alten Schule rasen wie im Flug vorbei. Ich bin müde und wohl auch zu verwirrt, um weiter zu lügen. Darum sage ich einigen Mitschülern ehrlich, was der Grund für meinen Umzug und den damit verbundenen Schulwechsel ist. Ob die es nun weiter erzählen oder nicht, ist mir egal. Ich habe genügend Demütigungen an dieser Schule erlebt, erst wegen meines Übergewichts und dann, als ich qualvoll abgenommen habe, wegen der Sache mit meinem Leichtathletiktrainer, was sich in den vier Jahren irgendwann selbst über Ortsgrenzen hinweg herumgesprochen hat.

Am allerschlimmsten fand ich, als mir einmal drei Fünftklässler auf dem Schulhof entgegenkamen, Zehnjährige, die ich nicht kannte. Ich war damals in der zehnten Klasse, kurz vor meiner Abreise in die USA. »Trainerficke!«, riefen sie mir nach und haben gelacht. Das werde ich nie vergessen.

Zu meiner Überraschung zeigen sich viele meiner Mitschüler in der Oberstufe betroffen, als ich ihnen von meiner Essstörung erzähle. Diese Zeit im zweiten Halbjahr der elften Klasse ist die schönste in all den Jahren an dieser Gesamtschule. Wir alle sind jetzt etwas älter, manche schon volljährig, und ich vermute, allmählich dämmert einigen, dass sie durch ihr Mobbing womöglich dazu beigetragen haben, dass es mir jetzt nicht sonderlich gut geht.

Ein paar, die mich jahrelang verspottet haben, freunden sich jetzt sogar mit mir an und halten auch nach meinem Umzug eine Weile den Kontakt. Das ist eine späte, aber sehr schöne Wiedergutmachung.

Nach der Zeugnisvergabe fliege ich am zweiten Tag der Sommerferien wieder nach Phoenix, Arizona. Mein Vater ermöglicht mir das, er bezahlt Hin- und Rückflug. Ich vermute, weil es ihm ein Gefühl vermittelt, dass alles wie gewohnt weitergeht und in den vergangenen Monaten nichts Außergewöhnliches passiert ist.

Es ist seine Art, mich aufzubauen. Er spendiert mir eine Reise, die mich wieder zu der Welteroberin werden lässt, die er in mir sehen will. Auch, weil er – der schon als Jugendlicher schönen Frauen hinterher um den halben Globus gejettet ist – sich in mir wiedererkennt.

Ich lebe wieder bei Jessica und Dan. Es ist der reinste Horror. Die beiden haben genauso viele Probleme und heftige – auch physisch ausgetragene – Streits wie meine Eltern vor ihrer Scheidung hatten. Ich ziehe mich zurück, verbringe bis zu meinem Rückflug viel Zeit mit George und den McFinns. Das sind immer wieder sehr schöne, lustige, liebevolle Treffen.

Am 30. August 2002, zwei Tage vor Ende der Sommerferien, ziehe ich schlussendlich aus der Wohnung, in der meine Mutter und mein Bruder leben, aus. Es wird ein Abschied ohne Tränen. Meine Mutter reißt sich meinetwegen zusammen – und ich freue mich jetzt sogar auf das, was kommt. Nach langer Zeit habe ich endlich wieder das Gefühl, eine Zukunft zu haben. Mehr noch: dass ich es bin, die mir diese Zukunft ermöglicht. Das macht mich sogar ein bisschen stolz.

Außerdem darf ich an jedem Wochenende nach Hause, das gibt mir das Gefühl, nicht ganz gegangen zu sein.

Der Einzug in die WG fällt mir also gar nicht so schwer, auch weil die anderen Mädchen und Betreuerinnen, die ich beim »Probewohnen« noch nicht kennengelernt habe, alle sehr nett sind. Ich werde von allen integriert und freundlich behandelt. Hier interessieren die Leute sich für mich. Das fühlt sich gut an. Ich finde es bemerkenswert, wie einfach hier alle akzeptiert werden, egal wie sie sind.

Deborah (17 Jahre, 67 Kilo) ist Bulimikerin mit kahlen Stellen am Kopf. Sie isst ihre eigenen Haare, das bemerkt sie nicht einmal, weil sie zudem an einer Art Psychose leidet.

Flora weint andauernd, schleicht still und heimlich durch die Räume, so als wolle sie einfach niemals von irgendwem gesehen werden. Und sie schneidet sich selbst, wenn sie unbeobachtet ist, an so vielen Stellen ihres Körpers auf, auch unter den Füßen und im Schambereich, dass sie oft Verbände tragen muss. Dass sie zu wenig Eiweiß und Blutkörper produziert, liegt auch an den Wunden, die sie sich selbst zufügt. Damit keiner die Verbände oder Wunden sieht, trägt sie immer weite, lange dunkle Klamotten. Auch im Sommer, bei über 30 Grad.

Susanne (16 Jahre, 54 Kilo) ist auch Bulimikerin. Wir teilen uns ein Zimmer und ich bin ein wenig neidisch auf sie, weil sie ebenfalls einen BMI von 19 hat, dabei behält sie viel mehr drin als ich. Ich habe bislang, wenn ich nicht gebrochen habe, eigentlich nur Gemüse und Obst gegessen oder ganz fettarmen Joghurt, Salat ohne Dressing, Knäckebrot pur, und ab und zu mal zwei Semmelknödel ohne alles, nur mit der kroatischen Gewürzmischung Vegeta bestreut. Alles, was mehr Kalorien hatte als das, musste wieder raus. Dieser Reflex war nach einiger Zeit so selbstverständlich wie das Niesen, wenn man zu viel Pfeffer in die Nase bekommt. Oder wenn man bei zu viel Helligkeit die Augen schließt. Gefahren werden abgewehrt – alles, was dick macht, gehört dazu.

Auch die anderen, stelle ich fest, würzen sehr stark, so haben die Dinge wenigstens etwas Geschmack. Beim Süßen geizen wir auch nicht. Wir werfen locker 20 bis 24 Süßstofftabletten in eine einzige Kanne Tee, wirkt ja auch leicht abführend.

Ich finde es unfair, dass manche Menschen mehr essen können als ich und dabei weniger zunehmen. Susanne isst durchaus auch mal eine Käsebrötchen oder eine Waffel mit Erdbeeren, ein Eis, und: Sie trinkt Kakao. Ich liebe Kakao! Schon als Kind wollte ich in der Schule immer ein Schokoladengetränk. Der Hausmeister brachte kleine Flaschen davon, jeweils 0,33 Liter, sowie Vanille- und Erdbeermilch jeden Tag kistenweise ins Klassenzimmer. Aber: Miss Piggy nannten sie mich. Und, abgeleitet von meinem Namen Vukovic und den Frischkäsebroten, die ich so gern aß: Sonja *Bukovic*, irgendwann dann nur noch Buko. Also habe ich mir Kakao und Frischkäsebrote schnell abgewöhnt. Jetzt habe ich seit vielen Jahren keinen Kakao mehr getrunken.

Melanie (14 Jahre, 49 Kilo) hat Bulimie und Borderline, sie bricht ähnlich häufig wie ich, fünf bis zwölf Mal am Tag. Und sie fügt sich oft selbst Schmerz zu. Das einzige Mal, dass ich mit zu ihr nach Hause fuhr, damit wir auch das Wochenende gemeinsam verbringen konnten, werde ich nie vergessen. *Als der Süßstoff, der dem Körper Wasser entzieht, mich dringend auf Toilette schickte, platzte ich ins Badezimmer rein, und Melanie hatte vergessen abzu-*

schließen. Sie saß gar nicht auf dem Klo, aber es war mir dennoch peinlich, sie so zu erwischen. Sie saß auf dem Boden, die Hose runtergelassen, hatte nur noch ein Shirt und einen Tanga an. In der rechten Hand hielt sie ein Bügeleisen, und es zischte genau in dem Moment, in dem ich reinkam. Ein Blick auf das Kabel, das in einer Steckdose an der Wand steckte. Und auf die knallroten, von braunen, geschwollenen Flecken übersäten Innenschenkel: Mein Gott, sie verbrennt sich!

Weil es ihr guttut. Weil es Druck ablässt, so wie bei mir das Kotzen.

Als sie aufblickte und mich in der Tür erstarrt stehen sah, leuchteten ihre Augen erregt – ich glaube, das war der Grund, weshalb ich das Ganze als so wahnsinnig intim empfand. Es ist ihr Kick, so wie für andere Leute ein Orgasmus. Oder wie Drogen, nur ohne Runterkommen. Und kostenlos. Sie braucht für ihren Rausch bloß Haushaltswaren. Neben dem Bügeleisen und Tee- oder Kaffeekannen sind das auch einfache Rasierklingen.

Alina leidet seit zwei Jahren unter Magersucht. Sie ist erst 13 Jahre alt, wirkt aber wie eine Erwachsene. Sie ist fast 1,70 Meter groß und super akkurat und zuverlässig. Sie lernt viel und ist immer pünktlich. In ihrem Zimmer ist alles immer picobello aufgeräumt und sie lässt am allerwenigsten von allen irgendeine Gefühlsregung durchblicken.

Tatjana hat, glaube ich, alle Probleme, die ich mir bis jetzt vorstellen kann: Gewalt in der Familie, Missbrauch durch einen nahen Verwandten – das erzählte mir Alina an meinem ersten Abend –, Magersucht, Bulimie, das Borderline-Syndrom und die Diagnose »bipolar«. Die Arme ist mit 15 schon ziemlich am Ende. Das führt, ich weiß auch nicht wieso, dazu, dass ich sie öfter mal streichle und in den Arm nehme. Sie tut mir leid, und ich hoffe, eine nette Berührung gibt ihr etwas Kraft, sich aus ihrem Scheißleben zu kämpfen.

Jasmin (14 Jahre, 47 Kilo) und Aileen (12 Jahre, 41 Kilo) wirken wie zwei quietsch-fidele Jugendliche, nur etwas dünn. Was in dem Alter aber ja oft nicht ungewöhnlich ist. Sie tragen anders als die anderen auch mal enge Klamotten, in denen man ihre Figur sieht. Tops und Hüftjeans und so. Sie interessieren sich für Beauty-Produkte und animieren auch uns andere hin und wieder dazu, uns Masken ins Gesicht zu schmieren, Gurken auf die Augen zu legen oder gegenseitig die Haare zu färben. Vor allem Jasmin übertreibt es gern mit allem. Sie benutzt so viel Selbstbräuner und so viel Aufhellungscreme für ihre Zähne, dass wir irgendwann scherzen, dass sie im Dunkeln bald nicht mehr zu sehen sei – nur ihre Zähne, die leuchten wie phosphoreszierende Sterne, die man sonst an Kinderzimmerdecken klebt.

Die beiden sind generell etwas frecher. Es macht ihnen auch weniger aus, die Regeln im Haus zu brechen, als den anderen. Aileen hält heimlich einen Hamster in einem Koffer und näht sich Blei in die Unterwäsche – das Einzige, was wir nicht ausziehen müssen, wenn man uns wiegt. Jasmin schmiert ihre Butter unter den Tisch, lässt Brot einfach auf den Boden fallen, und weil nach dem Essen immer die Bäder abgeschlossen sind, kotzt sie hemmungslos in Blumenkübel auf dem Balkon oder einfach aus dem Fenster.

So was könnte ich niemals tun. Ich kann nur kotzen, wenn mich ganz sicher niemand dabei erwischt. Das ist mir viel zu peinlich. Dann lieber ein paar Runden mehr joggen. Oder Wechselsprünge am Bett, Sit-ups oder Liegestütze.

Konstanze ist eine sehr kontrollierte Person – im wahrsten Sinn des Wortes. Sie wird von ihren Eltern kontrolliert, die alles andere als bedingungslos lieben. Konstanzes Eltern brauchen die Leistung der Tochter, um eigene Hochgefühle und Stolz zu spüren. Die gegenseitige emotionale Abhängigkeit hat Dimensionen, die ich so noch nie bei einer Gleichaltrigen erlebt habe.

Konstanze mag alles, was ihre Eltern mögen. Sie tut alles, was die machen, kleidet sich, wie sie sich kleiden. Sie kann sich für nichts entscheiden, solange sie nicht mit Mama und Papa Rücksprache gehalten hat. Und sie würde nie etwas tun, womit diese nicht einverstanden sind.

Seit ihrem vierten Lebensjahr spielte sie täglich Cello, wurde von den Eltern zu Wettbewerben und Auswahlverfahren für Orchester geschickt. Sie war offenbar auch ziemlich gut im Spiel, übte und reiste viel, hatte deshalb aber kaum gleichaltrige Freunde – und löste sich somit noch weniger vom Elternhaus. Bis sie hierher zog.

Dazu kam es, als sie eines Tages keinen Ton mehr spielen konnte. Da war sie 15, hatte schon mehrere schmerzhafte Sehnenscheidenentzündungen gehabt und sich binnen drei Monaten von 50 auf 40 Kilogramm runtergehungert. Ihren Eltern, sagt Konni – so heißt sie in der WG –, sei das gar nicht aufgefallen. Irgendwann waren es 37 Kilo und eine Lehrerin sprach die Eltern auf den rapiden Gewichtsverlust ihrer Tochter an. Aber die hätten bloß gemeint, das sei in dem Alter normal. Sie wollten offenbar nicht wahrhaben, dass mit ihrer Konstanze etwas nicht stimmt. Die Lehrerin rief das Jugendamt an, und das sorgte dafür, dass Konstanze mit schließlich 37 Kilogramm bei 1,68 Metern Größe stationär in die Kinder- und Jugendpsychiatrie eingeliefert wurde. Von dort aus ging es sofort in die WG.

»Meine Mutter hat sich da gemeinsam mit den Ärzten durchgesetzt«, sagt Konstanze. »Mein Vater war nämlich strikt gegen den Umzug, vor allem deshalb, weil ich nicht mehr jeden Tag drei Stunden Cello spielen kann.« Für die Probleme, die es seither zwischen ihren Eltern gibt, fühlt sich Konstanze verantwortlich.

Als ich ihre Geschichte höre, habe ich das Gefühl, dass mein Leben so schlimm doch gar nicht ist.

Außer mir hat aber nur Flora Gesprächstherapie mit Eleonore Franzen. Als Chefin kann sie nicht auch alle Mädchen betreuen. Die anderen reden mit Beate, die ist auch Psychologin und ebenfalls sehr nett. Aber ich bin total froh, dass ich Eleonore als Therapeutin habe. Und ich weiß, dass die anderen mir das auch neiden.

Eleonore ist eine Person mit so viel Wärme, wenn sie da ist, fühlt man sich gleich besser. Sie versucht, an unseren Leben teilzuhaben, isst manchmal mit uns, besucht wichtige Auftritte, geht manchmal mit uns spazieren oder »essen.« Sie hat keine Probleme damit, die sonst übliche Distanz zwischen Psychologin und Patientin aufzubrechen, nimmt einen in den Arm, wenn man weinen muss. Streichelt. Oder gibt einen Kuss auf Stirn oder Wange, wenn da sonst niemand ist, der das tut.

Sie verurteilt nichts von dem, was man ihr erzählt. Im Gegenteil: Manchmal – und auch das ist eher untypisch – erzählt sie Geschichten aus ihrem eigenen Leben und toppt die eigenen sogar.

Eleonore gibt mir das Gefühl, wertvoll und liebenswert zu sein, egal wie ich bin, egal was ich getan habe und egal was mir geschehen ist. Sie vermittelt mir außerdem einige Techniken, wie ich mir selbst näher kommen und für mich sorgen kann.

»Wenn du ein Haus wärst, was für eins wäre das dann?«, fragt sie mich in einer Therapiestunde.

Das ist eine seltsame Frage. Ich kann nicht einmal beantworten, was meine Lieblingsfarbe ist. »Puh. Keine Ahnung.«

»Na, dann denk mal nach. Wärst du eher ein Schloss oder ein Reihenhaus? Vielleicht ein Stall oder eine Burg? Wie fühlst du dich?«

»Wie eine Ruine!«

»Eine Ruine?«

»Ja, ich fühle mich wie eine Ruine.«

»Und wie sieht die Ruine genau aus, die du bist? Welches Haus warst du denn dann mal?«

»Hm.« Klug. Daran hatte ich nicht gedacht! »Ein herrschaftliches Haus aus dem 18. Jahrhundert.«

»Und weiter?«

»Ja, also das Haus, das ich einmal war, das war eigentlich ganz schön. Es hatte große Flügeltüren und Fenster, Stuck und Kronleuchter.«

»Und war es bewohnt?«

»Ja. Eine Familie lebte darin. Mutter, Vater, zwei Kinder. Und die hatten auch Tiere, Pferde, Hunde, Hühner. Und Angestellte gab es auch, aber das waren keine Sklaven, sondern Leute, die sie respektierten und um die sie sich kümmerten.«

»Gab es genug zu essen?«

»Ja. Es gab viele Felder und genug zu essen. Außerdem viele Feuerstellen, es war immer warm und kuschelig.«

»Und was ist passiert?«

»Ein Weltkrieg brach aus. Und als der vorbei war, kam gleich der zweite hinterher.«

»Du meinst damit, dass äußere Umstände in der Welt dazu führten, dass das Haus, das du warst, zerstört wurde?«

»Ja. Stück für Stück.«

»Weißt du, warum ich dich das frage?«

»Nö.«

»Weil wir als Menschen in unserem Körper leben wie in einem Haus. Er hält uns warm und schützt uns vor Unwettern. Er bietet Ruhe und Chancen zu verarbeiten. Zum Beispiel wenn wir träumen, das ist wie ein Hausputz. Im Traum verarbeiten wir die Spuren, die der Alltag in unserem Unterbewusstsein hinterlässt. Das ist ein physischer Prozess, der Auswirkungen auf die Psyche hat. Und nur, wenn wir immer unsere Hausarbeit erledigen, können wir weiter in Ordnung leben und versinken nicht im Chaos, richtig?«

»Richtig.«

»Man kann sich in einem Haus zurückziehen, die Gardinen zuziehen, das Licht ausmachen, niemanden jemals als Gast empfangen. Man kann es aber auch gestalten, Gärten pflanzen, duftende Blumen aufstellen und die Wände farbenfroh streichen. Schon fühlt man sich ganz anders.«

»Das heißt, ich soll meinen Körper pflegen, um mich besser zu fühlen?«

»Nicht ganz. Es geht mir darum, dir zu vermitteln, dass die Gedanken ans Essen und Brechen, an dein Gewicht und die Kalorien, die du zu dir nimmst, dass all das als Allerletztes verschwinden wird. Genauso deine Ängste und Depressionen. Du musst erst konkrete, alltagspraktische Änderungen schaffen, dann erst, nach und nach, ändert sich auch dein Gemütszustand. Du sagst, du bist eine Ruine. Das heißt, du hast ja gar keinen inneren Rückzugsraum und keine Wärme in dir, die du dir selbst spenden kannst. Du bist ja total offen und alle Winde und Blitze und auch die heiße Sonne können ungefiltert in dich eindringen und dich verletzen. Verstehst du, wie ich das meine?«

Krasse Worte.

»Das bedeutet, du musst dich selbst erst einmal wieder herrichten, ehe du von ganz allein so etwas wie Schutz und Wärme spüren kannst. Ehe du dich wieder schön finden kannst. Du wirst nicht eines Morgens aufwachen und dich plötzlich gut fühlen. Du musst dich erst mal wieder aufbauen, Stein für Stein. Das ist schwer, und es ist viel Arbeit. Aber du kannst dir dafür Zeit lassen. Sei geduldig mit dir und stolz auf jeden noch so kleinen Erfolg, den du machst. Wir helfen dir.«

Ich weiß nicht, was ich sagen soll. Aber ich kann mir das gerade richtig gut vorstellen, was Eleonore meint. Vor meinem inneren Auge sehe ich die Anlage mit riesigem Garten, die großen Fenster mit weißen, wehenden Gardinen, und ich höre fröhliches Kindergeschrei. So kann das einmal sein, was jetzt als Haufen alter

Gefühlsbrocken vor mir liegt. Es ist so absurd, aber dieses Bild ist besser zu begreifen als das, was man so diffus Glücklichsein nennt.

Doch mein Trainer zerstört alles, was ich mir mühevoll aufbaue. In den ersten Wochen nach meinem Umzug ruft er fast jeden zweiten Tag auf meinem Handy an, nach Monaten immer noch wöchentlich.

Manchmal rufe ich ihn auch an. Weil mich das Gefühl nicht loslässt, dass ich mich rette und damit sein Leben zerstöre, wie er sagt. Die Schuld und die Scham wiegen schwer, und manchmal kann ich nicht anders, als mich doch zu melden. Ich denke, er versteht dann vielleicht, dass ich niemandem auf dieser Welt etwas Böses will. Ich will nur gesund werden. Und das geht nur so. Das ist nicht gegen ihn. Das ist für mich.

Ich schreibe mir das auf: DAS HIER IST FÜR MICH! NICHT GEGEN MEINE ELTERN. NICHT GEGEN IRGEND-WEN. NUR FÜR MICH.

Und ich stecke mir diesen Zettel in mein Portemonnaie, um ihn mir immer wieder anzusehen, wenn ich an mir zweifle.

Ich zweifle viel. Denn mein Trainer droht immer wieder, sich selbst zu töten, wenn ich nicht zurückkomme. An den Wochenenden, wenn ich zu Hause bei meiner Mutter und bei meinem Bruder bin, ist es besonders schlimm. Er weiß, wo ich wohne und dass ich jetzt Kontakt zu ein paar Mitschülern meiner alten Oberstufe habe. Und zu ein paar Leuten, die ich an den Wochenenden in Clubs kennengelernt habe. Er ruft mich an, als ich wieder bei meiner Mutter bin, und macht mir Vorwürfe. Dass ich jetzt rauche. Und Alkohol trinke. Und dass ich mit jungen Männern ausgehe. Ich bin erschrocken, denn er muss mir an mehreren Tagen nachgestellt haben und mir an unterschiedliche Orte gefolgt sein, um all das zu sehen.

An einem Tag im Winter 2002 erzählt er, dass er sich betrunken an einem Feldrand in den Schnee gelegt habe, bis seine Finger erfroren seien. Er habe ins Krankenhaus gemusst und leide jetzt unter starken Schmerzen. Seine Frau habe ihn zu Hause rausgeworfen, weil er sich nur noch betrinke. Er vermisse seinen Sohn, denn er lebe jetzt allein in einem seiner drei Mietshäuser. Und all das sei meine Schuld.

Ich glaube ihm.

Aber mir ist auch klar, dass das der Anfang von etwas ist, was ihn am Ende ins Gefängnis bringen kann. Ich will jetzt für mich sorgen, das habe ich mehrfach deutlich gesagt. Niemand weiß, wohin das führt. Auch, wenn ich versprochen habe, dass ich niemals mit irgendjemandem darüber sprechen würde, was geschehen ist, so hat er mir ja auch versprochen, mich jetzt in Ruhe zu lassen – und er hält sich nicht daran.

Zumindest unter der Woche, wenn ich in Wattstadt bin, wird es jetzt etwas leichter. In der Gruppe und an der neuen Schule habe ich viel zu tun. Ich gehe jetzt auf ein Gymnasium nur wenige Hundert Meter von der Wohngruppe entfernt und muss ein halbes Jahr Spanisch nachholen.

Ich finde dort unverhofft schnell erste, wirklich gute Freundinnen, Laura und Josephine, die sogar wissen, wo ich lebe, und die damit gar kein Problem haben.

Mein Handy höre ich oft nicht, wenn er anruft. Und allmählich beginne ich zu vergessen.

Das heißt: Für viele Jahre noch werden da Bilder in meinem Kopf sein, vor allem nachts. Ich schlafe selten mehr als drei, vier Stunden, wälze mich hin und her, schwitze Bettlaken um Bettlaken voll. Aber das Gefühl geht weg. Dieser Druck, mit dem ich Steine zermalmen könnte, der mir den Atem raubt, mir das Adrenalin durch die Venen pumpt und mich bewegungsunfähig macht. Der mir darüber hinaus alle Gefühle stiehlt, weil gar nichts fühlen das Einzige ist, was mich am Leben hält. Dieser Druck lässt nach.

Und das Darunterliegende bricht auf.

Die Mädchen in der WG sind die Ersten, die bemerken, dass ich abnehme. Wir bekommen viel mehr voneinander mit als die Betreuerinnen – logisch. Zum einen verbringen wir mehr Zeit miteinander, die Betreuerinnen hingegen wechseln sich ab, manche sehen uns nur einmal alle zwei Wochen. Wir essen mehrmals am Tag gemeinsam, teilen Bäder, Zimmer und Haushaltsarbeiten. Wir machen kleine und größere Ausflüge, in Museen, nach Berlin, ans Meer. Wir basteln gemeinsam in der Werkstatt mit Ergotherapeutin Fine, treffen die Familien der anderen, manche bringen sogar ab und zu Freunde aus der Schule mit, was erlaubt ist, solange Jungs nicht über Nacht bleiben.

Bei all dem beobachten wir einander genau. Wir sind trainiert darin, zu studieren und zu analysieren, wie viel jemand anderes isst, wie viel er sich bewegt, wie schnell er in Bezug darauf zunimmt – und wie es im Vergleich dazu bei uns selbst aussieht. Wir reden darüber, mit- und übereinander. Es gibt viel Neid um verlorene Kilos. Aber auch Zuspruch und Zusammenhalt, wenn jemand emotional am Boden ist. Unterm Strich sind wir so etwas wie Familie. Und das scheint das Wichtigste.

Ich glaube, der Sinn dieser Wohngemeinschaft liegt weniger darin, dass die Einzelne alle sechs Mahlzeiten isst. Oder dass wir kontinuierlich zunehmen. Das Wichtigste ist, dass wir uns wieder einmal irgendwo geborgen und zugehörig fühlen. Das Essen und Nichtessen und das Kotzen, das sind bloß Symptome, das wissen wir alle. Ein Mittel zum Zweck, der Versuch, wenigstens etwas in unseren sonst ziemlich chaotischen Leben kontrollieren zu können. Dabei geht es nicht um Schönheit. Es geht darum, uns nicht länger einsam und unverstanden zu fühlen. Dass wir gehört und gesehen werden, dass man uns mag und liebt, auch wenn wir nichts leisten. Auch, wenn wir Fehler machen und Makel haben.

Das Problem ist, dass wir uns alle selbst nicht lieben können. Irgendwie bekomme ich das auch nicht hin, was uns schon Dr. Groten irgendwie nahebringen wollte und wovon auch Eleonore immer spricht: sich zu lieben, nur weil man ist. Nicht weil man irgendwie besonders toll oder besonders stark oder besonders schön ist.

Nur, weil man ist.

Ich könnte schreien. Ich bin nicht okay, ich bin wirklich nicht okay. Ich versuche ja mein Bestes. Alle hier versuchen ihr Bestes. Aber ich werde ein Leben auf dem Gewissen haben. Er geht an mir zugrunde, wie ich an ihm zugrunde gegangen bin.

Und meine Mutter ist traurig, dass ich nicht bei ihr bin. Und mein Vater ist von mir enttäuscht. »Du bist genauso wie deine Mutter«, hat Papa gesagt – und gemeint: psychisch krank. Bei ihm klingt das, als wären wir eine Schande. Versager. Schwach. Dabei ist meine Mutter ein ganz wundervoller Mensch.

Will ich das wirklich? Kann ich das hier? Was soll mir das bringen, wenn es mir hier zwar besser geht, aber meine Familie und mein altes Leben kollabieren? Ist es das wert? Bin ich das wert? Allmählich legt sich die Euphorie des Aufbruchs, und ich fühle mich vor allem wieder ungenügend und falsch.

Bald kann ich, obwohl ich vor dem Wiegen literweise Wasser trinke, nicht mehr verheimlichen, dass ich knapp vier Kilo abgenommen habe. 49 zeigt die Waage – und ich bin mächtig stolz. Endlich unter 50! Ein paar Tricks, die ich mir bei den Mädchen abgeguckt habe, viel Sport – wenigstens das funktioniert!

Alles, was ich kontrollieren kann, gibt mir gerade Stabilität.

Und Eleonore.

Ich mag Eleonore. Und mir ist wichtig, dass sie mich mag. Darum werde ich ihr die Sache mit dem Trainer niemals erzählen. Ich würde mich in Grund und Boden schämen. Und ich könnte ihr nicht mehr in die Augen sehen.

Aber ich muss gar nichts sagen. Eines Tages ruft mich Eleonore außerhalb unserer regulären Gespräche zu sich ins Zimmer.

»Sonja, komm doch herein und mach die Tür zu, in Ordnung?«

»Äh, ja.«

Was ist denn jetzt los? Habe ich was gemacht? Ist es wegen des Abnehmens?

»Ich möchte mit dir über etwas sprechen. Und wenn es dir zu viel wird, dann sagst du Bescheid, und wir brechen ab. Ist das okay für dich?«

»Ja, klar.« So machen wir das doch immer. Wobei ich noch nie abbrechen musste, nur kurz, wenn mal wieder die Tränen kamen.

»Sagt dir der Name Dr. Angela Strauß etwas?«

Mein Stuhl wackelt. Oder bin ich das? Meine Arme und Beine fühlen sich an wie aus Gummi. Da ist es wieder, dieses schrille Fiepen, das sich durch meinen Kopf bohrt. Auf meinem Rücken, meiner Stirn und in meinen Händen haben sich binnen Sekunden Schweißperlen gebildet. Und ich friere. Weiße Blitze schießen durch meine Augen.

»Darf ich mich hier auf den Boden legen, Eleonore?« Wenn ich mich nicht hinlege, klappe ich im Sitzen zusammen.

»Klar. Leg dich hin.«

Stille.

Ich atme tief ein und aus. Die Luft pfeift bei jedem Atemzug durch meinen leicht geöffneten Mund. Ich lege beide Hände auf meine Brust und fühle mein Herz hindurch heftig pochen. Meine Lider werden schwer, ich schließe die Augen.

»Du kennst den Namen, richtig?«, fragt Eleonore.

Ja, ich kenne den Namen. Der Trainer hat ihn einmal erwähnt. Diese Frau soll eine Nachbarin in dem Mietshaus sein, in dem er jetzt getrennt von seiner Frau lebt. Sie haben sich wohl gut verstanden oder so. Keine Ahnung. Ich habe nicht richtig zugehört. Ich war nur froh, dass da jemand war.

»Ich … sie. Er«, bringe ich nur heraus.

»Sie hat hier angerufen und wollte mit mir sprechen.«

»Warum wollte sie mit dir sprechen? Woher hat sie diese Nummer?«

»Na ja, die findet man ja einfach im Internet. Oder man erfährt die Nummer bei der Auskunft. Sie hat sogar zwei oder drei Mal hier angerufen, aber nicht mit einer der Betreuerinnen sprechen wollen – nur mit mir. Von Ärztin zu Ärztin, hat sie gesagt. Dabei weiß jemand, der Ahnung hat, dass Psychologen keine Mediziner sind. Ich hatte das Gefühl, sie hält sich für besonders wichtig und ist ganz schön arrogant.«

»Ich kenne sie nicht, habe sie nie getroffen.«

»Aber der Name sagt dir etwas?«

»Ja.«

»Da ich im Urlaub war, hat sie mich erst jetzt erreicht. Sie sagte mir, sie sei die Freundin von einem Herrn Willi Pappel.«

Das kann nicht wahr sein! Lieber Gott, bitte, bitte lieber Gott – was soll das? Warum lässt du das zu? Wieso, verdammt noch mal, Dreckmistkackenscheiße! Ich bekomme Panik. Versuche, mich selbst zu beruhigen: Er ist selbst schuld! Wenn er ihr sagt, wo ich lebe! Woher weiß er das überhaupt so genau?

»Woher weiß die, wo ich lebe?«, frage ich Eleonore.

»Sie hat das wohl über ein Ärzteregister herausgefunden. Es gibt ja auch nicht viele Einrichtungen wie diese. Jedenfalls meinte diese Dr. Strauß, dass sie mit diesem Leichtathletiktrainer Pappel liiert sei.«

Was? Ich muss hysterisch lachen. Kann es nicht fassen! Wie

kann man nur mit so einem Menschen zusammen sein? Wie kann man sich in so jemanden verlieben? Eine Ärztin muss doch eigentlich schlau sein. Ich verstehe das alles nicht. Das ist doch alles ein Witz, oder?

Sehr bald bemerke ich, dass mich die Vorstellung, dass die beiden ein Paar sind, beruhigt. Seit zwei Monaten habe ich kaum etwas von meinem Trainer gehört: Wenn die Frau der Grund ist, ist mir das mehr als recht!

»Der Mann hat ihr von dir erzählt. Du würdest ihn verfolgen und nicht in Ruhe lassen. Und sie rate mir, dich in eine geschlossene Klinik zu stecken und nie wieder rauszulassen. Genauso hat sie es formuliert.«

Die Worte bohren sich in mein Herz, und es blutet. Was sagt die Frau denn da? Warum sagt sie so etwas? Es ist doch genau andersrum? Eleonore glaubt ihr das bestimmt, und jetzt mag sie mich auch nicht mehr. Alles, was ich habe, ist jetzt weg. Er hat mir wieder alles genommen. Wie kann ich die Situation nur retten?

Ich erinnere mich daran, dass ich ja schon einmal über diese Sache gesprochen habe. Schnell erzähle ich Eleonore, was ich damals Dr. Liebenberg erzählte. Dass er in mich verliebt sei und so weiter.

Eleonore rutscht mit ihrem Stuhl an mich heran, nimmt meine linke Hand von meiner Brust und hält sie mit beiden Händen fest. Dann sagt sie ganz, ganz ruhig, noch wärmer und liebevoller, als sie sonst klingt:

»Sonja, das ist nicht deine Schuld. Du hast nichts Falsches getan, und ich werde dich natürlich niemals irgendwo einsperren. So etwas steht auch gar nicht in meiner Macht. Diese Frau ist verrückt. Ich kann mir denken, wie die Geschichte wirklich aussieht. Und wenn diese Frau diesen Mann liebt, dann hat sie ein Problem. Nicht du. Ich kann mir vorstellen, dass sie von dir erfahren hat und jetzt eifersüchtig ist. Keine integre Ärztin in diesem

Land würde so einen Anruf tätigen. Niemand würde so etwas über ein Kind sagen. Sonja, ich wollte dir ehrlich sagen, was geschehen ist, weil du es verdient hast, die Wahrheit zu wissen. Ich will nichts vor dir verheimlichen. Aber was du daraus machst, ob du reden möchtest – und wenn ja, wann – oder ob du es vergessen willst, das liegt allein an dir. Du kannst das für dich entscheiden und dich immer auf mich verlassen. Egal, wie du dich entscheidest, ich möchte, dass du weißt: Es ist in Ordnung, Opfer zu sein. Es gibt keinen Grund, sich dafür zu schämen.«

IV. eher tot als lebendig

O ja, o ja, juppie! Ich kann es kaum glauben, drehe meine Hüfte nach rechts. Und nach links. Schaue nach vorn in den Spiegel, in dem auch meine Rückseite widergespiegelt wird. Jeden Zentimeter meines Pos und meiner Beine schaue ich mir genau an – sind da irgendwo Falten, die darauf hinweisen, dass sie doch zu eng sitzt? Oder lässt sie sogar irgendwas dicker aussehen, als es ist? Nein. Die Hose passt! Größe 24. So dünn war ich noch nie! Heute ist der glücklichste Tag in meinem Leben!

Jasmin und Melanie und ich sind nach der Zwischenmahlzeit am Nachmittag, vor dem Abendessen, noch schnell in die Stadt, weil wir alle drei noch ein paar Wintersachen brauchten. Es ist Januar 2003, Weihnachten ist gerade vorbei, statt Klamotten und Süßigkeiten gab es für mich dieses Jahr vor allem Bargeld. Ich ziehe den Vorhang auf, trete mit der dunkelblauen Röhrenjeans zwei Schritte raus in Richtung der Mädchen, reiße die Arme voller Euphorie nach oben und jubele: »Tatatataa! Sitzt.«

»Super«, sagt Jasmin und meint: »Hol dir doch noch so einen geilen Nietengürtel dazu.« Keine schlechte Idee, finde ich, konzentriere mich aber vor allem auf Melanie, die nur ein leises »schön« von sich gegeben hat, das so gar nicht danach klang, als fände sie diese Hose an mir wirklich schön.

Ich glaube, sie fände sie schöner an sich selbst.

Wenn wir eines tun, und zwar alle aus der WG, dann ist das: vergleichen. Ständig. Mit jedem. Werten uns selbst im Vergleich zu den anderen, andere im Vergleich zu uns. Und dann, ganz schnell, kommt da Hochmut auf. Neid. Innerer Druck oder Traurigkeit. Wir können nicht anders, weil wir uns ohne äußere Parameter wie Kilos, Größen oder Feedbacks gar nicht selbst einschätzen können. Das Ich, das wir meinen, wenn wir von uns selbst sprechen, das gibt es nur in Bezug zu anderen.

Dieses Mal habe ich die Nase vorn: Ich hatte mich im Griff über die Feiertage. Ich war nicht schwach geworden. Melanie aber muss über Weihnachten ganz schön Heißhungerattacken gehabt haben, und alles bekommen wir Bulimikerinnen eben auch nicht immer raus. Sieben Kilo hat sie in zwei Wochen zugenommen, und auch wenn ich auf ihre mehrmaligen Nachfragen hin schwöre, dass man es nicht sieht – man sieht es natürlich doch. Auch wenn ich froh bin, dass es mich nicht trifft, so finde ich, dass die neuen Rundungen ihr aber eigentlich ziemlich gut stehen. Dass sie das selbst anders sieht, kann ich nachvollziehen. Und auch, dass es ihr jetzt gerade schwerfällt, sich für mich zu freuen.

Mir ging das viele, qualvolle Jahre ganz genauso. Hosenkaufen ist mindestens seit meinem zwölften Lebensjahr das eigentlich Aller-, Aller-, Allerschlimmste, das ich tun muss. Der Grund dafür sind meine Beine, die viel fetter sind als der Rest meines Körpers. In wie viele Umkleidekabinen bin ich in den vergangenen Jahren mit Dutzenden Hosen getreten, um mich in keiner davon schön zu finden? Wie viele Male bin ich rot angelaufen bei dem Versuch, mich in eine Jeans zu quetschen? Wie oft habe ich die dürren Schaufensterpuppen angesehen und mir selbst gesagt, dass ich wirklich alles dafür täte, um Beine zu haben wie die? Wie viele Kilometer bin ich gerannt, um meine Beine danach nur noch dicker zu finden, weil Muskeln zum Fett hinzugekommen waren? Wie viele Gels und Tabletten und Fett-weg-Behandlungen habe ich ausprobiert, um doch jedes Mal rein gar nichts verloren zu haben außer einer Menge Geld?

Hatte ich eine Hose gefunden, in der ich mich nicht für meine stämmigen Oberschenkel in Grund und Boden schämte, trug ich sie jeden Tag – selbst wenn sie schon an den Nähten aufging, weil sie so schnell abgetragen war. So sehr fürchtete ich mich vor dem Tag, an dem ich wieder eine neue Hose kaufen musste, dass ich es dafür in Kauf nahm, wenn Mitschüler mich auslachten, weil ich eben jeden Tag mit derselben Hose zur Schule ging.

Es war alles so schlimm, jeder Blick in die Schaufenster, anderen, dünneren Mädchen hinterher, auf mich und immer wieder auf das fiese Fett an meinen Schenkeln, das einfach nicht wegzukommen war, dass ich es mir systematisch abtrainiert habe, meine Beine überhaupt als einen Teil meines Selbst zu definieren.

So etwas Hässliches darf nicht ich sein.

Da ich aber scheinbar so wenig gegen diese hässlichen Schenkel tun konnte, weder durch Sport, noch durch Kleidung, Cremes oder sonst was, schnitt ich sie mir im Geiste einfach ab. Ich spürte sie einfach nicht mehr, ich ertrug es irgendwann nicht mehr, sie zu spüren.

Ich, das war ein Mädchen, das es in dieser Form nicht geben durfte.

Als ich jetzt, nach all der Qual, zurück in die Umkleidekabine trete und den Vorhang schließe, um mich wieder umzuziehen, laufen mir Tränen die Wangen herunter. Ich bin so unglaublich glücklich über diesen Moment, in dem all das Leid und die Scham endlich vorbei sind. Es ist, als seien mit den drei weiteren Kilos, die ich in den vergangenen zwei Wochen, die ich zu Hause verbringen durfte, noch abgenommen habe, tonnenschwere Steine von meinem Herzen abgefallen! Dass ich dafür so gut wie gar nichts mehr gegessen habe – egal! Völlig egal. Dieses neue Lebensgefühl ist es mir wert. Und wenn ich nie wieder etwas essen darf, dann nehme ich das dafür in Kauf!

Zwei Tage später sitze ich mit Eleonore in dem gelben Gesprächsraum unterm Dach in der Wohngemeinschaft. »Du wiegst 46 Kilo. Findest du dich so schön?«, fragt die so offen und scheinbar unbekümmert, als erkundige sie sich über das Wetter.

Dass in ihrer Stimme kein Vorwurf mitschwingt, macht es mir leichter, ehrlich zu antworten: »Ja. Zumindest finde ich das so viel besser als vorher. Ich weiß, am Oberkörper bin ich jetzt zu dünn, ich habe keinen Busen mehr. Aber meine Beine: Endlich habe ich einen Thigh Gap, eine Oberschenkellücke. Dann nutzen sich meine Hosen nicht so schnell ab, und außerdem sieht es besser aus. Ich fühle mich nicht nur drei Kilo leichter, sondern Millionen Kilo.«

»Seit deinem Einzug hast du sieben Kilo abgenommen, nicht Millionen. Aber auch nicht nur drei.«

Ich nicke.

»Manchmal muss es einem eben noch schlechter gehen, ehe man sich eingestehen kann, dass es einem nicht gut geht«, sagt Eleonore.

»Wie meinst du das?«, frage ich irritiert.

»Na ja, wenn die anderen sehen, dass es einem schlecht geht, etwa weil man krank aussieht, weil man in Ohnmacht fällt oder ganz dünn ist, dann fällt es leichter, es zuzugeben. Unsere Gesellschaft erwartet von uns, dass wir funktionieren. Und das Problem an psychischen Erkrankungen ist, dass man die nicht auf Anhieb sieht. Aber wenn die anderen nicht sehen, dass es einem mies geht, dann glauben sie es einem vielleicht auch nicht. Oder sie haben kein Mitleid, sagen Dinge wie *Augen zu und durch, jeder hat mal ein Tief* oder *ein Indianer kennt keinen Schmerz*. Dinge, durch die wir uns nicht ernst genommen fühlen. Das macht es natürlich schwierig zu sagen: Mir geht es nicht gut. In unserer Gesellschaft kann man entweder funktionieren. Oder vollkommen zusammenbrechen. Dafür, dass wir uns um unser Innerstes kümmern wie um unser Äußeres, ist in unserer Gesellschaft kein Platz.«

»Ja, also, ich weiß nicht. Darüber habe ich noch nicht nachgedacht.«

»Darüber denken die meisten nicht nach, natürlich nicht. Woher sollen wir das auch haben? Wir werden dazu erzogen, uns anzupassen. Nicht dazu, Strukturen zu hinterfragen. Darum werden ja auch immer mehr Menschen seelisch krank.«

Ich finde das total spannend. Was Eleonore sagt, ermutigt mich zu dem Gedanken, dass man vielleicht nicht so sein muss, wie andere es möchten. Oder wie man denkt, dass andere es von einem erwarten. Dass es vielleicht sogar besser ist, nicht alles so zu tun, wie es von einem erwartet wird.

Doch noch bleibt es bei diesem flüchtigen Gedanken.

»Ich bin mir nicht sicher, ob es wirklich um den Anspruch der Gesellschaft geht. Oder um meinen eigenen«, sage ich zu Eleonore. »Ich hasse meine Beine so sehr, jeden Tag, jede Sekunde, in der ich auf einem Stuhl sitze und den Speck an den Seiten wegquetschen fühle. Wenn sie im Stehen oder Laufen aneinanderreiben. Ich hasse, dass andere so schöne spitze Knie haben und ich so eine Fettwulst an der Innenseite meiner Knie. Und dass meine Oberschenkel, wenn ich sie mir von der Seite angucke, dass sie dann so breit sind, weil vorn drauf eine extra Portion Fett liegt. Ich kann so nicht leben.«

»Und warum hasst du deine Beine?«, fragt Eleonore.

»Na ja, eben wegen all dem. Weil sie hässlich sind.«

»Und warum hasst du einen Teil deines Körpers, nur weil er hässlich ist?«

Was soll ich darauf antworten? »Es gibt ja Mädchen und Frauen, die haben eher Speck an Hüften und Bauch, was man mit etwas Sport leicht in den Griff bekommt. Aber Fett an den Oberschenkeln – damit bist du fürs Leben gezeichnet«, sage ich. »Ich habe wirklich alles probiert: Joggen, Schwimmen, Aerobic, Tanzen, Kraft- und Yogaübungen. Aber egal, was ich auch machte, diese Beine wurden immer nur noch breiter. Denn anstatt dass das Fett verschwand, wurden sie auch noch muskulös. Hässlich sein, bedeutet schwach sein. Und ich kann nichts dagegen tun.«

»Aber wenn du so viel Sport machst und so viele Muskeln hast, dann hast du doch starke Beine. Nicht schwache Beine.«

»Ja, aber sie stehen eben nicht für charakterliche Stärke. Wenn man als Mädchen dicke Beine hat, lässt man sich gehen, dann ist man faul. Dann sieht man nicht weiblich aus und ist nicht so attraktiv …«

»Du könntest doch auch sagen: Meine Beine sind kräftig, und ich stehe mit beiden Füßen fest auf dem Boden. So kann man das ja auch sehen.«

Ich kann mir das Lächeln nicht mehr verkneifen. Sie hat recht. »Ja, das schon. Aber das sind Fußballerschenkel. Das sieht an einem Mädchen furchtbar aus.«

»Sagt wer? Wer behauptet, Mädchen dürfen keine starken Beine haben und fest mit beiden Füßen im Leben stehen?«

Jetzt lache ich laut. Diese Eleonore!

»Ist das witzig?«

»Ja, irgendwie schon.« Die Spannung in mir löst sich. Es tut gut, über das Thema auch mal lachen zu können.

»Liebste, schöne Sonja. Deine Beine sind toll! Und ich werde dir das so lange sagen, bis du es irgendwann selbst zu dir sagen kannst. Okay? Du bist eine wunderschöne junge Frau und attraktiv und stark und klug bist du auch!«

Jetzt will ich weinen. Das ist so ziemlich das Netteste, das mir seit Langem jemand gesagt hat. Es verschlägt mir die Sprache, und ich weiß einfach nicht, wie ich darauf reagieren soll, außer rot anzulaufen.

Eleonore entlässt mich mit diesem Gefühl aus dem Gespräch.

Ich muss das erst einmal verdauen und brauche Raum für all das, was da gerade hochkommt.

In den kommenden Tagen, und auch, als ich am darauffolgenden Freitag wieder nach Hause fahre, denke ich viel über das nach, was wir besprochen haben. Eleonore hat nicht mit mir geschimpft, obwohl ich mich ja ganz offensichtlich nicht an die Regeln der Einrichtung halte und immer weiter abnehme. Sie hat mir keinen Vorwurf gemacht, stattdessen hat sie mir Dinge nahegebracht, die ich vorher nicht verstanden habe und die mir jetzt das Gefühl geben, dass ich mir vielleicht selbst helfen kann, wenn ich nur verschiedene Perspektiven kenne und nicht aufhöre zu fragen: Was hat das alles mit mir zu tun? Wie viel von dem, was mich beschäftigt, bin ich? Wie viel das, was ich denke, sein zu müssen? Soll ich mich darauf konzentrieren, was mir passiert? Oder besser darauf, wie ich mit den Dingen, die mir passieren, umgehe?

Dass ich vielleicht will, dass andere sehen, dass es mir schlecht geht, damit ich endlich offen um Hilfe bitten kann, bei dem Gedanken fühle ich mich voll ertappt. Dass ich streng mit mir bin, um stark zu wirken – und dabei aus den Augen verliere, dass ich vielleicht am stärksten sein kann, wenn ich mich genauso akzeptiere, wie ich bin, dieser Gedanke bringt mir einen bislang nie da gewesenen inneren Frieden.

Das bedeutet nicht, dass ich gleich alles besser machen kann. Aber ich fühle, wie sich etwas in mir bewegt. Dass da etwas wächst.

Ich glaube, es ist Hoffnung.

Nachdem ich meine Sachen auf mein Zimmer gebracht habe, laufe ich runter zu meiner Mutter ins Wohnzimmer, weil ich mich nach Geborgenheit sehne. Die strickt wieder und sieht dabei eine Dokumentation über Tierquälerei, nickt zustimmend mit dem

Kopf, als ich reinkomme und den Moderator sagen höre: »Die Menschen – sie sind die größte Naturkatastrophe aller Zeiten.«

Ich liebe Mama dafür, dass sie ein so guter Mensch ist. Sie ist zu gut für diese Welt voller menschlicher Naturkatastrophen, denke ich – und ertappe mich dabei, wie sich diese Idee auch ein bisschen wie Schuld anfühlt. Schuld daran, dass mir mein Leben passiert. Ich mag meiner Mutter Glück sein, aber sicher auch, so krank, wie ich bin, eine zusätzliche Bürde. Und so mischt sich unter den Wunsch nach Halt durch meine Mutter sofort der, sie beschützen zu wollen. Auch vor mir und all dem, was sie über mich nicht weiß.

Sie hat es verdient, denke ich, glücklich zu sein. Sie selbst stellt sich immer hinten an, ich glaube, weil sie denkt, sie hätte kein Recht, an erster Stelle an sich selbst zu denken.

Das habe ich schon als Kleinkind gespürt.

Und ich wollte ihr schon früh unbedingt zeigen, wie viel sie mir bedeutet. Aber ich wusste nicht, wie. Darum sagte ich es ihr. Immer und immer wieder. »Guten Morgen, Mama, hab dich lieb.« – »Gute Nacht, Mama, hab dich lieb.« – Ich sagte so oft: »Hab dich lieb«, dass es nicht nur für sie und mich reichte, ich sagte es quasi für meinen Vater und meinen kleinen Bruder gleich mit. Und für meiner Mutter Eltern, die gleich über uns im Haus lebten.

Eines Tages legte ich mich wieder zu ihr auf die Couch, kuschelte mich an sie und sagte es wieder: »Hab dich lieb, Mama«. Da wurde sie sauer.

»Lass das! Warum sagst du andauernd ›Hab dich lieb‹?!«

»Ja, aber ...?«

»Das ist zu viel. Ich will das nicht immer hören!«

»Ja, aber, ich dachte ...«

»Hör auf. Wenn du es so oft sagst, klingt es, als meintest du es gar nicht ernst.«

Ich meinte es ernst. Nichts war mir ernster als das. Jedes Mal,

*wenn ich es sagte. Denn jedes Mal, wenn ich »Hab dich lieb« sagte,
dann erzeugte das einen Nachhall in meinem eigenen Kopf, der wie
ein Schutzschild gegen die Sätze half, die da sonst noch waren und die
sich dadurch schredderten und schredderten und nie zu einem Ende
kamen. Und sie schredderten und schredderten, bis da nichts mehr
war außer einem schrillen Fiepsen.*

*Meine Mutter muss gespürt haben, dass dieses »Hab dich lieb«
so viel mehr sagen sollte. Dass es Ausdruck von Not und Bedürftig-
keit und Orientierungslosigkeit war, also eher etwas Verlangendes als
wahrhaft Herzliches. Aber sie hat das damals sicher nicht verstanden,
wie denn auch? Ich brauchte selbst viele Jahre Gespräche mit Therapeuten, um das zu begreifen. Meine Mutter hatte außerdem, das er-
klärte sie mir viele Jahre später einmal, selbst als Kind von ihren Eltern nie gelernt, »hab dich lieb« zu sagen.*

Statt mich in die Arme meiner Mutter zu werfen, wonach mir
gerade ist, setze ich mich also neben sie ans andere Ende ihrer
Eckcouch. Doch plötzlich kribbelt meine Nase, und ich springe
schnell wieder auf und murmle: »Bin gleich wieder da.« Dann
haste ich zur Tür raus, ehe die ersten Tränen mir die Wangen
runterlaufen. Ich laufe wieder die Treppen hoch in mein Zimmer, werfe mich auf mein Bett und beginne, mich weinend und
schluchzend hin und her zu wälzen. Als hätte ich zehn Tüten
Ahoi-Brause verschluckt, kribbelt es plötzlich in meinem ganzen
Körper. Er glüht. Ich ziehe mich zusammen wie ein Neugeborenes
und schließe die Augen.

*Vor mir sehe ich jetzt das Gesicht meiner Mutter in Nahauf-
nahme, ihre Tränen, groß und glitzernd, scharf geschossen, als könnten sie mehr Ausdruck von Schmerz nicht sein. Mein Vater im Un-
terhemd, eine Zigarette im Mund, einen großen, schweren Hammer
in beiden Händen. Rauch. Und Staub. Unser Badezimmer in Schutt
und Asche. Meinen Trainer. Eine Turnhalle. Andere Kinder, die
gleich davorstehen, sich unterhalten und lachen. Nur durch eine Tür*

von einem Hilferuf getrennt – und durch eine Hand, die mir den Mund zuhält.

Es fühlt sich an, als schüttele jemand meinen Körper, drückt ihn hinunter, und ich krampfe. Jetzt höre ich Gesang. Sehe mich auf einer Bühne und Leute klatschen mir Beifall. Ich singe mir die Seele aus dem Leib, tanze und schwitze. Alles kommt hoch, alles kommt raus. Die Massen tanzen zum Klang meiner Stimme, und sie feiern mich. Leiber in Bewegung. Ein Mund, groß und beweglich. Aus dem Gesang werden stumme Schreie – verzweifelt-drohende Worte, die klingen, wie wenn jemand unter Wasser zu dir spricht. Und das Geklatsche der Masse wird zu Schlägen auf meinem Körper. Schläge der Verzweiflung, die sich anfühlen wie etwas, das bedeutet, dass jemand dich nicht verlieren will.

Als ich die Augen wieder öffne, ist da das Fenster, vor dem noch vor wenigen Wochen der Trainer in seinem Wagen gestanden und mich beobachtet hat. Jetzt ist da diese Ärztin, und Schmerz und Erleichterung fließen gleichzeitig aus mir hinaus in Papiertaschentücher, die ich dann wegwerfe, in den Müll, den später irgendein Fremder irgendwo verbrennt und der dann stinkend in den Himmel hinaufzieht, wo ein Gott wohnen soll, an den ich nicht mehr glaube.

Laufen. Ich muss raus und mich bewegen, ich halte diese Gefühle nicht aus. Wenn ich renne, immer schneller, bis die Brust brennt und die Wangen glühen, bis die Beine weich wie Gummi sind, dann zieht der physische Schmerz alle Energie. Sodass da keine mehr ist für seelischen. Schneller rasen als mein Kopf, der überall Gefahr und Schuld und Unzulänglichkeit und im Spiegel ein dickes Kind sieht, das alles falsch macht. So wird es besser, für ein paar Stunden. Es treibt mich fort von da, wo alles so voller Vergangenheit und Vorwürfen gegen mich selbst ist.

Es ist, als fresse mich all das, dem ich mich in der Therapie stelle, buchstäblich auf. Ich kann nicht essen. Und nicht kotzen.

Ich kann nur noch fühlen, was ziemlich anstrengend ist für jemanden, der seine Gefühle jahrelang systematisch abgeschaltet hat. »Traure um dich«, hat Eleonore in einer der letzten Therapiestunden gesagt. »Nimm dich selbst in den Arm und sei traurig. Trauern um das, was war, ist heilsam.«

Trauern bedeutet traurig sein über Schmerz und dankbar für jede Hilfe. Trauern ist Wut auf etwas und Liebe zugleich. Trauern bringt Nachsicht. Und setzt klare Grenzen. Trauern bedeutet erinnern, vergegenwärtigen und nach vorn blicken. Trauern ist schwer. Und es macht leicht. Ja. Es heilt.

Als ich Sonntagabend mit gepackter Tasche wieder in der Wohnzimmertür meiner Mutter stehe und mich verabschiede, weil es wieder nach Wattstadt geht, setzt sie sich von der Couch auf. Sie sieht mich an, und ich erkenne in ihrem Blick, dass es sie traurig macht, so wie jedes Wochenende, wenn ich gehe, um ein Leben zu leben, von dem sie nicht Teil sein kann, weil das besser für mich sein soll.

»Okay. Hab eine gute Woche und viel Spaß mit deinen Freunden«, sagt sie. Und ich komme nicht umhin, sie wieder einmal ganz groß zu finden. Sanft drücke ich ihr meinen Abschiedskuss auf die Wange. »Bis nächste Woche«, sage ich. »Bis nächste Woche«, sagt meine Mama und lässt mich dahin gehen, wo ich mich besser fühlen soll.

Aber ich komme am nächsten Wochenende nicht zurück.

Denn am nächsten Morgen zeigt die Waage 46 Kilogramm. Ich bin wahnsinnig stolz. Wow, 27 Kilo habe ich abgenommen, seit ich mich das erste Mal übergeben habe. Fast habe ich mich halbiert! Na gut, nicht ganz. Aber mal gucken, was ich noch schaffen kann.

Dr. Kreutzer ist weniger begeistert. Gemeinsam mit Eleonore und den Betreuern entscheidet er, dass ich nun erst einmal wieder umziehen soll – auf die geschlossene Station der Kinder- und Jugendpsychiatrie des Wattstädter Klinikums!

Und ich komme nicht umhin, das als eine wahnsinnige Erleichterung zu empfinden.

Das Gefühl, nicht normal zu sein, daran habe ich mich inzwischen gewöhnt. An den Druck, so zu tun, als sei ich normal, ganz normal in die Schule zu gehen, mich mit Menschen ganz normal über ganz normale Dinge zu unterhalten, an all das nicht. In Gegenwart anderer bin ich sogar ständig vollkommen überdreht, laut, lustig, ständig plappernd, irgendetwas machend, schaffend, anregend – alles, bloß nicht *ich* sein.

Das macht müde. Und es tut auch ein Stück weit weh, denn überdreht sein ist auch nicht normal sein. Und es stößt auf genauso viele seltsame Blicke, wie traurig und niedergeschlagen sein.

Ich weiß einfach nicht, wie ich normal sein soll.

Eingewiesen zu werden, das fühlt sich zunächst einmal so an, wie: Du musst nicht mehr so tun, als seist du ein ganz normaler Mensch. Du musst jetzt auch nichts mehr leisten und vorgeben zu sein. Der Erleichterung folgt sehr bald Panik: Hatte diese verdammte Dr. Strauß recht? Gehöre ich auf die Geschlossene? Wird man mich jetzt nie wieder rauslassen?

Noch am selben Abend, gegen 18 Uhr, bringt Pädagogin Fiona mich auf die Station der Kinder- und Jugendpsychiatrie, in der alles genauso aussieht wie in der Institutsambulanz, in der ich etwa ein Jahr zuvor einige Wochen lang Dr. Liebenberg und die Selbsthilfegruppe besucht habe. Nur, dass es hier noch mehr rahmenlose Bilder gibt. Und natürlich mehr Zimmer. »Zwei Dreibett- und drei Zweibettzimmer. Insgesamt zwölf Behandlungsplätze, Mädchen und Jungen gemischt«, erklärt Schwester Caro, nachdem Fiona mich auf Station in deren Obhut übergeben hat. Sie ist eine rüstige Frau Anfang 50 mit kurzen, rot gefärbten Haaren, großem Busen und Brille auf der Nase. Und sie gibt sich so betont gleichgültig, sie muss schon sehr viele seelisch kranke Kinder und Jugendliche erlebt haben. Ohne Gleichgültigkeit hält man so was wahrscheinlich nicht aus.

Zwölf Plätze, wiederhole ich in Gedanken. Und ahne, dass Dr. Kreutzer und Eleonore meinen Aufenthalt hier vielleicht doch eine Weile zumindest für möglich erachtet haben müssen. Einer von zwölf Plätzen wird doch nicht plötzlich frei, nur weil ich ein Kilo zu viel abgenommen habe!

Bevor ich ein Bett zugewiesen bekomme, bittet Schwester Caro mich in das Zimmer, das gleich rechts vom Eingang liegt. Es hat zirka acht Quadratmeter, es gibt allerlei weiße Regale und Schränke und medizinisches Equipment. Natürlich auch eine Waage. »Magst du die Schuhe ausziehen, bitte?«, fordert Caro eher auf, als dass sie wirklich fragt. Nach dem Wiegen werden Puls und Blutdruck gemessen, ich muss wieder einen Ja-nein-ein-we-nig-Bogen ausfüllen, und schließlich führt mich Caro gegenüber dem Schwesternzimmer zu den kleinen Metallspinden. »Hier schließen wir dein Mobiltelefon sowie Feuerzeuge, Zigaretten und Kaugummis ein, falls du so etwas hast.«

Ja, habe ich.

In Amerika, das als so streng in Bezug auf Rauschmittel gilt, war mir von Gleichaltrigen so häufig Alkohol und Nikotin angeboten worden, wie nie zuvor. Es passte irgendwie zu meiner damaligen Laune nach Neuanfang, beim ersten Mal war ich nach zwei Flaschen Smirnoff Ice zwar vollkommen aus dem Leben geschossen, das fand ich aber irgendwie gut. Und so habe ich angefangen, beides regelmä-ßig zu tun, sowohl zu trinken als auch zu rauchen.

»Außerdem kommt da alles rein, was scharf ist und womit man sich verletzen kann. Du darfst da jeden Tag sechs Mal dran, überleg dir gut, was du wann brauchst. Wenn du irgendwas ver-steckst, werden wir es finden, wir untersuchen die Zimmer regel-mäßig und unangemeldet. Sollten wir in deinem Zimmer etwas entdecken, was hier in diesen Spind gehört, wird das sanktioniert. Mit Besuchssperre oder Ähnlichem. Frag gern deine Zimmernachbarinnen.«

Während Schwester Caro ungerührt die Leier runterspult, die sicher nicht nur ich zu hören bekomme, packe ich meine Packung Zigaretten, mein Feuerzeug, meine Nagelschere und -feile in den Spind. Die Kaugummis lasse ich in meiner Hosentasche, aus Prinzip.

»Verstanden?«, fragt sie.

»Ja.«

»Gut.« Weiter gilt: »Zunächst einmal darfst du ohne Begleitperson nicht vor die Tür. Auch nicht in den Innenhof. Mit zunehmendem Gewicht wird dir immer mehr Ausgang gestattet. Nachdem du ein paar Gramm oder Kilo – das bespricht die Ärztin auch noch genauer mit dir – zugenommen hast, darfst du in den Innenhof ohne Begleitung. Dann, irgendwann, darfst du in Begleitung auch aus dem Stationsgebäude raus, natürlich nur für eine bestimmte Zeit. Daraufhin in Kleingruppen für bestimmte Zeiten und schließlich auch allein. Ach ja, und ehe ich es vergesse: Allein aufs Klo ist auch erst einmal nicht gestattet.«

»Ich darf nicht mal allein aufs Klo, wenn ich groß muss?«, versichere ich mich noch einmal.

»Nicht einmal das«, sagt Schwester Caro. Und ordnet an: »Komm mit, ich zeige dir dein Zimmer.«

Entsetzt und ungläubig laufe ich ihr einige Meter hinterher, ehe wir rechts einbiegen. In diesem Raum gibt es ein Hochbett und ein Einzelbett aus heller Eiche, zwei Schreibtische und zwei bunte Läufer.

»Warum darf ich denn nicht allein aufs Klo? Das verletzt entschieden meine Intimsphäre!«, beklage ich, als ich mich auf das untere Bett des Hochbetts setze, das Schwester Caro zufolge für die nächsten Wochen meins sein soll.

»Es ist eine Vorsichtsmaßnahme, bis die Ärzte anders entscheiden. Bei suizidalen Patienten wollen wir so gerade in den schweren ersten Stunden der Aufnahme ausschließen, dass sie nicht doch etwas mit hineingeschmuggelt haben und sich im Bad etwas antun.«

Ich höre wohl nicht richtig! Was soll das heißen? »Aber ich bring mich doch nicht um!«, empöre ich mich lautstark.

»Ach, nein?«, sagt Caro und zieht eine Plastikverpackung aus ihrer weißen Manteltasche. Dann packt sie daraus einen etwa anderthalb Meter langen, durchsichtigen Gummischlauch aus. »Und was denkst du, was passiert, wenn du nicht isst?«

Mir stockt der Atem, aber ich weiß nicht genau, ob vor Wut oder vor Schock. So habe ich das noch nie gesehen. Ich bringe mich um? Darüber muss ich erst einmal nachdenken. Mein Kopf sinkt nach vorn, und ich fühle mich entsetzlich müde und verwirrt. Ich möchte mich hinlegen und weinen. Sehr lange und ganz heftig weinen.

Aber da kommt schon Schwester Caro auf mich zu sowie ein Pfleger, der gerade erst im Türrahmen aufgetaucht ist. »Ihr dürft euch nur abends ab 20 Uhr auf den Zimmern aufhalten. Darüber hinaus gilt es, im Gemeinschaftsraum Gemeinschaft zu finden und Gemeinschaftsspiele zu spielen. Heute Abend spielt Peter Gitarre, und wir singen.«

»Peter?«

»Einer unserer Patienten. Du wirst ihn kennenlernen.«

»Und was ist das?«, frage ich und zeige auf den Schlauch, den Caro in der rechten Hand hält.

»Eine Magensonde. Dr. Kreutzer hat Zwangsernährung angeordnet, bis du wieder einigermaßen auf dem Damm bist.«

Was?! Ich kann es nicht fassen! Die wollen mir durch das Ding da jetzt Essen einflößen?

»Es ist nicht schön. Aber es muss jetzt mal eine Weile sein. Lass es uns schnell hinter uns bringen. Das ist Pfleger Stephan, er wird deinen Kopf festhalten, damit ich dich mit dem Ding nicht verletze.«

Stephan, schmal, lange blonde Haare, Schnurrbart, gibt mir die Hand und sagt: »Herzlich willkommen!« Er setzt sich neben mich aufs Bett und erklärt: »Ich lege dir jetzt eine Hand auf die Stirn, eine an den Hinterkopf. Und nicht erschrecken – ich werde etwas Druck ausüben, damit du den Kopf nicht ruckartig bewegen kannst. Okay?«

Was ist das für eine Frage? Nichts ist okay! Ich will nach Hause. Ich hasse es hier! Ich habe total Angst vor diesen Fremden und vor dem, was sie mit mir machen. Tausend Gedanken rasen mir durch den Kopf, da spüre ich einen heftigen Stoß in meinem rechten Nasenloch. »Aua!«, rufe ich und spüre, wie mir die Tränen kommen. Blut läuft. »Oje, du hast aber eine enge Nase. Probieren wir die andere Seite. Gleich ist es vorbei, leg mal deinen Kopf etwas nach vorn«, sagt Schwester Caro, während Pfleger Stephan mir ein Taschentuch unter das blutende Nasenloch hält. Mit demselben Schwung wie schon zuvor, ungeachtet meiner Verletzung, schiebt Caro mir den Schlauch durch das linke Nasenloch, und ich spüre, wie er in meinen Rachen reicht. Würgereflex. »Schlucken, Sonja, du musst schlucken.« Kurz habe ich das Gefühl zu ersticken, bekomme leichte Panik. Aber Caro schiebt und schiebt weiter, und ich merke, wie der Druck vom Rachen die Speiseröhre hinunter bis zum Magen rutscht. »Siehst du, ist doch gar nicht so schlimm.«

Nicht so schlimm? Da steckt ein anderthalb Meter langer Schlauch in mir drin.

»Ich lege mich kurz hin, wenn das okay ist?«, sage ich zu Caro und Stephan, und ich spüre, wie sich meine Zunge erst mit dem Plastik in meinem Rachen arrangieren muss.

»Das geht leider nicht. Das Abendessen ist schon da, es ist

19.35 Uhr. Wir gehen kurz rüber, dann bekommst du deine Abendration, danach kannst du im Bett liegen, so viel du willst«, sagt Schwester Caro und versucht, vermutlich weil sie irgendwo unter ihrer harten Schale dennoch merkt, dass das jetzt alles ein bisschen viel für mich war, ein aufgesetztes Lächeln.

Okay. Okay, okay! Dann ab zur Fütterung. Wie ein Tier komme ich mir vor, eingesperrt und auf dem besten Weg, dressiert zu werden. Trotz kommt auf. Jetzt will ich erst mal mitmachen. Aber nachher überlege ich mir, wie ich hier schnell wieder rauskomme!

Der einzige Weg, so viel wird bald klar, ist es, möglichst schnell mein sogenanntes Mindestgewicht zu erreichen. 51 Kilogramm sollte ich bei meiner Entlassung schon wiegen, sagen die Ärzte. Das ist laut BMI-Skala das Mindestgewicht, das ein Mädchen in meinem Alter und bei meiner Größe haben muss, um alle lebenswichtigen Körperfunktionen am Laufen zu halten. Dass die Regelblutung nicht weiter ausbleibt, ist ein weiterer Parameter. Da ich seit meinem 14. Lebensjahr die Pille nehme – in Deutschland kann man sich die ab diesem Alter ohne Erlaubnis der Eltern verschreiben lassen –, blieb meine Periode bislang nie aus. Allerdings ist sie im Lauf der Jahre immer schwächer geworden.

Obwohl Lotte ihre Tage schon seit Monaten nicht mehr bekommt und außerdem eine Lanugobehaarung hat, einen Haarflaum am ganzen Körper, den Föten, Krebskranke, aber eben auch stark untergewichtige Menschen haben, die nicht mehr genug Fett am Körper tragen, wünsche ich, ich hätte eine Essstörung wie sie!

Lotte, 16, ist eine meiner beiden Zimmernachbarinnen, und sie isst seit einem Jahr ausschließlich Kakaoprodukte. Sie trinkt Kakao, heiß und kalt, mit Wasser oder mit Milch. Und sie isst Schokolade, dunkel oder hell, als Keks, Kuchen oder riegelweise. Sonst isst sie nichts. Und wiegt, obwohl Schokolade an sich nicht gerade kalorienarm ist, inzwischen nur noch 38 Kilogramm bei einer Größe von 1,70.

Lisa, 14, schläft über mir im Hochbett. Sie hat mit neun Jahren begonnen zu kiffen. Jetzt hat sie eine Psychose und diese äußert sich inzwischen schon als Verfolgungswahn. Ständig sitzt Lisa, recht stämmig, unter einem Tisch, bedeckt sich mit Decken, Handtüchern oder schleicht auf Zehenspitzen durch die Flure. »Pssst«, sagt sie an einem Tag zu mir, als ich die Einzige im Gemeinschaftsraum bin und sie von dort aus sehe, wie sie sich links vom Schwesternzimmer an der Wand entlangdrückt. »Ich renne gleich los und haue hier ab!«

Gesagt, getan. Nun ja, so halb. Der Krach, den ihr Sturm gegen die Stationstür verursacht, ist sicher durch das halbe Haus zu hören. Am nächsten Tag sitzt Lisa mit Platzwunde und Verband am Kopf hinter der Couch im Aufenthaltsraum und versteckt sich vor ihren Geistern.

In der Kinder- und Jugendpsychiatrie des Wattstädter Klinikums werden neben Essstörungen und Psychosen auch Angst-, Zwangs- und Sozialstörungen sowie Depressionen behandelt. Patienten wie Lisa, aber auch der 15-jährige Peter, der ständig zwanghaft um sich schlägt und sich immer wieder in die Hose macht, sowie vor allem Agnes, 13, die im Wahn schreit und ständig nervös auf und ab läuft und die vor lauter Panik vor eigentlich allem von gleich drei Schwestern beziehungsweise Pflegern dazu gezwungen werden muss, sich zu duschen oder sich ihre Finger- und Fußnägel zu schneiden, geben mir sehr bald das Gefühl, dass ich so fürchterlich unnormal doch gar nicht bin.

Es tut mir leid für sie, ich denke nicht schlecht über sie, sie tun mir wirklich leid, denn sie haben, anders als ich, viel weniger Chancen auf eine normale Zukunft. Es ist nur: Ich gehöre hier nicht hin. Ich fühle mich unwohl und will hier raus.

Zunehmen soll ich. Fünf Kilo. Es wird mehr als zwei Monate

dauern, bis ich diese Unmengen Fett peu à peu wieder auf meinen Rippen habe.

In der Zwischenzeit werde ich um die Beichte meines Missbrauchs leichter.

Natürlich kommt auch die Stationstherapeutin, Dr. Derrichs, sehr bald auf die Themen: Vater, Mutter, Trainer. Und ich bekomme allmählich das Gefühl, wenn ich gesund werden will, dann führt wohl kein Weg an diesem Thema vorbei. Alles hat mich bislang und immer wieder an diesen Punkt geführt, an dem ich schweige oder lüge, obwohl ich reden möchte. Die Scham war letztlich immer zu groß. Aber inzwischen frage ich mich, was mir noch passieren soll. Wie tief kann ich bitte schön noch sinken? In eine Klapse eingesperrt zu sein, das ist schon sehr weit unten, muss ich mir eingestehen.

Dr. Derrichs mag ich nicht sonderlich. Sie ist nicht gemein oder so, aber in der Klinik sind die Therapeuten so kühl und distanziert. Sie tragen alle weiße Kittel, und ich fühle mich mehr wie eine Maus im Labor, verstärkt durch den Eindruck, dass ich auch nur eine von vielen bin, die hier in Akutsituationen behandelt werden – sehr häufig, wie mir auch die anderen auf Station sagen, mit Medikamenten wie dem angstlösenden Zoloft, dem stimmungsaufhellenden Aponal oder mit Remergil, das sediert und beruhigt, aber unter anderem auch eine extreme Gewichtszunahme in der Nebenwirkung mit sich bringt. Ich will keine Tabletten, sondern Geborgenheit.

Ich bekomme Medikamente.

An einem Tag im März 2003, etwa vier, fünf Wochen nach meiner Aufnahme auf Station, halte ich es kaum mehr aus. Es muss raus, denke ich. Ich muss jemandem die Wahrheit sagen, wenn ich hier weg und wenn ich gesund werden möchte. Also nehme ich einen Stift und einen Stapel Blätter. Und ich schreibe:

Liebe Eleonore,

heute habe ich mal wieder einen Tag hinter mich gebracht, an dem ich mich am liebsten erschossen hätte. Irgendwas hält mich allerdings davon ab, und nun liege ich in meinem Bett, um durch eine Albtraumnacht in den nächsten beschissenen Tag zu leben. Ich weiß, dass sich das ziemlich melancholisch anhört, aber so bin ich seit Jahren eben drauf.

Manchmal gibt es schöne Momente, und die sind es mit Sicherheit, die mich am Leben halten. Trotzdem laufe ich seit geraumer Zeit eher tot als lebendig durch die Welt: kann nicht essen, nicht schlafen, raube mir durchs Rauchen selbst den letzten Atem. Ich lasse niemanden wirklich an mich ran und komme dazu immer weniger mit mir selbst klar.

Aber eines weiß ich jetzt: dass es niemals besser gehen wird, ehe mich nicht jemand in den Arm nehmen und sagen kann: Ich verstehe dich.

Damit man mich aber verstehen kann, muss ich reden. Reden über die Dinge, die bisher verschlossen sind. Dinge, von denen niemand weiß, weil ich mich so sehr für sie schäme.

Du weißt, dass du mir sehr wichtig bist und dass ich großes Vertrauen in dich habe. Aber gerade weil du mir so am Herzen liegst, fällt es mir schwer, von diesen Dingen zu erzählen. Und sicher weißt du auch, dass mich der Versuch, den ich mit diesem Brief mache, sehr viel Mut kostet ...

Ich war elf Jahre alt und Schülerin der sechsten Klasse. Er war Ende 30 und mein Trainer im Leichtathletikverein. Meine Eltern hatten sich noch nicht getrennt. Aber es eskalierte zu Hause immerzu ... und ich muss wohl irgendwie anders gewesen sein als zuvor. Eine Trainerin aus dem Verein sprach meine Mutter an und erkundigte sich, ob etwas nicht stimme mit mir. Und die erzählte ihr alles, von meinem Vater, der trinkt und in Wut und Rage Dinge zerstört, von ihren Depressionen und ihren Panikattacken, auch von viel Streit zu Hause.

*Meine Mutter, das sagte sie später, war einfach froh, dass jemand
fragte, und es sprudelte aus ihr heraus. Ich denke, sie wollte auch, dass
da noch jemand Erwachsenes für mich da war. Sie bat die Trainerin
aber, niemandem weiterzusagen, was sie ihr alles anvertraut hatte.*

*Aber diese Trainerin hat es weitererzählt. Und zwar Willi Pappel,
in dessen Mannschaft ich war. Und der sprach mich an, fragte, wie es
mir ginge. Ich glaubte, er interessierte sich für mich und mochte mich
irgendwie. Wir telefonierten dann auch öfter, gingen sogar zusammen
essen, ich konnte reden und hatte Vertrauen. Ich wurde so etwas wie
Pappels Liebling. Er machte manchmal Hausaufgaben mit mir, er-
klärte mir Dinge, hörte zu und gab Rat …*

*Als ich 13 war und mich um einen Praktikumsplatz bemühen
musste, bot er mir an zu helfen. Er wollte professionelle Bilder von
mir machen, die ich zu den Bewerbungsunterlagen legen konnte. Bis
einschließlich zu dieser Verabredung hatten meine Eltern von allem
gewusst, was der Trainer und ich so machten. Es war März 1999 und
ich hatte mich mit Willi am Baggersee in unserem Heimatdorf verabredet, um diese Bilder zu machen. Aber er wollte sie nicht mehr
draußen schießen, wie verabredet. Es war auch tatsächlich nicht so
gutes Wetter, aber eigentlich war mir das egal. Willi erzählte mir, dass
das Haus seines Bruders leer stünde, weil der verreist war. Das Haus
würde eine wundervolle Kulisse bieten. Mir war in dem Moment
schon etwas mulmig, aber ich vertraute ihm und ging mit.*

*Einmal im Haus angekommen, fing er an, mich zu streicheln und
auf so merkwürdige Weise anzusehen. Ich war wie erstarrt und ekelte
mich. Er erzählte mir von seinen Ideen, er hatte drei »Playboy«-
Magazine mitgebracht und wollte, dass ich einige Posen nachstellte.
Nackt. Es waren Posen, bei denen die wichtigsten Körperteile bedeckt
waren. Für eine zum Beispiel sollte ich mich nackt auf den Bauch legen, den Po überdeckt mit einem Betttuch.*

Ich machte mit.

Das war das erste Mal, dass ich meinen Eltern verschwieg, was ge-

nau wir gemacht hatten. Stattdessen zog ich mich zurück auf mein Zimmer, zitterte und weinte. Ich wollte das nämlich gar nicht gemacht haben. Ich kam mir schmutzig vor. Für etwa einen Monat ging ich nicht mehr zum Training, ging überhaupt gar nicht mehr vor die Tür und so dem Trainer aus dem Weg.

Im April 1999 machte ich meinen Erste-Hilfe-Kurs in der Schule. Er wusste das und bot mir an, mich abzuholen und nach Hause zu fahren. Ich sagte zu. Ich habe mich lange dafür gehasst, dass ich damals Ja gesagt habe …

Denn nach dem Kurs fuhr er mich nicht heim, sondern in sein Büro neben der Sporthalle. Er sagte, er wolle einen Kaffee trinken und wir könnten reden. Und wenn ich ehrlich bin, dann habe ich gehofft, endlich mal wieder mit jemandem darüber sprechen zu können, was zu Hause los war. Aber er machte gar keinen Kaffee, sondern zog mich zu sich auf den Schoß und streichelte mir durchs Haar. Er flüsterte mir seltsame Dinge ins Ohr und küsste meine Brust. Und er legte meine Hand zwischen seine Beine. Es ekelte mich an. Und ich zitterte. Aber ich wehrte mich nicht. Ich schrie nicht. Ich war nur wie versteinert. Und wenn ich ehrlich bin, dann hatte ich auch Angst, meine Vertrauensperson zu verlieren.

Als ich zu Hause war, weinte ich wieder. Aber das Allerschlimmste für mich war das Gefühl, dass ich ihn trotz allem nicht verlieren wollte. Wir hatten uns für den nächsten Tag nach der Schule verabredet, und ich wusste, dass mehr passieren würde. Aber ich ging hin.

Er fragte, ob ich mit ihm schlafe wolle. Aber ich sagte Nein. Er wollte mich überreden. Aber ich habe das nicht getan. Da hat er sich selbst … du weißt schon. Schon bei der Erinnerung wird mir schlecht. Ich bin aber nicht weggelaufen, und wenn ich jetzt daran denke, dann weiß ich nicht mehr, was ich mir dabei gedacht habe. Ab diesem Tag wusste ich zwar sicher, dass ich keine Beziehung zu ihm wollte. Aber mir war auch ganz klar, dass das der einzige Weg war, wie ich sein Interesse für mich halten konnte.

Also führte ich ab dem 14. April 1999 eine Beziehung zu ihm. Ich weiß das so genau, weil ich da den Erste-Hilfe-Kurs für meinen Mofa-Führerschein gemacht habe. Ich war noch keine 14 Jahre alt. Aber während ich mich zu Anfang nur ekelte, fing ich nach drei Monaten an, mir einzureden, dass wir zusammen sind und zusammengehörten. Dass wir glücklich seien.

Aber ich war abhängig. So kam es auch, dass ich am 1. Oktober 1999 meine Unschuld verlor. Als ich zu Hause war, weinte ich wieder und zitterte. Am Anfang hatten wir zumindest noch lange, nette Gespräche geführt. Wir redeten meist über meine Eltern oder andere Probleme. Er war dann Gott für mich. Ich glaubte seinem Gerede, und ich dachte, er hat immer recht. Ich war der Meinung, er wusste alles und alles, was er sagt und tut, war richtig. Manchmal hatten wir auch nur lange Spaziergänge gemacht und dabei geredet. Und ich glaube, in diesen Momenten war ich sogar wirklich glücklich. Er sagte mir täglich mehrere Male, dass er mich liebe. Für mich hörte sich das immer schön und schrecklich zugleich an. Wenn ich mich zurück erinnere, dann fiel es mir immer schwer zu sagen: »ich dich auch«. Aber manchmal tat ich es eben doch. Weil ich dachte, dass die Tatsache, dass ich nicht von ihm loskam, dass das Liebe war.

Manchmal dachte ich auch, dass es das war, was er hören wollte, und dass er dann von mir abließ, mehr nicht brauchte. Ich war fürchterlich zerrissen. Bin es noch. Aber ich glaube seltsamerweise bis heute, dass er mich wirklich liebte und auch immer noch liebt.

Die Abläufe wurden dann immer dieselben. Wir trafen uns an seinem Auto. Er war gestresst und schlecht gelaunt. Und ich hatte immer große Angst, dass man uns zusammen sieht. Ich hatte immer Herzrasen und habe gezittert. Wenn wir im Auto saßen, hat er mich angeschrien. Alles, was ich machte und sagte, war falsch. Vor allem aber hat er mir immer Druck gemacht, wegen meiner sportlichen Leistungen und wegen der Schule. Er wollte immer, dass ich die Beste bin. Deshalb stellte er mir Verbote auf: Nicht mit Jugendlichen in die

*Disko gehen, kein Kino, kein Café. Nur Training, Und lernen. Ich
konnte nicht nur normal gut sein. Ich sollte besonders gut sein. Und
wenn ich das nicht war, dann beschimpfte er mich als Schlampe oder
sprach einfach nicht mehr mit mir. Ich musste mich dann entschuldigen und mir etwas einfallen lassen, sodass er nicht mehr so unzufrie-
den mit mir war. Denn damit konnte ich nicht leben!*

*Ich kann es mir ja heute selbst nicht mehr erklären, aber für mich
ging eine Welt unter, wenn er mich nicht für die Klügste und Beste
hielt.*

*Mit der Zeit erst wurde mir bewusst: Durch mich wollte er alles
besser machen, was er in seiner Jugend nicht geschafft hatte. Denn
auch er war ein Außenseiter gewesen. Wie ich. Er hatte von seinen
Eltern, das hat er mir selbst erzählt, nie die Anerkennung bekommen, die er sich erhofft hatte. Nur Leistung konnte ihm ein wenig
Respekt verschaffen. Im Sport, zum Beispiel. Und ich glaube, ich war
ihm bloß eine Bestätigung. Denn aus dem kleinen, dicken, hässlichen
Mädchen war tatsächlich eine hübsche, schlanke, ehrgeizige junge
Frau geworden. Da hatte ich irgendwann schon die Bulimie. Und
irgendwann wollte ich das Ganze beenden. Doch er drohte mir und
begann, mir einzubläuen, dass er ohne mich nicht leben konnte. Er
erzählte mir von seiner schlimmen Jugend, dass er nie das Gefühl gehabt habe, geliebt zu sein. Dass seine Eltern ihn nie verstanden und
alle Gleichaltrigen ihn wegen seines Aussehens gehänselt hatten. Da
ich genau wusste, wie sich das anfühlt, hatte ich letztlich nie den Mut,
das ganz zu beenden. Vielleicht war ich auch abhängig, ich weiß es
nicht. Aber ich weiß, dass meine Reise in die USA eine Flucht vor all
dem war …*

Liebe Grüße
Sonja

Ich möchte unbedingt, dass Eleonore mich versteht, dass sie weiß,
wie verzweifelt ich bin! Finde ich die richtigen Worte? Bitte, sie

soll wissen, wie dreckig es mir geht, aber das Problem ist: Ich empfinde gerade gar nichts. Ich habe so viel Angst, mich zu öffnen, dass ein Monsterbagger eine volle Laderampe flüssigen Beton über mir ausschüttet, der all meine Gefühle einschließt und der dann hart wird und nie wieder etwas herauslässt. Einige Male verfasse ich den Brief von Neuem, streiche durch, korrigiere. Werfe die beschriebenen Blätter weg und versuche es noch einmal ganz anders. Irgendwann glüht mein Kopf, er ist so erschöpft, denn ich kann mir die Worte nur denken – leider klingt das, was ich schreibe, irgendwie distanziert. Aber anders geht es nicht. Es geht nur rational. Nicht emotional. Es ist, als würde ich über ein fremdes Mädchen schreiben, nicht über mich. Aber ich kann gerade einfach nicht an mich selbst ran. Ich hoffe, Eleonore wird das verstehen.

Zwei Tage, nachdem ich den Brief abschicke, besucht Eleonore mich in der Klinik. Noch ehe sie etwas sagt, nimmt sich mich in ihre Arme und drückt mich fest an sich. Da weiß ich: Ich habe es richtig gemacht.

Inzwischen habe ich keine Sonde mehr in der Nase, ich soll jetzt wieder feste Kost zu mir nehmen und darf mit Begleitung für zwei Stunden die Station verlassen. Wir gehen gemeinsam in die Cafeteria des Klinikums, die nur wenige Minuten entfernt, gleich am anderen Ende des großen Parkplatzes liegt. Eleonore trinkt einen schwarzen Tee, ich esse eine Streuselschnecke mit Zuckerguss, sage und schreibe 385 Kilokalorien auf einmal! Da habe ich jetzt Lust drauf. Und: Ich muss ja zunehmen, um wieder entlassen zu werden. Das ist ein sehr guter Grund zu essen.

Wir reden nicht über meinen Brief. Es wird fast noch ein weiteres Jahr dauern, ehe wir über den Inhalt sprechen.

Dann, wenn ich bereit bin.

Eleonore fragt nicht. Sie rät zu nichts und sie erwartet auch nichts. Allein, dass sie es weiß und noch für mich da ist, das macht es alles schon ein bisschen besser.

Sie erzählt mir ein wenig davon, was in der WG in der Zwischenzeit so geschehen ist, und ich erkläre, dass ich gern wieder schreiben möchte und mich nach meiner Entlassung bei den »Wattstädter Nachrichten« oder der »Wattstädter Zeitung« erkundigen will, ob die dort freiberufliche Reporter brauchen. Dann, ehe ich wieder auf Station muss, geht es um Belangloses, aber worüber wir reden, ist völlig egal. Was zählt, ist, was ich getan habe: Ich habe etwas getan, um mir selbst zu helfen. Etwas Mutiges. Befreiendes. Sehr Ehrliches. Und das erleichtert mich nicht nur, es macht mich sogar ein klein bisschen stolz.

Zu meiner Überraschung besuchen mich in der darauffolgenden Woche meine beiden Schulkameradinnen Laura und Josephine in der Klinik. Sie tun sogar so, als nähmen sie gar keine Notiz davon, wie krank hier alle sind. »Hier hast du Goethes Faust. Wenn man das liest, ist man anschließend auch gaga«, scherzen sie. Wir albern herum, und das macht es mir leichter, es nicht allzu peinlich zu finden, wo ich hier bin. An einem anderen Tag kommt auch ein Mädchen vorbei, das ich schon mehr als drei Jahre lang nicht mehr gesehen habe. »Meine Schwester sagte mir, sie habe dich auf dem Wattstädter Stadtfest gesehen und dass du jetzt sogar dünner seist als ich«, sagt Anne, die schon seit der Grundschulzeit darunter leidet, dass sie so gar nicht zunehmen kann, egal wie viel sie auch isst. »Da habe ich deine Mutter angerufen, und die sagte mir, dass du ausgezogen und zurzeit hier im Krankenhaus bist. Schau mal, für dich.« Sie reicht mir einen Kalender, in den sie Bilder von uns beiden im Kindergarten und in den ersten Schuljahren geklebt hat.

Ich freue mich über die Besuche.

Sogar mein Bruder macht zum ersten Mal in meinem Leben

auf mich den Eindruck, als sei ich ihm etwas wert. Er ist jetzt 15. Seit er mich mit einem Schlauch in der Nase gesehen hat, kommt er mich immer wieder mal besuchen. Und Mama sagt, er mache sich Sorgen und erkundige sich oft nach mir.

Meine Mutter weiß inzwischen auch, was ich ihnen so lange nicht sagen konnte. Wenige Tage, nachdem ich Eleonore den Brief geschrieben habe, habe ich auch ihr davon erzählt. Nicht einfach so. Sondern in einem Moment, in dem sie sich in der Klinik neben mich aufs Bett setzte, mich sorgenvoll ansah und mich bat:

»Sonja, sag mir endlich, was mit dir los ist.«

»Du ahnst es vielleicht schon.«

»Der Pappel?«

»Ja.«

Mehr brauche ich nicht zu sagen. Meine Mutter sitzt da. Stocksteif, überraschend gefestigt.

»Ich habe so oft …«, beginnt sie nach einer Weile einen Satz, dann schaut sie mich traurig an.

»Ich weiß«, versuche ich das Unerklärliche zu erklären.

»Ich habe immer gewusst, dass da etwas nicht stimmt. Ich wollte immer, dass er aufhört, sich ständig bei dir zu melden und sich in dein Leben einzumischen. Ich wusste, das ist nicht normal, aber du hast mich mit aller Gewalt davon abgehalten, geschrien und geweint …«

»Ja, ja, ich weiß. Es ist … ich kann es nicht richtig erklären. Es gab viele Gründe. Unter anderem habe ich selbst lange nicht verstanden, was mir passiert. Ich glaube, ich wollte das nicht realisieren. Konnte nicht. Und dann hatte ich so wahnsinnige Angst davor, dass das rauskommt. Ich hatte Angst, was das bedeutet, dass es einen Prozess gibt oder so und dass mich dann alle ansehen und es wissen. Ich hatte nicht nur Angst davor, was die Menschen über mich denken. Ich hatte schrille Panik in mir.«

Auch, wenn sie sich ganz, ganz sicher riesengroße Vorwürfe macht: Es war richtig, dass sie nichts weiter unternommen hat. Ich hätte das, was danach gefolgt wäre, Ermittlungen, Verhöre, einen Prozess, damals noch nicht durchstehen können. Ich war damals noch nicht so weit.

Wie sehr meine Eltern unter meinem Leben litten, hatte mein Vater gleich zu Anfang meines Klinikaufenthalts erneut unter Beweis gestellt. Wie Dr. Derrichs mich am zweiten Tag wissen ließ, war er am späten Abend meiner Einweisung noch betrunken zur Klinik gekommen und hatte gefordert, mich sofort wieder zu entlassen. Den Hinweis der Schwestern, dass er am nächsten Tag zu einer angemessenen Besuchszeit wieder kommen solle, hatte er nicht akzeptieren wollen. Die Diskussion artete dermaßen aus, sodass die Chefärztin hinzukommen und Sicherheitspersonal meinen Vater schließlich vom Gelände entfernen musste.

Er raste daraufhin vor lauter Zorn, betrunken und mit voller Absicht auf der Autobahn in eine Leitplanke. Der Wagen war nach dem Aufprall bei etwa 100 Stundenkilometern Schrott – mein Vater kam mit ein paar Schrammen davon. Er hatte sich ja auch nicht umbringen, sondern ein Zeichen setzen wollen. Ich sollte verstehen, dass das, was in seiner Familie geschah, ihm unerträglich zusetzte.

Solche Aktionen kannten wir von ihm schon. Der Tagtraum etwa, indem mein Vater mit einem Hammer unser Bad in Schutt und Asche geschlagen hatte, war einige Jahre zuvor genau so wirklich passiert. Damals hatte meine Mutter ihre ambulante Therapie nicht vorzeitig abbrechen wollen, so wie er es forderte. Da sollte sie sehen, wie sehr ihn das verletzt.

Obwohl ich es gewohnt war, und irgendwie wusste, dass es auch ein Druckmittel war, schaffte er es immer wieder, dass ich das Gefühl bekam, ich machte meinem Vater das Leben schwer. Seine Verletzung war ja echt. Nicht gespielt, er fühlte sich in diesen Momenten ja wirk-

lich so schlimm, dass er sich zu solchen Taten gezwungen sah. Und immer wieder meinte ich, es läge an mir.

»Ist schon okay. Komm mal her«, sagt meine Mutter, die immer noch neben mir auf dem Bett sitzt. »Ich verlange nichts von dir, aber ich wünsche mir für dich, dass du eines Tages den Mut besitzt, den Pappel anzuzeigen.«

Dann liegen wir uns das erste Mal seit einer Ewigkeit in den Armen. »Und wenn du jetzt den Mut hast, darüber zu sprechen, dann bin ich ja froh. Ich werde dich unterstützen.«

Ich weiß, sie will jetzt stark an meiner Seite stehen. Aber ich weiß auch: Wenn sie nach Hause kommt, wird sie weinen und fürchterlich traurig sein. Ich habe solche Schuldgefühle!

»Ich habe dich lieb«, sagt sie. Und geht, um sehr bald wiederzukommen und für mich da zu sein.

Knapp neun Wochen nach meiner Einlieferung, Mitte März 2003, ist es endlich so weit. Die Waage sagt, ich wiege 51,3 Kilogramm. Nicht, dass ich mich darüber freue. Aber ich freue mich über das, was es bedeutet: dass ich nach Hause darf. Oder besser: zurück in die WG.

Und zuerst bin ich auch sehr froh, wieder zurück zu sein. Ich gehe wieder zum Tanztraining, schreibe erste Texte für die »Wattstädter Nachrichten« und genieße die gemeinsame Zeit mit den anderen Mädchen und Eleonore. All der Spaß, den wir gemeinsam haben, das hat mir gefehlt – natürlich auch die Wochenenden bei meiner Familie: Nach fast drei Monaten besuche ich erstmals wieder meinen Vater in dessen Haus, das er sich inzwischen gekauft und selbst ausgebaut hat.

Und wenn der Mann eines ist, dann handwerklich begabt!

Als Kind konnte ich ihm stundenlang dabei zusehen, wie er im Keller unseres alten Hauses aus alten Brettern, die er vom Müllhaufen der Firma, bei der er angestellt ist, mitgenommen hatte, die schönsten Schränke mit romantischen Gravuren und schweren Griffen aus Messing fertigte. Das Bad, das er zertrümmerte, das hatte er auch einst komplett selbst gebaut. Papa kann alles, streichen, bauen, reparieren. So gut, dass er jedes Jahr von seinem Boss einen Bonus dafür bekommt, dass er prozessoptimierende Fertigungstechniken in der Firma installiert. Trotz seiner Sucht war er »nicht einen Tag krank auf Arbeit«, sagt er immer stolz. Und es ist wahr. Seit 18 Jahren ist er bei der in unserem Dorf ansässigen Firma für Kunststoffherstellung und Metalloberflächenveredlung angestellt. Und nur ein einziges Mal – aber einmal ist ja kein Mal! –, als ihm vor Ewigkeiten ein Magengeschwür platzte, fiel er drei Tage lang aus.

Mein Vater pflegt seine ganz eigene Art von Männlichkeit, Ehre und Liebe. Und er entschuldigt sich für seine Fehlbarkeit nicht so, wie man das aus dem Fernseher von Menschen kennt, die trinken und Wutausbrüche haben. Er sagt nicht: »Es tut mir leid«, und meint: *Ich sag dir jetzt, was du hören willst, damit du bei mir bleibst – bis zum nächsten Mal*. Nein, mein Vater sagt ganz und gar nicht, was man hören will. Sondern Dinge wie: »Es tut mir leid, aber so bin ich eben. Ich kann nicht anders. Und wenn du mich lieb hast, dann musst du mich eben lieben, wie ich bin.« Er sagt: »Pah«, zieht an seiner selbst gedrehten Zigarette und schlägt die Luft, wie er es immer tut, wenn er zeigen will, dass die Worte, die jetzt folgen, mehr Bedeutung nicht haben können: »Du bist meine Kind. Mein Herz, mein Ein und Alles. Ohne dich bin ich nichts. Und darum kann ich dich so einfach nicht sehen, so mit Schlauch in der Nase und dünn. Ganz dünn wie eine Bohne. Das tut mir so weh, da muss ich was tun.«

Das ist so grotesk wie ehrlich. Und irgendwie: einfach er. Ich kann ihm nicht lange böse sein, wenn er solche Sachen sagt.

Aus Dankbarkeit, und damit er sich etwas besser fühlt, esse

ich bei meinem Besuch ein wenig Obst und Käse. Obwohl ich ihm am Telefon gesagt hatte, dass ich später mit meiner Mutter zu Abend essen werde, hat er den Wohnzimmertisch mit Lebensmitteln für eine Fußballmannschaft zugestellt. Neben exotischen Früchten wie Dragon Fruits, Kaktusfeigen und Kumquats liegen mit Käse überbackene Laugenbrötchen da, vier verschiedene Käsesorten – »die besten, die sie hatten. Ganz teuer«, versichert mein Vater –, Schokokugeln und Nüsse, geräucherter Lachs und sogar Kaviar. Mit einem Glas Cola Light für mich und einer offenen Flasche Rotwein für ihn, stoßen wir auf meine Entlassung an.

Papa weiß, dass ich all das nicht essen werde. Aber es ist ihm gleichgültig. Es ist seine slawische Art, Gästen Essen in rauen Mengen anzubieten. Besonders in der Gegend des Kosovo, wo meine Familie väterlicherseits lebt, ist es vor allem seit den Kriegsjahren eine Frage der Ehre. Ungeachtet dessen, dass wir in Deutschland sind, und völlig ungeachtet meiner Krankheit, fragt mein Vater: »Was wäre ich für eine Papa, wenn ich nichts zu essen hätte, wenn mein Kind zu Besuch kommt?« Und dann lacht er lässig, legt die Zigarette zur Seite, die er gerade drehte, und reißt die Arme auseinander, als wolle er die Welt umarmen: »Puppchen, komm mal her, lass dich drucken.«

Nach wenigen Tagen in der WG bemerke ich, wie sich der Fokus meiner Gedanken von den inneren wieder auf die äußeren Themen verlegt. Automatisch vergleiche ich mich wieder mit den anderen, und da hier inzwischen zwölf Mädchen mit Essstörung leben, habe ich das Gefühl, mein Leben kenne keine anderen Themen mehr außer Kalorien und Kilogramm.

»Ich will ausziehen. Ich will meine eigene Wohnung und mir ein normales Leben aufbauen«, sage ich deshalb zu Eleonore. »Ich merke, hier dreht sich alles um das Thema Essen, und sosehr ich euch mag und so gern ich hier lebe, ich glaube, wenn ich es wirklich schaffen will, dann muss ich hier weg.«

Aus dem Gefühl heraus, mit der Offenbarung meines Missbrauchs einen Meilenstein gesetzt zu haben, und mit der Hoffnung und Stabilität, die mir meine neuen Freunde und Eleonore und auch mein Bruder und meine Eltern gerade geben, glaube ich fest, dass ich mich jetzt um mich selbst kümmern kann.

Im Herbst 2003, kurz nach meinem 18. Geburtstag, breche ich daher meine Behandlung in der Einrichtung für essgestörte Mädchen vorzeitig ab.

Beim Jugendamt stelle ich einen Antrag auf Verselbstständigung, betreutes Wohnen wird in Deutschland auch dann weiter finanziert, wenn man nach einem Klinikaufenthalt oder einiger Zeit in einer sozialen Einrichtung dann in einem nächsten Step in einer eigenen Wohnung lebt – vorausgesetzt, man erfüllt einige Bedingungen, wie etwa die, weiterhin eine Therapie zu machen und Besuche von Pädagogen und Helfern zu akzeptieren. Das mache ich aber sogar gern, mit Eleonore will ich weiter daran arbeiten, dass es mir besser geht. Und die Besuche von Betreuerin Fiona finde ich ab und zu auch ganz nett.

Mein Antrag wird schnell bewilligt, fortan bekomme ich 300 Euro monatlich für die Miete, 294 Euro für die Krankenversicherung sowie weitere 290 Euro Taschengeld zum täglichen Leben ausgezahlt. Das reicht mir. Nach nur wenigen Besichtigungen finde ich eine Wohnung, in der ich mir vorstellen kann, nun endlich meinen Neuanfang zu machen.

Das Haus liegt in der Hubertusstraße in Wattstadt, einige Kilometer vom Zentrum der Stadt entfernt. Es hat zwölf Mietparteien, in der Mitte bildet eine Wendeltreppe mit Mauer darum das Treppenhaus, durch das die Wohnungen, die alle drei Meter nach vier Seiten abgehen, einen ganz eigenen Schnitt bekommen: drei Wände sind gerade, eine rund. Zwischen gewölbter und gerader Wand entsteht so eine Nische, die mir künftig als eine Art Abstellkammer dienen soll. Meine Mutter näht mir einen großen, bordeauxroten Samtvorhang, der den Bereich vom Rest der insgesamt 32 Quadratmeter abtrennt.

Wie traurig es sie gemacht hat, dass ich die Option, zu ihr zurückzuziehen, gar nicht in Betracht ziehe, sagt sie mir erst elf Jahre später.

Mein Vater hilft mir, indem er Lampen und Gardinen und den Spiegelschrank aufhängt. Er ist nur froh, dass ich, sein »Puppchen«, nicht mehr in einer Einrichtung für psychisch Kranke lebe.

Neben einem etwa fünf Quadratmeter kleinen Badezimmer mit WC und Dusche, hat die Wohnung sogar eine kleine Küche mit Herd, Spüle und weißen, einfachen Sperrholzschränken, wie sie in den 1990er-Jahren mal modern waren. Allerdings gehört die nur zur Hälfte zu meiner Mieteinheit. Sie ist eine Art Übergangszimmer zu einer der anderen Wohnungen in dem Geschoss, ich muss sie mir eigentlich mit dem Nachbarn teilen.

Doch ich habe Glück. Mein Nachbar hat kein Interesse am Kochen, die Küche bleibt also mein Bereich ganz allein.

Mit den 2000 Mark, etwa 1000 Euro, die meine Eltern seit meiner Geburt für meine erste eigene Wohnung zusammen gespart haben, richte ich mein neues Reich ein, kaufe eine Schlaf- und eine große, sehr tiefe, blaue Wohnzimmercouch, die sich zu einer riesigen Liegewiese für Gäste ausfahren lässt. Gleich neben die Tür zur Küche stelle ich eine kleine Theke mit mehreren Ablagefächern und zwei Barhockern, die als Esstisch dient. Ich hänge Vorhänge auf, besorge mir eine Kaffeemaschine, Putzutensilien und all den anderen Kram, den man für eine erste Wohnung so braucht. Ganz viel Geschirr und Besteck bekomme ich von den Eltern von meiner Schulfreundin Josephine geschenkt, Laura hilft mir, meine Möbel den engen, runden Flur hoch bis in das zweite Obergeschoss zu schleppen. Wir Mädels streichen und bauen nach der Schule auch gemeinsam meine Schränke auf. Und wenn irgendwo eine Panne passiert, lachen wir uns über unsere zwei linken Hände kaputt, bekleben falsch herum eingeschraubte Bretter ohne Furnier provisorisch mit Stoff oder malen Katschen einfach mit Edding oder Wandfarbe an.

Schließlich bespraye ich die runde Wand mit Graffiti wie ein großes Flammenmeer. Bei einer lodernden Einweihungsfeier mit 40 Gästen auf 32 Quadratmetern – manche davon noch von meiner alten, die meisten aber inzwischen von meiner neuen Schule oder aus dem Tanzverein – kleben alle Fotos von sich oder von uns daran und schreiben eine Widmung dazu.

Endlich fühle ich mich nicht mehr allein. Stattdessen wie berauscht von der eigentlich noch so neuen Idee, mein eigenes Schicksal jetzt in der Hand zu haben und meinen eigenen Weg zu gehen, egal, was andere darüber denken.

Dieser eigene Weg wird bald zu einer Aufgabe, die ich mir selbst stelle, auch weil es sich gut anfühlt, ständig in Aktion zu sein. Ich schreibe mir Ernährungspläne, berechne genau, wie viele Kohlenhydrate ich für die jeweiligen Tanz-Trainingseinheiten zu mir nehmen darf, teile mein Geld in verschiedene Briefumschläge für »Klamotten«, »Party«, »Lebensmittel« und »Haushalt« ein und putze und dekoriere und probiere sogar verschiedene Rezepte aus – natürlich alles mit wenigen Kalorien, aber ausgewogen. Unendlich viel Zeit kann ich plötzlich dafür aufbringen, stundenlang in verschiedenen Bio- und Billigmärkten nach den jeweils besten und preiswertesten Lebensmitteln zu suchen. Und in Ein-Euro-Läden, um mir günstige und dennoch schöne Dekoration für mein Reich zusammenzusuchen.

Mehr und mehr schwänze ich auch die Schule, um mich um all das zu kümmern, was mir gerade viel wichtiger ist.

Seit ich 18 bin, kann ich mich selbst entschuldigen. So bin ich recht bald selten mehr als drei Stunden am Tag in der Schule –

nur zu den Unterrichtsstunden, die ich zum Bestehen des Abiturs nicht verpassen darf oder die mich interessieren. Jetzt will ich nicht mehr nach Lehrplan lernen, sondern das, was mir liegt und gefällt. Es stört mich, dass das Schulsystem individuelle Stärken in der Gesamtleistung nicht beachtet, einige Menschen sind eben eher kreativ als naturwissenschaftlich begabt, oder sie schaffen es zu wahnsinnigen sportlichen Leistungen – nicht aber so sehr eine gelungene Interpretation von »Hamlet« oder »Emilia Galotti«. Aber diese Menschen gelten in unserem Schulsystem automatisch als Verlierer. Das finde ich furchtbar.

Und nur wenige Monate nach meinem Auszug aus der Wohngemeinschaft für Mädchen mit Essstörungen, zieht das Jugendamt dann seine Unterstützung für die Verselbstständigung zurück. Grund: »Wir haben nicht genug Budget, um alle zu finanzieren. Dir geht es ja so weit gut, du machst sogar Abitur. Es gibt Kinder und Jugendliche, die schaffen es mit Ach und Krach durch die Hauptschule, die brauchen unsere Hilfe dringender.«

Mein Abi mache ich ein Jahr später mit einer Durchschnittsnote von 2,6 – viel schlechter als nötig. Schließlich musste ich für meinen Unterhalt nun vermehrt jobben, sogar den Journalismus hatte ich erst einmal wieder auf Eis legen müssen, um die lukrativere Stelle als Kellnerin in einem angesagten Café in Wattstadt annehmen zu können. Und das fühlte sich auch richtig geil an. Geil, meinen Lebensunterhalt selbst zu finanzieren. Ich finde es geil, einen so guten Job zu machen, dass ich viel Trinkgeld bekomme und so auch noch Geld für Reisen und Ersparnisse abfällt. Und ich finde es geil, Nächte durchzuarbeiten, nach Feierabend mit den Kollegen zu trinken, zu rauchen und mich dabei verdammt erwachsen zu fühlen.

Wer braucht Schule? Wer braucht Abi? Ich kann jetzt alles ganz allein.

In dem Moment allerdings, als meine Wohnung eingerichtet,

organisiert und eingeweiht ist, als die Schulzeit vorbei ist und ich nicht so recht weiß, wie es weitergehen soll, bemerke ich, was ich allem zu Trotz immer noch nicht kann: loslassen.

Als alles Routine wird, die Herausforderungen und das Neue nicht mehr ganz so sensationell sind, als die Brust vom vielen Rauchen brennt und der Kopf dröhnt von zu viel lauter Musik und Alkohol und zu wenig Schlaf, spüre ich, dass die Idee meiner Selbstverwirklichung in dem Moment genau zum Gegenteil wurde, als sie unbedingt gelingen musste, damit ich mich besser fühle – sie war nämlich auch nichts weiter, als Sucht nach Bestätigung, zwanghaft eingefordert durch vermeintliche Unabhängigkeit und scheinbaren Erfolg.

Ganz genau hatte ich mir vorgestellt, was ich tun muss, um glücklich zu sein – nur, um nun festzustellen, dass ich viel getan, dabei aber wenig erreicht habe. Es war mir ein tiefes Bedürfnis, frei und glücklich zu sein. Ich hatte mein Leben jeden Tag aufs Neue auf Vorgaben kontrolliert, wie ich anderer Leute Meinung nach zu sein habe – nur, um mich aus Prinzip davon zu distanzieren. Gleichzeitig habe ich mir selbst Aufgaben gestellt, war selbst voller Erwartungen an mich und mein Leben.

Die altvertraute Unzufriedenheit mit mir selbst blüht neu auf.

Und was bleibt, ist das Gefühl, dass ich es doch immer wieder selbst schuld bin. Dass alles doch gelingen könnte, wenn ich es nur endlich richtig machen würde.

Was ist das für ein Leben, das ich führe? Welchen Sinn und welche Aufgabe soll das bitte schön haben? Wohin soll es führen? Was soll bloß aus mir werden?

Angst- und suchtfrei zu leben, das ist doch kein Lebensziel!

Da muss mehr drin sein. Ich muss mehr können. Möchte mehr können. Kann mehr, wenn ich mich nur endlich traue. Oder etwa nicht!?

Die Fragen plagen mich. Und die Schuldzuweisungen an mich

selbst greifen mein Selbstvertrauen, das ich, wie ich nun bemerke, gar nicht wirklich aufgebaut habe, an. Wie ein Bienenschwarm summen diffuse Ideen von Glück und Unglück, Sinn und Unsinn, Schuld und Unschuld in meinem Kopf. Diese Gedanken sind bald betäubt. So als hätten alle Bienen zugestochen, mein Gehirn schwillt an und erzeugt nun einen unglaublichen Druck, der abgelassen werden will. Ich muss rennen, den stechenden Zweifeln und Ängsten davonlaufen.

Und essen. Und brechen. Denn am Ende jeder Ess-Brech-Attacke, Gott sei Dank, wird doch alles so leicht und in mir drin ganz still.

Manchmal fahre ich zu meiner Mutter nach Hause und schlafe dort. Immer öfter bleibe ich für eine Woche, übernachte nur an den Tagen meiner Kellnerschichten in der Wohnung in Wattstadt, die bald nicht viel mehr als ein Raum ist, in dem niemand wohnt.

Ich will nicht allein sein, ich halte es kaum aus, wenn da nichts ist außer dem Fiepsen und Schreddern in meinem Kopf. Und ich will einfach nicht bemerken, wie alles, was ich versuche, mich nirgendwo hinbringt außer immer wieder nur zu mir selbst.

Ich verliere Kilo um Kilo und damit immer mehr ein Stück von mir. Schon wieder. Das macht es längst nicht besser. Schon wieder nicht. Aber es hilft auszuhalten. Immer noch.

Ich glaube nicht an Zufälle. Ich bin fest überzeugt, dass alles kommt, wie es kommen muss. Und so kommt der Streit mit meinem Vater genau zur rechten Zeit:

Warum ich wieder abnehme, will er wissen.

Ich kann es nicht erklären.

Er kann es nicht ertragen.

Später prügelt er sich in einer Kneipe. Betrunken.

Die Polizei ruft mich an. Ich bin jetzt die einzige erwachsene Verwandte, die mein Vater hat.

Warum er wieder so viel trinkt, will ich wissen.

Er erklärt, die Schuld läge bei mir.

Ich kann es nicht ertragen.

Ich erzähle ihm von Pappel.

Die Polizei ruft mich wieder an. Mein Vater hat vor dem Haus des Trainers randaliert. Ihm Schläge angedroht und ihn angeblich um Geld erpresst.

Ich weine.

Mein Vater spricht schon wieder bloß davon, wie weh ihm das alles tut. Und dass ich ihn angelogen, seine Ehre verletzt hätte, weil mein Missbrauch so viele Jahre lang mein Geheimnis war.

Ich werfe mein Handy fort, will, dass mein Vater mich nie wieder kontaktiert.

Er sucht mich auf, bei meiner Mutter, meinem Bruder, in Wattstadt. Er will Wiedergutmachung.

»Sonja, du kannst mir nicht sagen, dass du jemals in deinem Leben glücklich wirst, wenn du den Pappel nicht anzeigst. Er muss dafür leiden, was er getan hat«, findet Papa.

Und ich finde: Er hat recht.

Kurze Zeit später, Ende Februar 2004, begleitet mich Eleonore in das Büro der Sozialpädagogin Buchowski. Sie arbeitet beim Jugendamt Wattstadt und ist auf Missbrauchsfälle von Kindern und Jugendlichen spezialisiert. Frau Buchowski geht ein paar Tage später mit mir zur Polizei. Die Beamtin, die meine Anzeige aufnimmt, stellt viele Fragen. Unter anderem, wie viele sexuelle Übergriffe es in all den Jahren gegeben hat.

Ich weiß es nicht. Aber ich schätze: zirka 250.

V. zu sehr lieben

Beim Blick aus dem Fenster meines Zimmers in dem billigen Hostel fühle ich mich ein bisschen wie Feivel, der Mauswanderer. Alles scheint so groß und so weit weg, ich vermisse meine Familie – und die große Lust am Aufbruch, die mich hat nach Berlin reisen lassen, mischt sich jetzt mit trauriger Kälte.

Aus dem dritten Stock kann ich über den Stuttgarter Platz blicken. Der Schnee ist gefroren und hat die Straßen in Schlitterbahnen verwandelt. Ich sehe bunte Weihnachtsketten an kahlen Bäumen und Straßenlaternen, Sterne und Engelchen verkleiden türkische Imbissbuden in christlich-abendländische Begegnungsstätten mit Korn und billigem Glühwein. An manchen Häusern der Lewishamstraße, in der sich das Hostel befindet, schreien gelbe und blaue Neonschriften »Striptease« oder »Hot Girls« blinkend in die Dunkelheit. Minus zwanzig Grad Überlebenstraining für meine Lungen liegen in der Luft. Und Lebkuchen-, Mandel- und Biergeruch.

Verführung und Verdammnis liegen in Berlin so nah beieinander wie Schlaf und Wachen, finde ich. Bis morgens früh um sechs höre ich Menschen unter meinem Fenster, die auf der Suche nach etwas Glück im Leben scheinbar jede Scham verlieren.

Wenn das hier klappt, denke ich, wird das mein Neuanfang. Ich muss nur noch das Verfahren gegen Pappel überstehen und dann lasse ich alles in Wattstadt hinter mir. Und wenn ich nur weit genug wegziehe und hoch genug hinauskomme, wenn ich das schaffe, was ich mir vorgenommen habe, ist das die Möglichkeit für ein besseres Ich.

In der Ferne
wo bleich der Mond erscheint
hat mich jemand gerne
der vielleicht um mich weint.

Als wäre ich wieder vier, fünf Jahre alt, höre ich diese piepsige Mäuserichstimme von Disneys Feivel so schräg wie nur eben möglich singen:

Und wenn der sanfte Nachtwind ihr ein Wiegenlied dann singt,
hab ich die Hoffnung, dass er auch Trost und Schlummer bringt.

Das Zimmer, in dem ich fünf Nächte verbringen will, ist mit schweren, alten Eichenschränken und grasgrünen Polstersesseln eingerichtet. Die cremeweiße Tapete hat ein braun-gelbes Blümchenmuster und der Röhrenfernseher 35 Zentimeter Bildschirmdiagonale. Er hängt viel zu weit oben und viel zu weit weg vom halb leeren Doppelbett. So, wie in einem Krankenhaus, auf einem kurzen Gestell neben der Tür an der Wand.

22 Euro kostet mich die schlaflose Nacht. Ohne Frühstück. Mehr kann ich mir nicht leisten, weil ich für den Neuanfang spare. Aber mehr brauche ich auch nicht.

Unverhofft bekomme ich aber sogar Geld zurück: »Willkommen in Berlin, junge Dame«, meint der Rezeptionist am ersten Morgen, als ich kurz zum Kiosk Zeitungen und Zigaretten kaufen will. »Habn 'nen Bürjermeister, der Schampus aus schnieken Schuhen säuft, wa? Aber keen Jeld, um die ollen Rohre mal zu erneuern. Die Heizung is ausjefallen, weil die Rohre zujefroren sin'. Und ick weeß wirklich nich, wann die wieder einijermaßen funktioniert.«

»Oh, okay. Ich bin sowieso den ganzen Tag unterwegs«, sage ich. Aber das interessiert den Mann nicht. Er sitzt hinter der eichenen Rezeptionstheke wie an einem Rednerpult und echauffiert sich lautstark. Er redet viel mehr in den Raum hinein als unbedingt mit mir: »Na was erwarten die denn, bei minus 20 Grad? Da hängt den Hunden jefrorener Sabber ausm Maul, wa. Aber nee, bleibt alles am kleinen Mann hängen, während Wowi sich'n schniekes Leben macht.«

»Ja, das tut mir leid.« Ich weiß nicht, was ich sonst sagen soll. Ein anderes Hostel will ich mir jetzt nicht suchen, ich habe zu viel zu tun. Ich muss mir gerade ein neues Leben aufbauen.

»Ach, junge Dame, se könn ja nix dafür. Ick wollt bloß sagn, det se natürlich für jeden Tag 15 Prozent Rabatt bekommen, an dem Heizung und warm Wasser nich jehn.«

Noch ein Grund zu bleiben. »Super, danke! Ich hoffe dennoch, dass es bald repariert werden kann. Aber Sie machen das schon, schönen Tag noch«, sage ich und gehe schnell Richtung Ausgang, um es zum Kiosk und danach noch flott zu einer kalten Dusche in mein Zimmer zu schaffen. In nur anderthalb Stunden muss ich los!

Der Kiosk gleich neben dem Hostel führt ein sehr breites Angebot an Spirituosen und Zigaretten – aber leider, neben jeder Menge Porno- und Erotikhefte, nur zwei Tageszeitungen. Ich entscheide ich mich für die leichtere Zigarettenmarke und das etwas anspruchsvollere Lokalblatt. »6,30 Euro«, sagt der Verkäufer. Oh, das Rauchen ist ein verdammt teurer Spaß geworden, Preissteigerung um fast 50 Prozent in den vergangenen zwei Jahren.

In dieser Woche möchte ich mit höchstens 15 Euro am Tag auskommen. Wenn ich 110 Euro für das Hotel und 120 Euro für das Zugticket berechne, kostet mich diese Woche hier 305 Euro, beinahe ein Viertel dessen, was ich zurzeit durchs Kellnern monatlich verdiene – vorausgesetzt, ich bekomme genügend Trinkgeld.

Ich nehme mir vor: Nach dieser Packung fange ich an, Zigaretten zu stopfen. Außerdem spare ich am Essen: Für das Frühstück habe ich mich mit 0,1-Prozent-Fett-Joghurts eingedeckt. Sechs 500-Gramm-Becher, für jeden Tag meiner Reise einen. Mittags gibt es einen großen Cappuccino zum Lunch – den trinke ich sonst nie, weil da neben viel Milch auch Kakao drin ist – und abends hole ich mir im Supermarkt gegenüber etwas Rohkost und ein, zwei trockene Brötchen. So komme ich, wenn man ein Tagesticket für die BVG mit berechnet, ungefähr hin.

Schnell haste ich zurück zum Zimmer, um eine kalte Dusche zu nehmen. Das Adrenalin, das ich vor lauter Aufregung vor dem bevorstehenden Gespräch spüre, hilft, als mir das Blut in den Adern gefriert und der Kopf beim Abspülen des Shampoos entsetzlich schmerzt. Nach der Tortur lese ich im »Tagesspiegel«, was in der Welt jenseits der Berliner Lewishamstraße seit gestern noch geschah. Außerdem schalte ich den Fernseher ein, während ich mich in die schicksten Klamotten werfe, die ich besitze: eine schwarze, günstige Stoffhose, ein ebenso günstiges schwarzes Hemd mit Nadelstreifen und schwarze 100-Euro-Lederstiefel.

Im Fernsehen sehe ich einen Farbigen mit weißem, knielangem T-Shirt und Rastazöpfen. Er trägt eine Kette und Goldringe, und er hält ein Mirko in der Hand. Snoop Dogg. »Ich war einmal ein kriminelles Gang-Mitglied«, sagt der US-Rapper. Und: »Was ich wirklich tun sollte, was aus mir werden soll, das habe ich nicht von jemandem auf der Straße, das habe ich nicht von meinem Vater. Ich habe das von Stanley Tookie Williams.«

»So verdammt richtig«, hört man einen Mann in der Menge rufen. Tosender Applaus und zustimmende Pfiffe übertönen die Stimme des Moderators, der aus dem Off das Geschehen einordnen will: »Snoop Dogg protestiert vor den Toren des San Quentin-Gefängnisses nahe San Francisco gegen die Hinrichtung seines ehemaligen Bandenchefs.«

Von diesem Stanley Tookie Williams hatte ich schon gelesen. Er soll Ende der 1970er vier Menschen bei einem Raubüberfall getötet haben. Außerdem gründete er die Jugendband Crips in Los Angeles, der Snoop Dogg dann angehörte. Seit er zum Tode verurteilt worden war, saß Stanley Tookie Williams 24 Jahre lang im Gefängnis, hatte zuerst jede Kooperation mit den Behörden verweigert, stattdessen Übergriffe auf Vollzugswärter und andere Insassen in Auftrag gegeben. Seit einiger Zeit verfasste er Schriften gegen Banden, Drogen und Gewalt. Sowie Kinderbücher.

Verschiedene Prominente hatten sich aus mir unbekannten Gründen für seine Begnadigung stark gemacht, darunter Susan Sarandon und Jamie Foxx. Doch Arnold Schwarzenegger, seit zwei Jahren Gouverneur von Kalifornien, hatte dies abgelehnt.

»Stanley Tookie Williams ist kein gewöhnlicher Mensch, sondern eine Inspiration, die am Leben bleiben muss«, dröhnt Snoop Doggs nuschelige Stimme aus dem kleinen Röhrenfernseher.

Ich bekomme fast Brechreiz und schalte aus.

Obwohl ich sparen möchte und die S-Bahn-Station Charlottenburg nur wenige Hundert Meter vom Hostel entfernt liegt, rufe ich heute ausnahmsweise ein Taxi, denn ich möchte unbedingt vermeiden, dass meine Hose und meine Schuhe voller Matsch sind, wenn ich ankomme.

Um 11.51 Uhr fährt der Wagen vor der Friedrichstraße 79 vor, mehr als pünktlich. Ich zahle 16,50 Euro, steige aus und gehe auf das mehrstöckige, hellgrüne Steinhaus an der Ecke zur Französischen Straße zu. Ich senke meinen Kopf, atme tief durch die Nase ein, durch den Mund aus, spüre, wie meine Beine etwas weich werden. Eine hohe Dosis Adrenalin schießt mir durch den Körper, bis in die Zehenspitzen, und gibt mir das Gefühl, dass Leben doch etwas anderes sein kann als warten, dass es besser wird.

Mein Kopf feiert eine Party, Lob und Zuspruch hämmern wie

Drum and Base, und Adrenalin ist wie eine bebende Tanzfläche, auf der ich aufgeregt rumhüpfe. Die Gedanken rasen dieses Mal nicht, sie tanzen. Und prophezeien Wunderbares: Karriere, Reisen, Ansehen. Eine Chance, Geschichten zu erzählen, die helfen, Menschsein besser zu verstehen. Und die die Welt zu einem besseren Ort machen, Leuten eine Stimme geben, die sonst niemand hört.

Wie schnell ich doch zwischen Selbsthass und Größenwahn wechseln kann.

Aber das Leben ist in diesem Moment hier in Berlin so aufregend und bunt und voll und laut. Und ich will mich mit einer vollen Ladung davon zudröhnen, mich berauschen an der Lust, das Leben in seiner Extremform zu konsumieren. So als sei es etwas, das ich mir nehmen kann, wenn ich nur will.

Der Zeigefinger der linken Hand zittert, als ich auf die Klingel mit der Aufschrift »DER SPIEGEL« drücke. Einatmen. Ausatmen. Blasendruck. Wegatmen. Ein. Aus. »Hallo?«, höre ich eine freundliche Frauenstimme an der Gegensprechanlage. »Hallo, hier ist Sonja Vukovic, ich habe einen Termin für ein Vorstellungsgespräch zum Praktikum«, sage ich und hoffe, es klingt selbstbewusst und gut gelaunt. Es zurrt. Klack. Mit meinem Gewicht stemme ich mich gegen die Tür, sie ist schwer. Wie in Slow Motion schwebe ich hindurch, finde rechts einen Fahrstuhl, gehe hinein, drücke 4. OG. Als sich zehn Sekunden später die Tür wieder öffnet, wartet schon Jessica Heisterlauf auf mich, die Chefsekretärin, wie ich bereits aus unserer Korrespondenz weiß. »Kommen Sie herein, Frau Vukovic. Geben Sie mir Ihren Mantel, links ist ein Stuhl, bitte warten Sie noch kurz. Herr Beckmann hat noch ein Telefonat«, sagt sie. Ich nicke.

»Möchten Sie etwas trinken? Kaffee? Tee? Ein Wasser?«

O nein, meine Blase, ich mache mir gleich in die Hose! »Danke, im Moment nicht.«

Nur wenige Minuten später ruft mich Frau Heisterlauf, um Gunther Beckmann in seinem Büro zu treffen. Der sitzt noch hinter seinem Schreibtisch und tippt etwas an seinem PC. Als ich hereinkomme, blickt er auf, erhebt sich, kommt auf mich zu und gibt mir die Hand. »Herzlich willkommen im Hauptstadtbüro. Ich bin sofort bei Ihnen«, sagt er und verlässt das Zimmer.

Puh, er sieht nett aus, finde ich. Sehr jung noch, vielleicht Mitte vierzig. Er hat kurzes, schwarzes Haar, ist schlank, recht groß, und wie er so die Augenbrauen hochzieht, wenn er spricht, wirkt er eher wie jemand, der interessiert, als jemand, der voreingenommen ist.

Zwei Minuten später geht die Tür wieder auf und Gunther Beckmann kommt zurück, hinter ihm betritt ein etwa zehn Jahre älterer, etwas fülligerer Mann mit grau meliertem Haar das Büro. Er hat einen bestimmten Gang und einen festen Händedruck. »Horst Lachmann. Freut mich«, sagt er in heimisch-rheinischem Tonfall.

»Vielen Dank für die Einladung«, sage ich und folge den Herren zu einer Ledersitzecke gegenüber einer langen Glaswandfront. Lachmann setzt sich auf die Couch, Beckmann bleibt vorn, nah an Ausgang und Telefon. Ich nehme auf dem Sessel weiter hinten vom Eingang aus Platz.

»Na, ihre Bewerbung hat überzeugt. Vor allem ihre Berichte aus den USA«, sagt Lachmann. »Fangen Sie doch mal an und erzählen Sie einfach etwas über sich.«

Etwas über mich erzählen? O Mann, was die wohl interessiert? Etwa, dass ich gerade aus einer Psychiatrie komme? Vielleicht habe ich darum ja jetzt ein gutes Händchen für unglaubliche Geschichten, die das Scheißleben so schreibt? Das kommt doch gut. Oder sollte ich vielleicht erwähnen, dass ich, bevor ich das Haus verlasse, manchmal drei Mal checke, ob Herd und Kaffeemaschine aus sind, weil ich mir selbst so wenig traue? Dass ich manchmal sogar alles abbreche, was ich sonst gerade tue, und von Panik befallen nach Hause hetze, weil drei Mal checken bei all meinem Selbstzweifeln einfach nicht reicht? Ich meine, diese Info wäre doch wichtig, denn sollten sie mich, aus welchen Gründen auch immer, als Praktikantin akzeptieren, lassen sie mich hoffentlich nicht bloß Kaffee machen und Essen holen. Darin bin ich nicht so gut, das müssen sie vielleicht wissen. Und natürlich, wenn sie mich nur machen lassen, was ich liebe, arbeiten werde bis zum Umfallen. Buchstäblich. Ich werde reisen, egal wohin, ich werde mich reinstürzen und nicht aufhören, bis es perfekt ist. Ich stelle mir vor, wie ich sage: Wissen Sie, mein Selbsterhaltungstrieb macht mich atem- und ruhelos, darum wirke ich auf die meisten Menschen ein wenig seltsam. Auf wohlmeinende dynamisch und engagiert. Die pure Angst, etwas zu übersehen oder jemanden zu enttäuschen, führt dazu, dass ich mich selbst absolut zurücknehme hinter den Erwartungen anderer. Und hey, darum können Sie mich kritisieren, wie Sie wollen, ich werde starr sein vor Ehrfurcht, unfähig, Widerworte zu geben, und ich werde mich selbst hinterfragen, bis ich eine Bessere bin. Ehrenwort. Denn wenn mir ein Fehler geschieht, wissen Sie, dann belastet mich das nicht. Es bringt mich geradezu um. Ehrlich. Keine Ahnung, woher das kommt, aber während anderer Leute Fehler mir total menschlich erscheinen, springt mich, wenn ich selbst etwas falsch mache, von irgendwoher irgendetwas brutal Hartes, Kaltes und Starkes an und schnürt mir die Kehle zu. Das Gefühl, an meiner Unzulänglichkeit zu ersticken, führt dazu, dass ich erbärmlich krass hart arbeite. Ehrlich. Ach so, und: Mein Passwort für so ziemlich alles lautet: *mirror1day* – Spiegel, eines Tages. So sehr will ich hier arbeiten. Verstehen Sie, wie verdammt wichtig mir das hier ist?

Stattdessen sage ich: »Ich bin Sonja Vukovic, zwanzig Jahre alt, und ich habe gerade mein Abitur gemacht. Zuvor war ich vier Jahre Reporterin bei der Erkelenzer Lokalredaktion der ›Rheinischen Post< und habe neben der Korrespondenz aus den USA vorwiegend über Jahreshauptversammlungen des lokalen Schützenvereins, Bambini-Fußballturniere und Karnevalsumzüge geschrieben, in denen so viele Bewohner der Dörfer mitliefen, dass es kaum noch Zuschauer gab …«

Beide Herren lachen amüsiert. Beckmann ruckelt sich auf seinem Sessel etwas zurecht.

»Nun ja. Mein Ziel ist es«, führe ich fort, »hauptberuflich Journalistin zu werden. Darum bin ich hier. Ich möchte nach meinem Abitur die wichtigsten Redaktionen kennenlernen, vorneweg natürlich die des ›Spiegel‹, der das für mich wichtigste Nachrichtenmagazin des Landes ist. Darum ziehe ich auch von Wattstadt nach Berlin.«

»Warum studieren Sie nicht erst einmal?«, fragt Beckmann in einer Tonlage, als müsse ich erklären, weshalb ich zu spät nach Hause gekommen bin.

Ich weiß nicht. Ich versuche es ja. Aber ich kann mich einfach nicht drauf konzentrieren. Immer, wenn ich etwas lernen muss, höre ich Pappels Stimme, die mir sagt, dass ich *ohne ihn* hinter der Wursttheke lande. Und dass ich außer ihn niemanden treffen darf, erst recht nicht rauchen und saufen, sondern nur lernen und in allem die Beste sein. Und dann gesellen sich die Stimmen der Schulkameraden und Vereinskinder hinzu und rufen Buuuukovic, Miss Piggy, Trainerficke. Und dann will ich nur noch essen und kotzen. Und irgendwie tu ich das dann auch jedes Mal. Und so kommt man an der Uni nicht weit, wissen Sie?

»Das mache ich. Nebenbei. An der Fernuniversität Hagen, das ist Deutschlands einzige staatlich anerkannte Universität. Ich habe mich für Politikwissenschaften immatrikuliert. Der Vorteil eines Fernsehstudiums liegt für mich darin, dass ich mir das Lernen frei einteilen kann und zur Not auch auf Teilzeit studiere, wenn ich zum Beispiel gerade viel auf Recherchereise bin.«

»Oder Sie wurden von einer normalen Uni nicht angenommen«, behauptet Beckmann. »Ihr Abitur machten Sie mit 2,6. Gerade in den Leistungsfächern – auch den für Journalisten wichtigen Fächern, Englisch und Deutsch – sind Ihre Noten mit befriedigend nicht sonderlich gut.«

O verdammt, da kommt es aus der Ecke gekrochen, dieses kalte Monster, und legt seine Arme um meinen Hals! Ich flehe in Gedanken wimmernd um Vergebung: Ich weiß, ich weiß, bitte verachten Sie mich nicht. Ich war immer sehr gut in der Schule, wissen Sie, nur genau zur Oberstufe bin ich dann etwas kollabiert. Ich musste weg von meiner Mama und mich meiner Vergangenheit stellen. Und das Essen, verdammte sechs Mal am Tag, hat mich so unglaublich überfordert! Und dass ich jemanden umbringen würde, nur weil ich an mich selbst dachte, das auch. Ich konnte monatelang nicht schlafen. Bis ich dann in die Klapse kam und mich da irgendwie normaler fühlte als in Freiheit. Nur deshalb waren meine Noten auf einmal so schlecht. Sonst, also rein intelligenzmäßig, hätte ich bestimmt ein besseres Abitur gemacht!

»Noten sagen nichts über Können und Eignung«, antworte ich stattdessen.

Wieder lachen beide Männer. Ich nicht.

»Dass ich schreiben kann, haben Sie anhand meiner Arbeitsproben sehen können. Ich lebe seit meinem 16. Lebensjahr allein« –, biege ich die Wahrheit ein wenig zurecht, »ich habe neben der Oberstufe gekellnert, um meinen Lebensunterhalt zu finanzieren. Auch nachts. Beides war nicht immer leicht miteinander vereinbar. Meine Noten sagen nichts über mich und meine Leistungsfähigkeit.«

Das scheint angekommen zu sein. Beckmann nickt, Lachmann notiert sich etwas in eine Mappe, die er sich auf den Schoß gelegt hat. Die Chefsekretärin kommt rein und bringt stilles Wasser, Kaffee und Kekse.

Einen Moment lang sagt niemand etwas, und mein Kopf, der sonst rast, kann ganz kurz Halt machen, plötzlich weiß ich, wann ich mich schon einmal so fühlte. So auf die Probe gestellt. So unter Druck, das Richtige zu sagen, weil ein Fehler meine ganze weitere Existenz, mindestens aber mein Seelenheil, also die Basis für eine zumindest etwas erträglichere Existenz, bedrohen würde: *Etwa ein halbes Jahr zuvor hatte ich einen Brief aus dem Institut für Forensische Psychologie in Köln bekommen. Vor einer Fachpsychologin für Rechtspsychologie sollte ich noch einmal alles erzählen, was ich bei meiner Anzeige zu Protokoll gegeben hatte: Wer hat was wann wie und wie oft mit mir gemacht? All das, woran man nicht denken, was man vor allen Dingen aber niemandem erzählen möchte. Noch einmal. Man wollte herausfinden, ob stimmt, was ich über Willi Pappel sagte. Oder ob ich mir das Ganze – oder Teile der Erlebnisse – ausgedacht hatte, mehr belastet war und Erfahrungen beziehungsweise Kenntnisse, die ich woanders herhatte, womöglich auf Pappel übertrug.*

»In vielen Missbrauchsfällen gibt es keine Beweise, sondern bloß Indizien, im besten Fall Zeugen, die aber eigentlich immer in irgendeinem familiären oder vertrauensvollen Verhältnis zu Opfer oder Täter stehen«, hatte mir meine Anwältin erklärt, die von Frau Buchowski beauftragt worden war und für deren Dienste auch das Jugendamt aufkam. »Daher werden Gutachter herangezogen.«

Also bin ich nach Köln gefahren und habe mehrere Stunden lang Fragen beantwortet, bei denen es vor allem um Details ging: Wann sah es wo wie aus? Was ist wann woraufhin wie genau geschehen? Wer hat was wieso gemacht? Was hat wer wie gesagt? Wie hast du dich warum gefühlt?

Ich erzählte unter anderem von der Zeit, die jedes Jahr rote, dunkelgrüne und braune Blätter auf die Straße legt wie einen Teppich. Und die mich immer genau dann wieder zum Kind werden lässt. Vom frischen Wind, der den Winter ankündigt und mich mit jener durchdringenden Kälte von damals ummantelt, um sich dann als

Muff der alten Eichenmöbel in meiner Nasenmuschel festzusetzen.
Vom Knistern des Laubs und der abgefallenen Stöcke unter meinen
Schritten, die zum rhythmischen Quietschen und Knarzen werden.
Und einem alten Diafilm, der verblasst und überbelichtet zugleich,
mir vor innerem Auge ein weißes Spitzendeckchen auf einem Nacht-
tisch zeigt, ein Tablettendöschen und ein künstliches Rosengedeck un-
ter einer alten Schwarz-Weiß-Fotografie an der Wand mir gegenüber.
Ich starre sie regungslos an, als er in mich stößt, schreie stumm »Aua«,
bitte das junge Schwarz-Weiß-Ich der inzwischen 70-jährigen Mut-
ter, die sonst in diesem alten Bett schläft: »Mach bitte die Augen zu.
Und erzähle es keinem, ja?!«

»Bedienen Sie sich«, sagt Beckmann, greift selbst zu einem
Buttergebäck und holt mich in die Gegenwart zurück.

Ach ja, die Kekse. Ich bin in Berlin.

Aber jetzt gerade bekomme ich keinen Bissen runter. Noch
kauend fragt Beckmann: »Was würden Sie denn in der kommenden Woche zum Titelthema machen?«

Mit so einer großen Frage habe ich nicht gerechnet. Genau genommen habe ich mit nichts gerechnet, das ist das allererste Vorstellungsgespräch in meinem Leben, und niemand hatte mir sagen können, wie so etwas läuft: Mein Vater kommt aus einem
anderen Land, meine Mutter – die, obwohl sie so gern hatte Lehrerin werden wollen, erhielt von ihren Eltern nur die Erlaubnis,
bis zur achten Klasse in die Volksschule zu gehen, und arbeitet seit
ihrem 14. Lebensjahr. Eleonore ist selbstständig, meine Freunde
ebenso wenig erfahren wie ich. »Exekution«, sage ich so fachwort-
sicher und selbstbewusst wie es eben nur geht.

»Exekution? Wie meinen Sie das?«, fragt Beckmann.

»Na, die Todesstrafe. Ich würde einen Titel zum Thema
Todesstrafe machen. In den USA wird das gerade wieder heftig
diskutiert. Hier schweigen wir dazu, obwohl die Todesstrafe in
Hessen sogar noch offiziell erlaubt ist.«

146

Die Herren runzeln die Stirn.

»In der hessischen Landesverfassung«, erläutere ich, was ich vor einigen Jahren noch an der Gesamtschule gelernt habe und mir meiner Macke zum Trotz warum auch immer in Erinnerung geblieben ist, »steht unter Artikel 21: ›Ist jemand einer strafbaren Handlung für schuldig befunden […], kann er zum Tode verurteilt werden.‹ Das ist eine deutliche Aussage!«

»Ja, aber selbst wenn das so wäre …«, meint Beckmann.

»Das ist so«, unterbreche ich ihn – und bereue es sogleich. War sicher zu forsch. Zu respektlos. Mist, ich Idiotin!

»Auch wenn das so ist, dann lehnen wir dennoch die Todesstrafe in Deutschland, und auch international, etwa im Rahmen der UNO, ab. Da gibt es wenig zu diskutieren.«

»Meinen Sie!«, sage ich.

Horst Lachmann, unbeeindruckt, sich einen Kaffee einschenkend: »Was ist denn Ihre Haltung dazu, Frau Vukovic?«

»Ich bin dafür.« Mein Kopf rast so heftig, er überhitzt und wird rot. Fühlt sich wieder an wie ein Bienenstock, in dem die Gedanken summen und kleben. Und so passiert genau das, was ich befürchtet hatte: Wenn der Kopf die Kontrolle verliert, kommt ein Gefühl hoch und nimmt mich als Geisel. Der größte aller mir denkbaren Fehlleistungen, nicht nur hier, sondern überhaupt: Emotionalität. Emotionalität ist absolute Überforderung. Und Überforderung führt dazu, dass ich mich ausklinke. Abschalte. Weg bin. Innerlich. Nicht in Erinnerung schwelgend, so wie eben schon. Nein, weg wie: aufgelöst. Einfach nicht mehr existent. Aber weil das ja möglichst niemand merken soll, meine Überforderung und dass ich mich innerlich verabschiedet habe, und weil es ja irgendwie weiter gehen muss hier, rede ich weiter – buchstäblich ohne Sinn und Verstand.

»Sie sind für die Todesstrafe?«

»Ja! Genau«, wiederhole ich. »Ich finde, es gibt Dinge, die

Menschen anderen Menschen antun, die durch nichts wieder gutzumachen sind. Ich finde, es gibt Menschen, die haben ihre Würde selbst aufgegeben, weil sie nur noch Monster sind. Ich meine, wer ein Leben eines anderen, das seiner Freunde und Familie bestialisch und vorsätzlich zerstört, der hat sein eigenes verwirkt.«

Ich habe keine Ahnung, was ich da von mir gebe. Und das macht mich wütend – wütend auf früher und auf jetzt. Und auf das Einzige, was beides verbindet: mich. Es ist Wut, die ganz sicher hier nicht hingehört. Ungehörte Verzweiflung gesellt sich dazu. Und allzu bekannte Unsicherheit darüber, ob ich nicht doch wieder alles kaputt mache, diese große Chance auf eine Karriere als Journalistin in diesem Moment verspiele und mich hier gerade um Kopf und Kragen quatsche. Aber ich muss das jetzt sagen. Zurück kann ich wohl kaum mehr. Und wenn ich schon irre und unmenschlich klinge, dann will ich zumindest entschlossen sein. »Dieser Tage soll Stanley Tookie Williams hingerichtet werden«, erkläre ich. »Eine ganze Reihe Prominente haben sich für seine Begnadigung eingesetzt. Der Mann hat vier Leben auf dem Gewissen. Showbiz-Helden wie Snoop Dogg behaupten aber, der Mann sei eine Inspiration. Vier Menschenleben! Sowie das Glück derer Familien. Als Gründer dieser Gang Crisp hat Williams weiß Gott was sonst noch alles Schlimmes getan. Oder tun lassen. Wo ist da die Inspiration? Was für eine Art Inspiration soll das bitte sein? Wie kann es sein, dass so jemand prominente Anwälte findet, und viele, viele Opfer schweigen vor Scham? Aus Angst? Kinder, deren Eltern getötet wurden, Frauen, die vergewaltigt wurden – viele von denen leiden ihr Leben lang. Sie haben Alpträume und Panikattacken, Süchte nach Drogen, Sex und Selbstzerstörung. Die meisten trauen niemandem, am wenigsten sich selbst. Sie schwitzen nachts und zittern am Tag, schleppen ihr Schicksal ein Leben lang mit sich rum. Und was ist mit den Tätern? Hier in

148

Deutschland werden sie erst von Steuergeldern ernährt und fit gehalten, nach guter Führung werden sie viel zu oft viel zu frühzeitig wieder entlassen, um eine neue zweite Chance zu bekommen, die ihre Opfer niemals haben, egal wie sehr sie darum kämpfen. Das ist nicht fair. Da muss sich etwas ändern«

»Tja, also, Frau Vukovic …« sagt Beckmann.

Was für einen emotionalen Schwachsinn rede ich da. Ich halte es selbst nicht aus. »Ich weiß, es gibt Fehlerquoten bei Urteilen. Das macht die Angelegenheit zum Problem. Aber das ist meine Meinung.« Oder auch nicht. Keine Ahnung. Können wir bitte noch einmal von vorn anfangen?

»Frau Vukovic?«, fragt Lachmann.

»Ja?«, schnaube ich und schaue verschämt zu Boden.

»Kann es sein, dass Sie selbst Opfer einer schweren Straftat wurden?«

Jetzt muss ich lachen. Hysterisch. Dieses Schocklachen, da ist es wieder, es entweicht laut meiner Kehle, und ich klinge wie ein quiekendes Schwein. »Ja.« Sage ich verschämt, aber überzeugt, dass nur die Wahrheit mich noch retten kann. Es ist mir unfassbar peinlich, aber vormachen kann ich denen wohl nichts. Und außerdem ist jetzt sowieso alles egal. »Ich wurde von einem Erwachsenen über vier Jahre lang sexuell missbraucht, bei meiner Anzeige habe ich geschätzt, dass es etwa 250 Übergriffe waren.«

»Dann haben Sie diesen Mann also angezeigt – ich gehe davon aus, es war ein Mann?«

»Ja. Das habe ich. Es hat mich viele Jahre meines Lebens gekostet, den Mut aufzubringen. Mich zu trauen zu sagen, dass ich ein Opfer bin. Ich habe immer noch Angst, aber ich will nicht, dass das mein Leben zerstört, und darum soll er bestraft werden für das, was er getan hat.«

»Würde sein Tod Ihr Leid lindern?«

»Nein.« Eben. Ich rede Unsinn, ich weiß.

Das Gespräch dauert fast anderthalb Stunden. Was genau noch gesagt wird, vergesse ich schnell. Oder bekomme es erst gar nicht richtig mit, weiß nicht so genau. Nachdem ich wieder über meine Vergangenheit gestolpert und ins unendlich Dunkle gefallen bin, erreichen mich die Stimmen der Männer nur noch verzerrt, und es fiepst und schreddert wieder in den entlegensten Winkeln meines Gehirns.

Schon wieder hat diese Sache mir meinen Weg verbaut. Schon wieder lässt es mich nicht los, und ich darf nichts sein – ohne das, was ich mal war.

Du wirst hinter der Wursttheke landen … Du bist mir etwas schuldig, ohne mich wärst du nichts!

Ich möchte so sehr weinen. Ich möchte heulen und schreien. Und verschwinden aus diesen Räumen. Jetzt sofort.

»Wir melden uns spätestens in einer Woche, um Ihnen zu sagen, ob Sie Ihr Praktikum antreten können«, sagt mir Gunther Beckmann zum Abschied und reicht mir noch einmal die Hand.

»So oder so: Alles Gute für Sie und Ihren Prozess«, fügt Horst Lachmann hinzu.

Das war's. Ich bin mir sicher.

Der Kater meines Adrenalinrauschs treibt mich ziellos umher.

Ohne einen Blick zurück laufe ich die Straße entlang, bei jedem Schritt verkeile ich die Pfennigabsätze meiner teuren schwarzen Lederstiefel im Eisschnee, immer in Erwartung, dass ich jeden Moment ausrutschen und mir das Genick brechen könnte. Ich laufe und laufe und sehe nur zu Boden. Sehe Schwarz auf Weiß, Schwarz auf Weiß. *Schwarz-Weiß. Vorhang. Bettlaken. Foto.* Links, rechts, links, rechts. Schritt. Schritt. *Tränen.* »*Wenn du nicht tust, was ich sage, bringe ich deine Mutter in die Klapse und deinen Vater ins Gefängnis und aus deinem Bruder und dir wird nichts als Waisen.*« Die Häuserfassaden rauschen vorbei wie ein Labyrinth, aus dem ich niemals hinausfinde, egal, wohin ich auch gehe. Egal wie ausdauernd ich auch laufe. »*Lauf, Miss Piggy. Lauf.*« Wie viel Uhr ist es? Atme ich? Manchmal. Auf. Aus. Ein. *Nein.* Ich hasse mich so sehr. Dafür, wie ich bin und dass ich mich immer wieder in die Scheiße reite. Dafür, dass ich es einfach nicht rausschaffe aus meinem Leben, nicht nach vorn, nicht nach oben. »*Leichtathletik-Luder.*«

Ich könnte kotzen.

Aber das hier soll doch ein Neuanfang sein! Dafür bin ich doch hier. Also laufe ich, bis mir vielleicht etwas Besseres einfällt. Unter den Linden. Vorbei an Geschäften, in deren Schaufenstern ich eine junge Frau sehe, die Edvard Munch nicht besser hätte malen können. Ich bleibe kurz stehen und sehe mein Spiegelbild an, das andere unberührt passieren. Es erinnert mich an eine Variation von »Der Schrei«.

Munch, der Seelenmaler. Ihm galt die eigene »innere Hölle« als Inspiration.

Als ich kurz den Kopf drehe, um mich umzusehen, erkenne ich rechts das Brandenburger Tor. Links, rechts, schwarz auf weiß, Laufen. Bis ich falle. Oder ankomme. Hacke. Spitze. Hacke. Spitze. Schwarz auf weiß. *Schwarz-Weiß.* Hacke. Hacke.

Kacke!

Immer weiter.

Durchs Brandenburger Tor hindurch und nach links. Sehe das Judenmahnmal, laufe. Ich, *Miss Piggy*, laufe, ja! Ich marschiere durch den Betonwald, fliehe zwischen viereckigen grauen Klötzen, die mich verschlucken sollen. Gräber. Denkmäler. Grau wie Asche. Grau wie ein Himmel, der weint.

Es gibt Menschen, denke ich, die können rein gar nichts gegen ihr schlimmes Schicksal tun.

Ich schon.

Ich muss nur weitermachen. Ich darf und ich will nicht aufgeben. Und ich laufe. Hacke. Spitze. Schwarz auf weiß.

Der Druck lässt langsam nach. Ich atme – Marzipan ein. Schokolade. Und geröstete Mandeln. Als ich hoch sehe, durchflutet mich das Gefühl, dass mir vielleicht doch die Welt offen steht, wenn ich nur nicht zumache.

Eine Uhr unweit der S-Bahn-Station Potsdamer Platz zeigt, es ist noch nicht einmal 16 Uhr. Doch es wird schon dunkel und aus den vielen Türmen flutet Licht die Fenster und Winkel dieses Ortes und bringt Arbeitsbienen zum Vorschein, die Zielen hinterherjagen, so wie ich.

Aus den Hochhäusern leuchtet die Leistungsgesellschaft. Und gleich darunter blinken bunte Verheißungen einer Welt, die Erholung von sich selbst braucht: Liebende zeigen sich zwischen Holzhütten, in denen hochprozentige Versprechen in vorweihnachtlich verzierten Bechern ausgeschenkt werden, und Suchende verstecken sich im Schutz der Buden vor den Blicken derer, die dem Rausch huldigen, Süchtige aber verachten.

Die vielen Farben und Formen des Lebens ergreifen mich und machen Mut. Irgendwo wird mein Platz sein. Irgendwann werde ich ihn finden. Und zwischen Vergessen und Verzauberung sehe ich einen Ort, an den ich genau jetzt gehöre: die Bar »Billy Wilder«.

Nicht, dass ich dem Namensgeber viel abgewinnen kann, außer, dass er einst Journalist war und Drehbücher schrieb, weiß ich nicht viel über ihn und kenne auch keinen seiner Filme.

Aber vor zwei Jahren war ich schon einmal dort. Mit Susanne aus der WG. Kurz nachdem ich dort ausgezogen war, verbrachten wir ein verlängertes Wochenende in Berlin und hatten uns an einem Abend in genau dieser Bar mit herzhaften Sandwiches vollgefressen und mit fürchterlich süßen Kahlua-Sahne-Cocktails volllaufen lassen.

Der Deal war nämlich: Wir essen, und zwar beide. Und beide essen wir auch alles auf. Keinen Belag von der Pizza kratzen, keinen Salat ohne Dressing runterwürgen. Keinen Kaffee ohne Milch. Ein

Wochenende lang ganz normal sein, die Sau rauslassen, genießen. Darum ging es. Nur zum Schein. Wir nannten es: »Gesund spielen«.

Die Hocker, auf denen wir damals saßen, sind heute wieder frei. Kein Wunder, es ist ja nicht einmal Abend. Egal: »Einen Martini Bianco, bitte«, sage ich, als eine nette Kellnerin mich willkommen heißt und sich nach meinen Wünschen erkundigt. Am liebsten hätte ich mir ein neues Leben bestellt. Aber vergessen tut es auch. Fürs Erste.

Weil mir nichts Besseres einfällt und ich nicht möchte, dass man mich dabei beobachten kann, wie ich die Luft anstarre, hole ich mir eine der Zeitungen, die hier an Stöcken befestigt auf einer Fensterbank liegen. Der Tag ist zwar vorbei, meine größte Chance auch. Aber was soll's? Ich will die Zeit totschlagen, bis ich betrunken genug bin, das alles gar nicht mehr so schlimm zu finden.

Als sich gegen halb sechs mein Magen meldet, denke ich kurz darüber nach, wie viel Geld ich heute schon ausgegeben habe: 16,50 Euro für das Taxi, 6,30 Euro im Kiosk und vier Mal fünf Euro für ein Glas Vergesslichkeit. Uff, doppelt so viel wie geplant. Aber dann macht es auch nichts mehr, wenn ich mir jetzt so ein leckeres Vollkorn-Sandwich mit Käse und Thunfischpaste und Kapern und Sprossen bestelle. Das hat zwar tausend Kalorien, aber ich habe ja immer noch die Möglichkeit, es danach einfach wieder auszukotzen. Womöglich wird mir sowieso, vom vielen Alkohol, ganz bald schlecht.

Abgelöscht und zersetzt starren meine Augen mein leeres Glas an, während irgendwelche anderen Teile meiner Selbst, wohl mein schlechtes Gewissen und mein leerer Magen, sich gegenseitig beinahe aufschlitzen in heftiger Auseinandersetzung darüber, ob ein paar Pfund mehr auf den Hüften unser aller Leben, das am Ende leider immer wieder nur das eine, mein tragisches, autotoxisches ist, tatsächlich noch schlimmer machen können.

Eine Entscheidung fällt: Nein! Das Knurren meines Magens

und das selbstmitleidige Geheul meines Herzens haben offenbar das Gewissen kurz- oder längerfristig kaltgestellt. Und ich bestelle das Sandwich. Dann, als ich es gegessen habe, meldet es sich aber zurück mit blanker Schadenfreude: Buko, deine Beine sind so dick, das Fett quillt über die Ränder dieses Hockers zu allen Seiten! Ich will gerade noch eine Flasche Wasser bestellen, die ich schnell trinken kann, damit ich das Brot besser wieder rauswürgen kann – da höre ich eine tiefe, sanfte Männerstimme: »Wenn du gleich mit mir rüber ins Felix kommst, erlebst du einen viel besseren Abend, versprochen.«

Ich fühle mich nicht angesprochen, bemerke aber, dass jetzt jemand direkt neben mir sitzt und mich anstarrt. »Schöne Lady? Lust auf ein Abenteuer?« Ich blicke auf, schaue nach rechts.

Und mir stockt der Atem.

Ich muss heftig betrunken sein.

»Hi, ich bin Constantin, und ich dachte, du könntest Gesellschaft gebrauchen«, sagt der Mann. Seine Aussprache klingt sauber wie die eines Nachrichtensprechers. Kein Kratzen, kein Atmen ist zu hören. Seine Stimme ist sanft, und er klingt zugleich so selbstbewusst, ja beinahe: bestimmt.

»Ach ja?«, stottere ich, ohne meinen Blick von ihm abwenden zu können. »Und was sagt dir, dass ich nicht in Gesellschaft bin?«

»Neben dir liegt keine weitere Jacke auf dem Stuhl und vor dir steht ein einziger leerer Teller und ein einziges leeres Glas, genug Indizien, um es zumindest zu vermuten.«

O ja, peinlich. Es ist ganz offensichtlich, dass ich allein hier bin.

Und selbst, wenn ich es nicht wäre – diese Augen! Silberblau. Sie sehen aus, wie die Tiefe des Ozeans. Ungestüm und ruhig zugleich. Geheimnisvolle Heimat vieler Seelen. Noch nie in meinem Leben habe ich einen so tiefen, vielversprechenden Blick gesehen. Darüber Brauen, breit und voll. Blondes Haar, das leicht gewellt, etwas länger, nach hinten fällt. Die gewollt chaotische Frisur bildet einen krassen Kontrast zu dem perfekt sitzenden schwarzen Anzug. Weißes Hemd. Gott. Dieser Mann hat ein bisschen was von Justin Timberlake. Jedenfalls ist er unfassbar schön.

»Ich bin gleich gegenüber bei einem Event zu Gast. Bislang habe ich keine Begleitung, aber wir hätten noch drei Stunden Zeit, uns vorher bei einem Dinner kennenzulernen.«

So etwas Dreistes ist mir noch nie begegnet. Aber mein Magen und mein Herz und mein Gewissen haben sich wieder zusammengerauft und cheerleadern nun im Chor: Na los, na looohos!

»Okay«, sage ich. »Ich bin aber leicht betrunken.«

»Umso besser«, meint Constantin, lächelt umwerfend mit strahlend weißen, perfekt geformten Zähnen. Er steht auf – Wow! Mindestens 1,90 Meter superschlank, fast zierlich –, reicht mir eine samtweiche, gepflegte Hand, die mir vom Hocker aufhelfen muss, und bestellt beim Barkeeper meine Rechnung.

»Lass mal, ich zahle selbst«, sage ich im naiven Vorsatz, ihm nicht gleich zu erliegen.

»Ach, ihr Frauen. Meint immer, alles allein machen zu müssen«, sagt Constantin und sieht mich an.

Mist, schon wieder etwas Falsches gesagt.

Meine Knie werden weich. Ich zittere. Aber es ist keine Angst, es ist Lust. Genauer: Lust an der Angst. Auch so ein Tick von mir: Ich mag Angst irgendwie. Wo die Angst sitzt, geht es für mich lang – nicht nur, weil dahinter ja Heilung liegt, Besserung, weil ich daran wachse. Immerhin bewirkt meine ständige Angst, das Leben nicht zu schaffen, dass ich Dinge versuche, die mich zum Gewinnen auffordern, so wie dieses Bundestagsstipendium. Tanzturniere. Das »Spiegel«-Praktikum. Aber vor allem: Angst kickt. Es ist ein Thrill. Angst macht mich geil und enthemmt mich. Und ich will herausfinden, wohin sie dieses Mal führt.

Ich will geführt werden. Loslassen.

Noch nie bin ich mit einem fremden Mann mitgegangen.

Noch nie bin ich mit überhaupt irgendeinem Mann mitgegangen – weil ich mich schäme. Allein bei der Vorstellung, dass ich einem Mann näherkomme, gerate ich in Panik, er könnte das Fett an meinem Körper fühlen und meinen, dass der Körper dem ganzen Sport zum Trotz zu wabbelig-weich ist.

Dieses Mal ist es anders. Ich habe keine Ahnung, warum. Aber jetzt kann ich nicht anders. Vielleicht programmiere ich Katastrophen einfach gern vor.

Irgendetwas in mir weiß, dass das hier übel enden wird. Genau das macht diese Begegnung ja so spannend.

»Als ich allein aus Hamburg nach Frankfurt am Main zog, war ich dankbar für jeden, der mir geholfen hat, Anknüpfungspunkte und Kontakte zu finden«, sagt Constantin, als er mich über den Potsdamer Platz zur Tiefgarage des 5-Sterne-Hotels Ritz Carlton führt.

Hat er nicht gesagt, der Event sei in einem Laden gleich in der Nähe? Wozu also in ein Auto steigen? Egal. Ich laufe ihm hinterher.

»Du willst dir hier ein Leben aufbauen, oder? Vielleicht kann ich es dir ein bisschen einfacher machen«, sagt Constantin.

Woher weiß er das? Steht »Neu in Berlin« auf meiner Stirn? »Noch wohne ich nicht hier«, erkläre ich. »Diese Woche habe ich verschiedene Vorstellungsgespräche und schaue, ob ich das überhaupt schaffe, hier leben.«

Constantin umarmt mich mit einem herzlichen Lachen. »Ja, es schafft nicht jeder, hier zu leben. Ich meine: gut zu leben. Viele überleben. Brauchst du eine Wohnung?«

»Ja, auch mit verschiedenen Maklern habe ich Termine. Aber die wollen manchmal schon 100 Euro, nur damit sie mit mir reden und mir eine Liste mit Telefonnummern von Hauseigentümern geben.«

»Ein guter Freund von mir hier in Berlin ist Makler. Er schuldet mir noch einen Gefallen. Wenn du mir sagst, was du suchst, frage ich mal nach. Und wenn er was hat, erlässt er uns sicher auch die Provision.« Constantin öffnet die Tür zum hinteren Sitz seines schwarzen Wagens, hängt sein Sakko auf einen hinter dem Fahrersitz befestigten Kleiderbügel und steigt vorn ein.

Ich nehme auf dem Beifahrersitz Platz. Braunes Leder. Vor mir ein Logo: BMW.

»Die Party ist zwar gleich gegenüber, in dem Club unter dem Adlon. Aber wir sollten woanders essen. Mir fällt was Besseres ein.«

»*Uns?*«, frage ich.

»Wie?«

»Na, du meintest, dein Kumpel würde *uns* die Provision erlassen. Willst du etwa gleich einziehen?«, scherze ich – und meine die Frage auch ein bisschen ernst. Irgendwie. Wie absurd! Ich bin so bescheuert. Das war naiv. Und total peinlich.

Constantin schweigt.

O Gott. Ich Idiotin …

Doch da. Ein Lächeln. Habe oft mehr Glück als Verstand!

»Ja, na ja. Er erlässt mir die Provision. Und du sparst dadurch. Sagen wir es so.«

»Das würdest du tun?«

»Wenn ich damit helfen kann.«

Wieso will er mir helfen? Ach, egal.

Wir passieren ein kleines Häuschen, in dem eine Wache sitzt, ehe wir aus der Tiefgarage hinaus auf eine Straße fahren. »Bis zum nächsten Mal, Herr Braun«, sagt der Mann hinter dem Glas. »Bis zum nächsten Mal, David«, sagt Constantin und wendet sich an mich. »Wenn ich in der Stadt bin, übernachte ich öfter hier. Die haben auch einen großen Spa-Bereich.«

»Und was machst du, wenn du nicht saunierst oder dich massieren lässt?«, frage ich. Schon wieder so … so anzüglich. Herr Gott! Erst denken, dann reden. Ablenken, schnell: »Du lebst in Frankfurt?«

»Na ja, ich arbeite dort, sagen wir es so. Dort sitzt das Geld. Am Wochenende aber komme ich gern nach Berlin, ein Teil von mir gehört einfach hierher.«

Er wirft mir einen kurzen Blick zu.

»Der wilde, freie Teil«, sagt er dann. Und fügt hinzu: »Ich gehe hier gern in Bars und schleppe junge, naive Mädchen ab.«

Er denkt, ich bin naiv? Das hat er gerade gesagt, oder? War ja klar, dass da ein Haken ist. Wieso hält er mich für naiv? Bin ich naiv? Ich bin verletzt.

»Das war ein Scherz.« Constantin lacht. »Ich schleppe nicht andauernd junge Mädchen ab.«

Ich sehe ihn an.

Er sieht mich an.

»Nur besonders schöne.«

Ich ziehe die Augenbrauen hoch, reiße die Augen auf. Jetzt verstehe ich gar nichts mehr.

»Guck nicht so entsetzt! Das war auch ein Witz. Wollte dich bloß aufziehen! Das ist gar keine Aufreißertour. So bin ich echt nicht. Du erinnerst mich an mich, als ich vor acht Jahren in die Mainmetropole zog. Auch ich war voller Energie, mir etwas aufzubauen. Aber auch allein. Darum habe ich dich angesprochen.«

Ich sehe ihn weiter an. Es ist mir egal, was er sagt. Es klingt alles toll.

»Na, du hast in den Job- und Wohnungsanzeigen geblättert«, sagt er.

»Ach, so, ja«, stammle ich. Daher weiß er, dass ich neu bin. Krasser Beobachter, der Mann.

Oder: Bin ich ein offenes Buch? Immerhin fiel es den »Spiegel«-Redakteuren heute auch nicht schwer, mehr über mich rauszufinden, als mir lieb war.

»Was genau tust du denn?«, versuche ich von mir abzulenken.

»Ich besitze eine Marketingagentur. Die läuft aber so gut, es reicht, wenn mein Personal vor Ort ist. Ich kann es mir leisten, etwas flexibler zu sein.«

»Was? Wie alt bist du denn?«

»Na, rate mal!

»Ne. Ich bin schlecht in so was!«

»Du bist 20, richtig? 21 vielleicht.«

»Und du bist gut in so was. Bin genau 20 Jahre und sechs Monate«, betone ich, wie wenn ein kleines Kind stolz sagt, es sei schon drei.

Er zieht die Luft zwischen den Zähnen ein.

»Was ist?«, frage ich.

»Na, dann bin ich ein alter Knacker für dich.«

»Ach was! So ein Unsinn.«

Na uuuund?!

»Na ja, ich bin zehn Jahre älter.«

Egal. Alles egal.

»Ja, dann bist du wirklich ein alter Knacker«, scherze ich, lächle und habe keine Ahnung, was für einen Quatsch ich bloß die ganze Zeit erzähle. Schon wieder.

»Ach, ich habe mir gleich gedacht: Du bist zu klug für Gleichaltrige. Sicher hast du ein Einser-Abi und arbeitest jetzt überfliegermäßig als Referentin oder Werbetexterin oder irgendwo, wo du beweisen kannst, dass dein Kopf nicht bloß hübsch ist.«

Solche Sachen hat noch nie jemand zu mir gesagt. Jetzt gerät hier aber wirklich alles durcheinander. Constantin sieht mich nicht an, schmunzelt aber und scheint auf eine Reaktion zu warten. Schmeichelt er mir? Wieso will er mir helfen? Mein Herz pocht ganz heftig. Es ist also noch nicht ganz kaputt. Das ist die gute Nachricht. Dafür herrscht nun schwindelerregend heftiges Chaos in meinem Kopf.

Als wir in diesem Sportwagen mit Sitzheizung durch die dunklen Straßen mit grellen Lichtschein fahren, fühle ich mich ein bisschen an George aus Phoenix erinnert und daran, wie frei ich mich damals in den USA fühlte.

»Ich bin Journalistin«, sage ich. »Das heißt, noch nicht so richtig. Bislang habe ich neben der Schule für Zeitungen geschrieben. Aber jetzt will ich meine Leidenschaft zum Beruf machen. Deshalb bin ich hier, in der Hauptstadt kann man als Journalistin wohl am meisten erreichen.«

»Noch etwas, das du mit mir gemein hast.«

»Was?«

»Ich wollte auch meine Leidenschaft zum Beruf machen.«

»Was? Werbung?«

Constantin schmunzelt: »Ja, genauer gesagt die Lust am Adrenalin. Ich liebe es, Dinge möglich zu machen, die unmöglich scheinen. Ich liebe den Nervenkitzel und die Herausforderung, andere so zu beeinflussen, dass sie machen, was ich will.«

In diesem Moment begreife ich nicht, dass der Mann womöglich nicht nur seinen Job meint. Herz über Kopf fühle ich mich ihm bloß ganz heftig verbunden.

Bei einem schicken Italiener in der noblen Charlottenburger Schlüterstraße wird Constantin vom Personal ähnlich herzlich begrüßt, wie David vom Ritz Carlton ihn verabschiedete. Man bringt uns zu einem Tisch mit rot-weißer Tischdecke und Kerze und fragt sogleich nach dem Getränkewunsch.

»Eine Flasche von eurem tollen Barolo, bitte«, sagt Constantin. »Und eine Flasche stilles Wasser. Danke.«

Der Kellner geht. »Du magst doch Rotwein, oder? Dieser wird dir sicher gefallen!«

Ich mag Rotwein. Ja. Ich mag dieses Restaurant und das Parfum, das Constantin trägt. Ich mag die Art, wie er redet und guckt. Und ich mag diesen Abend.

Nein, ich liebe diesen Abend. Es ist lange her, dass ich mich so lebendig gefühlt habe.

Nur die Pasta mag ich nicht.

»Du isst nichts?«, fragt Constantin.

»Nein. Ich habe doch im Billy Wilder erst gegessen.«

»Ja, ein Sandwich!«

Das ich nicht wieder ausgekotzt habe, da du mich angequatscht hast. Genau. »Ja, ich bin nicht so groß wie du. In mich passt nicht so viel rein.«

»In dich …« Wiederholt er und plustert sich, spuckt beinahe den Barolo wieder aus. Ich brauche ein paar Sekunden, ehe ich verstehe.

»Na, nicht, was du denkst. Ich meine in meinen Magen.« Fuck, wo kann ich nur hineinschlüpfen, damit er nicht merkt, wie nervös ich bin?

»Du isst lieber Vollkornsandwiches als frisch zubereitete Trüffelpasta? Wie sollen wir beide denn dann zusammenpassen?«, sagt Constantin und wirkt plötzlich schrecklich ernst.

Wie, zusammenpassen? Ja, ich wünsche mir, wir passen zusammen. Aber nicht jetzt. Jetzt kann ich nicht essen! »Aber …«, versuche ich zu erklären.

»Nichts, aber! Ich habe dich extra hierher gebracht, damit du das alles kosten kannst. Schade, dass die Geste bei dir nicht ankommt.«

Ich habe ihn beleidigt. Das tut mir leid, es tut mir schrecklich leid! »Bitte nimm es nicht persönlich.«

»Klar nehme ich das persönlich. Wie soll ich es denn sonst nehmen? Der Wein kostet 86 Euro die Flasche. Das alles mache ich nicht zum Spaß. Sondern für dich.«

Ich weiß nicht, was ich sagen soll. 86 Euro? Für mich?

»Du musst es selbst wissen. Schon okay«, sagt er.

»Tut mir wirklich leid, wenn du dir das anders vorgestellt hast.

Ich wusste ja eben noch nicht, dass ich dich kennenlerne, und habe mich vollgefressen. Beim nächsten Mal weiß ich Bescheid.« O Gott. Ich habe gerade zugegeben, dass ich ihn gern ein weiteres Mal treffen wollen würde.

Constantin sieht von seinem Teller auf, auf dem er gerade Trüffelscheiben an Linguine mit Gabel und Löffel aufdreht. Dann lächelt er. »Dann gern beim nächsten Mal«, sagt er und steckt sich das Essen in den Mund, spült mit einem Schluck Rotwein nach, schließt kurz die Augen und sagt dann: »Das Leben ist gut. Und es wird immer nur noch besser. Du musst das probieren!«

Ich probiere ein wenig. Es schmeckt herrlich, und ich bekomme unbedingt Lust auf mehr.

Kokain will ich nicht probieren.

Es ist inzwischen zwei Uhr nachts, und ich fühle mich vollkommen underdressed. Die anderen Frauen im »Felix, dem angesagtesten Club der Stadt«, wie Constantin meint, sind alle wunderschön und atemberaubend gekleidet. Keine scheint hier eine größere Konfektion als 34 zu haben, höchstens 36. Die Dekolletés offenbaren Körbchengrößen von A bis D. Die Kleider sind kurz, die Beine lang und rasiert. Champagner fließt aus Sechs-Liter-Flaschen, die zuvor von hübschen Kellnerinnen mit einem Säbel aufgeschlagen und eher neben als in die Gläser geschüttet worden sind. Die Verschwendung stört niemanden, genau darum scheint es hier zu gehen. Nachschub kommt immer wieder und immer sofort. Und jede Menge Menschen. Mitglieder eines Fitnesscenters, in dem Constantin Mitglied ist. Einige fragen ihn, wer ich bin.

»Eine gute Freundin«, lügt Constantin dann und gibt sogleich an: »Sie ist Journalistin. Hatte heute noch ein Vorstellungsgespräch beim ›Spiegel‹. Großes Talent.«

Er kennt mich nicht. Er kann das gar nicht beurteilen. Aber er führt mich stolz durch die Menge wie eine Trophäe. Und ich fühle mich betrunken vom Schaumwein und von der scheinbaren Grenzenlosigkeit dieses Abends.

Lalalalalala
You know I never felt like this before
Lalalalalala
This feels so unreal

Der DJ spielt *S.O.S von Rihanna.* Mein Lieblingslied. Als ich tanze und mitsinge, wird mir bewusst, dass es kein passenderes Lied für diesen Moment geben könnte.

I'm the question
And you're of course the answer
Just hold me close, boy,
'cause I'm your tiny dancer
You make me shaken up, never mistaken
But I can't control myself
Got me calling for help
S.O.S please someone help me

Als mir der Atem ausgeht, die Klamotten, die ich seit dem Morgen trage, nass geschwitzt sind und sich der Adrenalinpegel langsam etwas setzt, fühle ich mich plötzlich gar nicht mehr gut.

Wo soll diese Nacht enden?

»Ich muss gleich in mein Hotel«, sage ich, als ich merke, dass meine Lider schwer werden.

»Du musst noch nicht gehen«, meint Constantin. »Ich weiß, wie wir dich wieder fit kriegen.« Und ehe ich antworten kann, nimmt er meine Hand, läuft mit mir Richtung Ausgang der VIP-Area, ein Security tut das Absperrband beiseite. Wir gehen raus, geradeaus, durch eine Tür rechts, eine Treppe hinunter, in ein Zimmer, das aussieht wie ein Umkleideraum für Personal. Constantin führt mich hinein und fragt: »Willst du Koks? Das hält dich fit.«

So etwas habe ich noch nie genommen. »Ähm, das ist nett. Aber danke, nein.«

»Sicher?«

»Heute nicht. Danke.«

Ich habe Angst, er könnte auf meine Zurückweisung genauso reagieren wie vorhin wegen der Pasta.

Er sieht mich durchdringend an. »Gut. Wie du magst«, sagt er dann. »Soll ich dich zum Hotel bringen?«

Erleichterung.

»Du kannst doch gar nicht mehr fahren.«

»Na ja, können schon. Aber ich sollte nicht. Ich bringe dich gern mit einem Taxi. Wo ist dein Hotel?«

»Stuttgarter Platz«

»Siehst du, ich muss sowieso in den Westen, einen Freund dort in einer Bar besuchen.«

»Um diese Uhrzeit?«

»Diese Stadt schläft nie, das wirst du noch rausfinden.«

Um kurz vor vier Uhr morgens komme ich am Hostel an, wie ich 18 Stunden zuvor dort abgefahren bin: in einem Taxi. Wer hätte das gedacht?!

»Tschüss. Schlaf gut«, sagt Constantin zum Abschied. Es ist vorbei. Gleich. Sobald ich aussteige und die Tür zufallen lasse, werde ich in meinem alten, glanz- und farblosen Leben aufwachen. Aber ich kann mich ja schlecht festkrallen. Nicht betteln, mich nicht gehen zu lassen, also fasse ich nach dem Türgriff, ziehe, drücke, mein Herz schlägt wie verrückt. Mein linkes Bein ist schon draußen, berührt den Neuschnee, der unter meiner Sohle quietscht.

»Ach, du brauchst doch eine Wohnung. Wenn ich dir helfen soll, musst du mir schon sagen, wie ich dich erreiche«, sagt Constantin in letzter Sekunde.

Mein Herz tanzt.

Und das Glück scheint perfekt, als am nächsten Vormittag Frau Heisterlauf auf meine Mobilbox spricht: »Frau Vukovic, Sie haben beim Gespräch überzeugt. Anfang Oktober können Sie starten und sechs Wochen lang ein Praktikum bei uns im ›Spiegel‹-Hauptstadtbüro machen. In den kommenden Tagen schicken wir Ihnen einen Vertrag zu. Wir freuen uns auf Sie.«

Als ich die Nachricht abhöre, springe ich durch das Zimmer im dritten Stock des Hostels, Freudentränen laufen mir über das Gesicht. Wie sich mein Leben nur binnen 24 Stunden gewendet hat. Eine große Chance und ein großer Mann sind da plötzlich und versprechen Verheißungsvolles – ich könnte platzen vor Glück. Endlich, zum Greifen nahe: Mein Neuanfang!

Den Tag verbringe ich vor dem Fernseher, schlafe nach, was mir aus den vergangenen beiden Nächten fehlt. Als es schon wieder dunkel wird und meine Hoffnung, Constantin könne sich heute noch melden, schwindet, klingelt mein Mobiltelefon.

»Sonja Vukovic, hallo!?«, gehe ich erwartungsvoll ran.

Mama.

Auch, wenn ich etwas enttäuscht bin, dass es nicht Constantin ist, freue ich mich, sie zu hören. Und ich erzähle ihr gleich, welche guten Neuigkeiten es gibt. Was Constantin anbelangt, so spare ich den Alkohol, die Drogen und die Tatsache aus, dass ich zu einem fremden Mann in ein Auto gestiegen bin. Mama freut sich für mich, und als wir eine Stunde lang darüber gesprochen haben, ob und wann ich dann nach Berlin ziehen möchte, und als ich wiederholt verspreche, dass ich nur gehe, wenn ich auch einen Job habe, mit dem ich Geld verdiene, legen wir auf. Ich schalte das

Licht aus, den Fernseher wieder lauter und versuche, nicht an Constantin zu denken.

Am nächsten Morgen reißt mich der Wecker aus einer Nacht voller wilder Träume. Schlaftrunken taste ich links neben meinem Bett nach meinem Handy, die Augen funktionieren noch nicht so richtig. Es ist 9.00 Uhr. Vielleicht 9.09 Uhr oder 9.06 Uhr, so genau erkenne ich das noch nicht. Noch ein paar Mal muss ich die Lider schließen und wieder öffnen, bevor ich richtig sehen kann: Constantin hat um zwei Uhr nachts noch eine SMS geschrieben. »Viel Glück für deine Gespräche. Melde mich, sobald mein Kumpel was für dich gefunden hat.«

Es ist lange her, dass ich mit so einem breiten Lächeln aufgestanden und so optimistisch in den Tag gestartet bin.

Die Heizung läuft wieder, ich gehe duschen. Um zwölf Uhr habe ich einen Vorstellungstermin im »Café M« in Schöneberg, wohin mich ein Kollege aus Wattstadt vermittelt hat.

Die Wohnzimmer-Atmosphäre des Ladens entspringt noch dem Stil der 1980er-Jahre. Die Möbel sind bunt und kantig, die Wände kahl und nüchtern. Hier könnte ich mich wohlfühlen. Nur leben könnte ich von der Arbeit hier nicht. 4,50 Euro Stundenlohn – in Wattstadt verdiene ich beinahe das Doppelte. Das Gespräch ist für mich schnell vorbei, anschließend kaufe ich mir Zeitungen und studiere wieder die Jobanzeigen. Ein Dutzend Stellen in Bars und Kneipen kämen für mich infrage. Leider sind, wie ich am Telefon schnell herausfinde, die meisten schon vergeben. Oder man zahlt ähnlich schlecht wie im »Café M«. Als ich mein Handy schon beinahe verzweifelt in die Ecke pfeffern will, klingelt es.

»Wo bist du?«, sagt der Mann am anderen Ende der Leitung. Es ist Constantin. Ich grinse wie ein Honigkuchenpferd.

»Sitze am Kurfürstendamm in einem Starbucks und telefoniere potenzielle Arbeitgeber für schlecht bezahlte Gastrojobs ab.«

»Gut. Ich hole dich ab. Wir können uns heute noch drei Wohnungen ansehen. Passt dir das?«

»Du bist noch in Berlin? Und willst mich begleiten? Okay, ja, ähm …«

»Bin in 30 Minuten da.« Er legt auf.

Wieso ist er geblieben? Etwa nur wegen mir? Nervös packe ich meine Sachen zusammen und gehe zum Damenklo. Dort kämme ich mir die Haare, schminke mich nach und lege noch eine Portion Parfum auf – in den Riesenbeuteln, die ich Handtasche nenne, habe ich immer alles dabei.

»Ich habe doch gesagt, dass ich etwas kürzertreten kann. Und du kannst Hilfe gebrauchen«, sagt er wieder mit einem charmanten Lächeln, als könne er meine Gedanken lesen, als ich überrascht von seinem Aktionismus auf dem KuDamm wieder in sein Auto steige.

Gegen 17 Uhr ist klar, dass ich die 40 Quadratmeterwohnung mit Klo hinter der Küche und 50 Zentimeter schmalem, schlauchförmigem Bad am Wittenbergplatz, nahe dem Kaufhaus des Westens, nehme. »Hauptsache, keine Ofenheizung«, sage ich. Der Mietpreis ist mit 350 Euro warm voll okay.

Nachdem ich Constantin erzähle, dass ich nur gerade nicht weiß, wie ich mein Leben in Berlin überhaupt finanzieren soll, ruft er einen Bekannten an, »dem eine Galerie gehört, die in dieser Stadt genauso angesagt ist wie das ›Felix‹«, sagt er und versichert: »Die zahlen gut, außerdem gibt es reichlich Trinkgeld. Dort gehen eher die besser verdienenden Berliner hin.« Es kostet ihn fünf Minuten, dann ist ein Treffen mit dem Galeristen für den nächsten Tag um 15 Uhr vereinbart.

Ich werde Gallery Assistant. Und kann das alles kaum fassen. Zu meiner Überraschung startet Constantin bislang keinen Annäherungsversuch und auch, wenn ich letzte Zweifel habe, denke ich allmählich, dass er mich vielleicht wirklich mag. Zwar begreife ich nicht, warum. Aber es scheint so, dass ich ihm etwas bedeute.

Und dieses Gefühl ist so kraftvoll, so berauschend, ja fast beherrschend schön, sodass es mir schnell, zu schnell, das Allerwichtigste auf der ganzen Welt wird, ihm zu gefallen!

Meine Freunde in Wattstadt meinen, da stimme etwas nicht. Aber es ist mir egal, was sie auch sagen mögen – nichts wird mich davon abbringen, es selbst herauszufinden.

Es sind nur noch drei Tage bis Weihnachten. Schnell hat mich mein altes Leben wieder, besonders als ich erfahre, dass die Staatsanwaltschaft Wattstadt Anklage gegen Pappel erhoben und meine Anwältin Nebenklage für mich beantragt hat. Pappel hat zu diesem Zeitpunkt bereits »zehn bis 20 sexuell intendierte Kontakte« zugegeben, allerdings grundsätzlich abgestritten, dass ich jünger als 14 Jahre alt war – was einen wesentlichen Unterschied macht, denn Missbrauch an Kindern wird schwerer bestraft als Missbrauch an Jugendlichen und jungen Erwachsenen.

Die Anklage beschränkt sich auf »acht selbstständige sexuelle Handlungen an einer Person unter 16 Jahren, die ihm zur Erziehung, Ausbildung oder zur Betreuung in der Lebensführung anvertraut ist.« Dafür fällt darunter auch ein Vorfall vor meinem 14. Lebensjahr. Wie und warum es zu dieser Auswahl kommt, weiß ich nicht.

Aber von meiner Anwältin bin ich inzwischen darüber in Kenntnis gesetzt, dass die Taktik von Pappel und dessen Anwalt ist, dem Gericht meine emotionale Abhängigkeit zu Pappel als freie Liebe zu verkaufen. Mehr noch: dass ich mochte, was er machte, nur weil ich mich nicht zu wehren wusste. Dass ich es gewesen sei, die den Sex forcierte, er sei »nur so dumm gewesen«, auf »mein Bitten« einzugehen. Er soll aber nicht nur »so dumm« gewesen sein, sondern vollkommen unzurechnungsfähig. Unterstützt wird er von dieser Frau Dr. Strauß, die anscheinend weiterhin eine Beziehung zu Pappel lebt, auf ihr Zeugenverweigerungsrecht aber verzichtet. Mit einer von Dr. Strauß festgestellten ADHS-Symptomatik wollen sie belegen, dass der Angeklagte Pappel, inzwischen 50 Jahre alt, verheirateter Ehemann, Vater von zwei Söhnen, seit vielen Jahren Trainer und Vertrauensperson von Kindern und Jugendlichen, Eigentümer mehrerer Häuser und auch sonst nicht scheu, bei jeder Gelegenheit auf Bühnen und Podeste zu steigen, um Reden zu schwingen, Dinge zu leiten und zu managen – unter anderem ist er Schatzmeister des Vereins –, dass dieser Mann rein gar nichts für sein Handeln kann. Ach ja, und: Er habe mich immer ehrlich geliebt. Aber sein Interesse an mir sei nicht etwa sexuell intendiert gewesen, er habe nur mein Bestes gewollt. Und sei, »dumm« und »unzurechnungsfähig«, von mir bloß überredet worden, es nicht bei einer platonischen Liebe zu belassen.

Dass das auch nur ein Mensch glauben kann, ist mir unbegreiflich. Dass da aber erwachsene Menschen, die mich gar nicht kennen, also dieser Anwalt und diese Ärztin, so etwas auch noch unterstützen, macht mich einerseits fassungslos – andererseits bestärkt es in mir das Gefühl, dass nicht ich hier die Böse bin und dass diese Ungerechtigkeit unbedingt geklärt werden soll.

Meine Schuldgefühle lassen etwas nach.

Im Februar 2006 ziehe ich an die Spree. Ich streiche wieder ein neues Zuhause an, aber ich richte mich trotzdem nicht so richtig in diesem neuen Leben ein.

Nicht lange nach meinem Umzug nach Berlin kommen Constantin und ich uns näher. Das heißt: Ich bin vor allem diejenige, die sich seinem Lebensstil nähert. Jeden freien Tag nutze ich, um ihn in Frankfurt zu besuchen, nehme immer wieder insgesamt acht Stunden Hin- und Rückfahrt in Kauf, nur um genauso lange bei ihm zu sein. Ich werfe mich mit ihm zusammen in Schale und treffe Prominente, Einflussreiche und Schöne in den verschiedensten Etablissements dieser verheißungsvollen Stadt. Die Kartons in meiner Wohnung am Mierrendorffplatz bleiben verschlossen, selbst wenn er nach Berlin kommt, residiert er lieber mit mir im vornehmen Ritz, als bei mir zu wohnen. Und so komme ich nie richtig an. Bin ständig bloß auf dem Weg. Fort von mir in einer permanenten Spannung zwischen vielen verschiedenen Welten, die meine tiefe Sehnsucht nach Erfolg und Anerkennung zur vollsten Zufriedenheit bedienen:

Ich studiere, Politikwissenschaften an der Fernuniversität Hagen. Und ich kellnere, donnerstags und samstagnachts. Nicht in der Galerie, denn da waren Gäste wie Galerist immer total drauf. Koks und MDA wurden rumgereicht und ich wurde ein bisschen zu oft begrapscht und mit rauschhaften Philosophien belästigt. Also habe ich mich – ohne Constantins Hilfe – als Kellnerin im »Felix Clubrestaurant« beworben und den Job tatsächlich unter anderem auch deshalb bekommen, weil ich als Hobby in meinem Lebenslauf »rauchen« angegeben habe. Das fanden der sonst eher etwas spießig anmutende General Manager und sein Barchef »ziemlich cool«. So, wie mein Eindruck von den beiden, ist dann auch meine Arbeit: Dem Leben frönen, das ist gewollt, immerhin bringt das Gäste und Umsatz. Aber der Betrieb an sich ist hochprofessionell und zuverlässig. Ich brauche das Gefühl von Ordnung und Sicherheit, geregelten Abläufen und zuverlässigen Chefs. Sonst bekomme ich Angst, dass wieder irgendetwas Unkontrollierbares geschehen könnte, das mir meine Versuche, in ein besseres Leben zu finden, in letzter Sekunde dann doch noch ruiniert.

Später im Jahr beginnt mein Praktikum beim »Spiegel«. Auch da schlage ich mir Nächte um die Ohren, wenn es nur darum geht, meinen Zielen näher zu kommen. Und obwohl ich jünger bin als – ich glaube – alle Praktikanten, die das »Spiegel«-Hauptstadtbüro sonst so hat, und obwohl ich eine von – die Sekretärinnen ausgenommen – nur insgesamt zwei Frauen in der Redaktion bin, darf ich wahnsinnig viel schreiben: Zuerst spannt man mich für einen Politik-Aufmacher zur aktuellen Debatte um das von SPD-Politiker Sigmar Gabriel sogenannte Prekariat ein, dann nehmen Kollegen mich zu Hintergrundgesprächen mit Partei- und Ausschussvorsitzenden mit, wonach ich kleine exklusive Kurzmeldungen verfasse. Schließlich bin ich Co-Autorin an einem weiteren großen Text zum neuen Allgemeinen Gleichbehandlungsgesetz (AGG) und bekomme dann sogar den Auftrag, eine eigene Story über europäische Wanderarbeiter zu recherchieren, die später im Rahmen des »Spiegel«-Titels »Arm trotz Arbeit« publiziert wird.

Meinen Mangel an Erfahrung und Wissen mache ich durch Ehrgeiz wieder wett, gönne mir kaum Pausen, redigiere stundenlang an meinen Sätzen herum und gehöre oft zu den Letzten, die das Büro verlassen. Als man mich an einem Tag kurzerhand nach Köln schickt, um dort Bernd Siggelkow, Gründer des Kinderhilfswerks »Arche«, zu einem TV-Auftritt bei »Menschen bei Maischberger« zu begleiten, sage ich sofort zu. Der Auftrag kommt so spontan, dass ich es nicht einmal mehr nach Hause schaffe, ehe mein Flieger in Berlin-Tempelhof abhebt. An dem Flughafen, der zwei Jahre später geschlossen wird, kaufe ich mir einen Kamm, eine Zahnbürste und Zahnpasta. Sonst habe ich nichts dabei, außer einem Notizblock, einem Stift und den Traum, dass ich es eines Tages nach ganz oben schaffen könnte.

Es ist alles wahnsinnig aufregend. Und ich gehe in dem Gefühl, gebraucht zu werden, etwas Wichtiges zu tun und über meine eigenen Grenzen hinauszuwachsen, vollkommen auf.

Anfang 2007 ist daher klar, dass ich genau diese Arbeit machen will – und zwar ohne zuvor noch zu studieren. Wozu den Umweg über Hörsäle und Prüfungen, wenn ich doch gleich schreiben kann? Für mich macht das wenig Sinn, ich möchte sogleich Geschichten finden, die die Welt erklären. Botschaften formulieren, die bei den Lesern etwas bewegen. Auch, wenn Journalismus angeblich objektiv sein soll, in den meisten Reportern, Redakteuren und Autoren steckt doch ein kleiner Weltverbesserer. Auf jeden Fall in mir.

Das ständige Gefühl, vollkommen unverstanden und ausgegrenzt zu sein, ist ein starker Motor.

Ich will sofort damit anfangen, diese Gesellschaft zu einer besseren zu machen, Ungerechtigkeiten aufzudecken und neue Werte zu etablieren.

Statt mich für das nächste Semester an der Fernuni Hagen anzumelden, schicke ich also Bewerbungen an drei Berliner Tageszeitungen sowie an Hauptstadtbüros von überregionalen Blättern. Die »Berliner Morgenpost« lädt mich als Erste zum Gespräch ein und bietet mir sofort eine freie Mitarbeit als Reporterin für die Ressorts Lokales und Politik an.

Axel Springer, Europas größter Verlag – nicht schlecht, finde ich, und bin bald sieben Tage die Woche von 9.30 Uhr morgens bis mindestens 20 Uhr in der Redaktion.

Constantin macht mein Leben indes zu einem Spiel mit der Lust. Dem Rausch. Dem Exzess. Wir sehen uns gemeinsam Pornos an, verführen sogar, wenn wir ausgehen, gemeinsam Unbekannte. Wir arbeiten hart, trinken viel und streben ständig nach allen möglichen Formen der Euphorie und des Glücks. Ich probiere auch seine Drogen und bemerke gar nicht, wie sehr das Begehren danach, mich durch die Erlebnisse mit Constantin besser zu fühlen, dem Verlangen ähnlich ist, mich mit Essen, Kotzen, Hungern und Sport von mir selbst zu erlösen. Ich bin getrieben von Emotionen und Affekten, laufe ständig vor mir selbst fort, will irgendwohin, wo es besser sein könnte, egal um welchen Preis. Weder kann ich klar denken, noch mich selbst in irgendeiner Weise kontrollieren.

Ich tue alles, um Constantin zu gefallen. Aber er findet immer häufiger irgendetwas, was ich nicht richtig gemacht haben soll. Mal unterhalte ich mich zu lange mit einem anderen Mann, mal denkt er, mein Lächeln sei Häme über ihn. Als mir das Essen einmal verkocht, wird er so sauer, dass er mich anschreit, »nichts kannst du«, »nichts weißt du«, »aus dir wird nichts«. Und als ich nicht mit dem Rauchen aufhören möchte, nur weil er das gerade versucht, schlägt er mir die Zigaretten aus der Hand und sperrt mich, im Winter, aus.

Beinahe jeden Tag versuche ich ihm so schön wie möglich zu gestalten, dekoriere, koche, probiere neue Dessous, Styles und Frisuren aus. Am Ende will ich doch nur, dass er stolz auf mich ist. Mich begehrt und liebt. Doch es endet immer wieder im Fiasko, weil ich irgendeines seiner Gefühle unwissentlich verletzt oder einfach nicht getan habe, was er will.

Immer wieder bin ich nicht gut genug. Immer wieder mache ich alles falsch. Bin falsch.

Das erste Mal eskaliert unser Streit, als ich in die Rotlichtszene eintauche. Beruflich. Eine Reportage zum Zweck. Ich habe den Auftrag vom Lokalchef bekommen, aber das ist Constantin egal.

Vor lauter Zorn und Eifersucht stößt er mich gegen unser Bett. Am Rahmen prelle ich mir eine Rippe.

Und weine.

Und Constantin weint. So bitterlich, dass er mir leidtut. »Das wollte ich nicht, das musst du mir glauben«, fleht er geradezu.

»Ich glaube dir«, sage ich und nehme den großen Mann in den Arm, der sich jetzt auf dem Boden zusammenkauert wie ein trauriges Kind.

»Ich liebe dich. Und wenn du mich liebst, kannst du nicht dorthin«, sagt er. Aber ich muss. Er kommt zwei Tage nicht nach Hause.

Ich würde alles tun, um für ihn doch noch die Richtige zu sein. Ich verbringe inzwischen mehr Zeit in seiner lieblos, aber teuer eingerichteten Penthouse-Wohnung am Main als in meiner eigenen Wohnung in Berlin. So bekomme ich auch mit, wie wenig er tatsächlich zu tun hat. Als Unternehmer ist er gar nicht so erfolgreich, wie er anfangs vorgab. Im Gegenteil. Sein Geld stammt aus einem Erbe. Aber das ist mir egal. Geld ist mir völlig egal.

Doch selbst kann er damit nicht gut leben.

Ihm ist es wichtig, als erfolgreich zu gelten, so wie es mir wichtig ist, dünn und schön zu sein. Er gibt für dieses Verlangen vor, jemand zu sein, der er nicht ist, so wie ich es für meine Sucht tue.

Im Januar 2009, nach dem Praktikum beim »Spiegel« und der freien Mitarbeit bei der »Berliner Morgenpost«, beginne ich als eine von 40 aus mehr als 2000 Bewerbern an der renommierten Axel Springer Akademie für Journalisten ein Volontariat, das ich Ende 2010 nicht nur als Redakteurin beende, sondern auch als Grimme-Online-Award- sowie als Axel-Springer-Preisträgerin – was Constantin zum Anlass nimmt, zu werben. Für sich. Und sein Produkt, gibt er mir zu verstehen, bin ich. *Ohne ihn sei ich nichts.*

Und in gewisser Weise hat er leider Recht. Ohne ihn wäre ich nicht wo und was ich jetzt bin: An einem hochsommerlichen Samstagabend 2009, gegen 21 Uhr, stehen Constantin und ich in einem neuen Frankfurter Beachclub auf einem der Dächer mit den besten Ausblicken der Stadt. Bei herrlich warmem Wetter und kalten Gin Tonics starten wir in eine Nacht, die uns grenzenlose Freiheit verleihen und womöglich erst wieder enden soll, wenn die Vögel schon zwitschern und die ersten Familien auf Fahrrädern zu Picknicks in den Grünanlagen am Main oder zu Wanderungen im Taunus unterwegs sind. Es findet die Verleihung eines Werbepreises statt. Die Werbebranche, sagt man sich, kann besonders wild feiern.

Ich trage viel Make-up und wenig Kleidung: Ein kleines

Schwarzes betont meine inzwischen wieder bloß 49 Kilogramm, und der teure Schmuck, der schwer auf meinen Knochen liegt, fühlt sich wie Fesseln an, weil ich ihn nicht will. Ich trage ihn Constantin zuliebe, der mir Arm- und Halsreif geschenkt hat, nachdem er bei einem gemeinsamen Ausflug im Winter zuvor nach Düsseldorf mit Tränen in den Augen beklagte: »Du trägst Klamotten von der Stange und Null-Acht-Fünfzehn-Schuhe, während sich alle hier etwas Besonderes leisten.« Ich bildete mir ein, es sei seine Art, sich für mich das Beste zu wünschen. Es sei eine Art Auszeichnung. So wie eine Krone für die Königin. Seine Königin. Das ist, obwohl ich mir aus Materiellem wenig mache, ein ganz großartiges Gefühl. Dass es aber gar nicht um meine Accessoires geht, sondern darum, dass ich seins bin, zeigt diese Nacht. Als immer nur noch mehr Menschen kommen, denen er mich als die »ausgezeichnete Star-Reporterin vom Springer-Verlag« vorstellt, dämmert mir nach und nach, was er vorhat: Er verkauft sich besten Kontakten gegenüber als einer, der ganz eng mit der Presse ist. »Ja, klar, Sonja schreibt gerne über deine neue Pflegeserie«, verspricht er sogar dem Marketingleiter eines bekannten Beautyproduktherstellers. Beide Herren heben die Champagnergläser, stoßen auf gute Zusammenarbeit an. Und ich strahle. Wie die Personifikation eines Blondinenwitzes. Grinse, als sei mir das Lächeln ins Gesicht gemeißelt. Hübsch. Aber hohl. Schwer von Kapee. Irgendwie. Und ich traue mich nicht zu sagen, dass man über Freunde und Freundesfreunde nicht schreiben darf, weil das dem Berufsethos eines Journalisten widerspricht. Schäme mich stattdessen bloß, weil ich mich frage, welchen Eindruck diese Fremden von mir bekommen sollen, so freizügig-protzig, wie ich, die Grimme-Award-Gewinnerin, wie nun alle hier wissen, dastehe, verdammte 24 Jahre jung, und nicht gerade die Bild-Chefredakteurin. Ja, nicht einmal eine ernst zu nehmende Wirtschafts- oder Lifestyleredakteurin. Bloß Volontärin, Herrgott! Bloß eine kleine, unbedeutende Volontärin! Constantins Auftritt ist so dermaßen Great Gatsby, dass ich am liebsten im Boden versinken würde. All das hier hat überhaupt nichts mit mir zu tun. Und ich gehöre hier auch nicht hin. Darum möchte ich auch nicht mit den inzwischen vom Schaumwein und von sich selbst ziemlich berauschten Herren für die anwesende Presse posieren. »Die Fotos landen alle in einem digitalen Pool, zu dem jeder Journalist Zugriff hat, auch meine engsten Kollegen«, erkläre ich Constantin. »Ich möchte nicht, dass sie mich in dem Outfit sehen.«

»Gut. Wenn du es so willst, dann nehme ich eben eine andere Frau mit aufs Bild und stelle mich neben sie«, sagt er. Und tut genau das. Es ist 22 Uhr. Ich betrinke mich. So schnell, dass ich nur weitere 60 Minuten später kotzend über dem Klo hänge. Eine Fremde, auch eine Bekannte von Constantin, ich glaube, Produktleiterin bei einem großen deutschen Automobilzulieferer, hält mir das Haar zurück.

Konsum und Ruhm machen Constantin süchtig. So, wie ich es nach Fressen und Kotzen und Hunger bin. Er erzählt Geschichten darüber, woher er kommt und was er alles tut. Ich schwelge in Fantasien darüber, wie ich werden kann. Er braucht es, dass man ihn für seinen Erfolg und Einfluss vergöttert. Ich, dass man meine Leistungen honoriert.

Er braucht mich.

Und ich ihn.

Und wir beide wissen oft gar nicht so richtig, warum.

Was uns verbindet, sind die Geister der Vergangenheit, die wir in einem unbedingten Streben nach einer besseren Zukunft abzuschütteln versuchen: Constantin war ein Außenseiter, so wie ich. Und so wie ich ist er jetzt rasend in dem Bedürfnis nach ein bisschen Anerkennung. Ich kann das so gut verstehen. So sehr verstehen. Es schreit aus ihm. Und es schreit aus mir. Und gemeinsam klingen wir zumindest ein bisschen wie ein Chor gefallener Engel – alles, nur nicht allein sein!

Allemal: Der Schmerz, den er mir zufügt, der fühlt sich besser an als Leere und Einsamkeit. Und die Eifersucht und Wut, mit der er mir zeigt, dass ich ihm nicht egal bin, das ist besser, als niemandem wichtig zu sein.

Constantin stellt immer mehr Regeln auf, wie ich zu sein und was ich zu tun habe, damit ich ihn liebe, so wie er es sich wünscht. Ich wiederum wünsche mir nur, dass auch er mich liebt.

Wenn er mich wieder hintergeht, belügt oder betrügt und danach weinend zu mir zurückkommt, weil er merkt, »es gibt keine Bessere als dich«, ist genau das die Bestätigung, die ich brauche. Dann fühle ich mich besonders stark und gut. Es gibt keine Bessere als mich. Er hat es selbst probiert. Er hat es genauso gesagt. Also muss es stimmen. Ich bin die Beste und die Tollste. Für ihn.

Doch schon die kleinste Kleinigkeit kann das immer wieder ändern. Zum Beispiel, als im Herbst 2007 der Prozess gegen Willi Pappel begann:

Rund ein Dutzend Zeugen wurden an sechs Verhandlungstagen vor dem Landgericht Wattstadt vernommen. Darunter die Ehefrau und die Geliebte des Angeklagten, Mitglieder aus dem Sportverein sowie dessen Vorsitzender. Meine Mutter, meine älteste Freundin Silvia und Eleonore Franzen.

Außerdem: die Gutachter. In den drei Jahren seit meiner Anzeige hatte es insgesamt vier Gutachten gegeben. Das Gutachten, das seine Unzurechnungsfähigkeit aufgrund einer ADHS-Störung belegen sollte, konnte vor Gericht nicht überzeugen.

Auf Wunsch der Gegenseite hatte auch ich mich, nach dem Gespräch in der Forensik, einer zweiten und dritten Untersuchung unterziehen müssen. Der Grund war mein Krankheitsbild der *Bulemia nervosa*: Dass ich mir die Seele aus dem Leib kotzte, mich damit selbst verletzte und Aggressionen nach innen richtete, war in den Augen des Verteidigers nicht in erster Linie Indiz dafür, dass mir ein Leid angetan worden war. Sondern angeblich Grund zu prüfen, ob ich nicht geistig zu krank und daher nicht wirklich ernst zu nehmen oder aber eine Lügnerin war. Dies hatte der Anwalt des Angeklagten – natürlich in sachgerechter Fachsprache – an die Staatsanwaltschaft Wattstadt geschrieben.

Diese unglaublichen Vorwürfe trafen mich natürlich voll im Malkasten meiner Selbstzweifel, mit dem ich fürchterliche Bilder zeichnete bezüglich dem, was alle Beteiligten des Rechtsstreits, von der Staatsanwaltschaft bis zur Richterin, wohl über mich dachten, was man über mich sagte, und vor allem malte ich mir in schlaflosen Nächten und hysterischen Tagen aus, dass man mir, nur weil man mich womöglich nicht mochte und nicht verstand, das Opfer-Dasein nicht zugestand. Dass ich diesen beschissenen Prozess verlieren würde – und damit womöglich den allerletzten Glauben an mich.

Ich erstarrte förmlich vor Angst. Die Sorge, dass das Gericht befinden könnte, es war alles nicht so schlimm und von mir sogar gewollt, erdrückte mich. Ich war so beschämt über all diese Sachen, die nun so viele Menschen über mich wussten. Verletzt von dem, was hinzu noch über mich erfunden wurde. So unendlich erdrückt von der Last der Schuld, die ich mir selbst gab, weil ich nicht das Opfer war, wie man es zum Beispiel in Filmen sehen kann. Oder wie man es sich in seiner Fantasie vielleicht ausmalt: Ich wirkte nicht hilflos, ich bekam Bundestagsstipendien und Praktika beim »Spiegel«. Ich lebte nicht zurückgezogen und ängstlich – im Gegenteil, ich strebte nach einem bunten, erfüllenden Leben und suchte den Thrill. Ich war nicht männerscheu, und ich vernachlässigte auch nicht mein Äußeres, ich wollte stattdessen unbedingt begehrt und geliebt sein. Ich hungerte nicht nur, ich schminkte mich auch, bräunte mich und trug jetzt, wo ich es mir leisten konnte – allerdings ausschließlich zu passenden Anlässen! Nicht etwa zur Arbeit oder im Gericht oder so! –, auch gern kurze Röcke und Shirts mit tiefem Ausschnitt.

Die phorensischen Tests gingen im Ergebnis gut für mich aus. Schrille Panik, zu dem Zeitpunkt eigentlich wegen fast allem in meinem Leben, hatte ich trotzdem.

Ich traute mir deshalb nicht zu, souverän mit dem umzugehen, was all diese Leute im Zeugenstand über mich sagten. Darum sah und hörte ich ihnen auch nicht zu. Ich las auch die Zeitungsartikel nicht, die während des Verhandlungszeitraumes in diversen lokalen Medien veröffentlicht wurden und die meiner Mutter zufolge eher die Sensation suchten als die Wahrheit.

Der Verteidiger des Angeklagten unterstellte mir, so hörte ich von meiner Anwältin, Affären mit Männern, deren Namen ich in Wahrheit nicht einmal kannte. Behauptete, ich hätte mich Karneval als »Hure« verkleidet und damit sogar geprahlt. Außerdem hätte ein Hörigkeitsverhältnis des Angeklagten zu mir bestanden. Nicht andersrum. Und so weiter. Und so fort.

Erstmals seit meiner Entlassung aus der Klinik vor vier Jahren rutschte mein Gewicht wieder auf 46 Kilogramm. Zum ersten Mal in meinem Leben musste ich mich nicht einmal zwingen, nicht zu essen. Ich konnte gar nicht. Es ging einfach nicht.

Es fraß mich alles einfach auf.

Dabei standen meine Chancen tatsächlich nicht gut. Und zwar nicht nur, weil es das Gericht einiger Belege, die ich vorgelegt hatte, zum Trotz, wohl als nicht eindeutig erwiesen ansah, dass ich jünger als 14 Jahre alt war. Und dass es weit mehr als diese acht Übergriffe gab. Es sagte auch eine ganze Reihe Menschen zu meinen Ungunsten aus. Zum Beispiel Gleichaltrige, die damals auch im Verein und ebenso Kinder waren wie ich. Sie erzählten, ich hätte als junges Mädchen stets viel Aufmerksamkeit gesucht und mich selbst dargestellt.

Und das war auch so.

Früher wollte ich Sängerin werden, Schauspielerin, ja sogar Bundeskanzlerin. Nicht, dass mich jemand dazu aufgefordert oder das erwartet hätte. Ich selbst wollte etwas Besseres sein, als ich bin, weil ich nicht liebte, was ich war. Schon als Kind.

Am liebsten mochte ich es, Rollen zu spielen. Das hatte ich sogar fleißig geübt, und das machte mir Spaß. Ich stellte mich zum Beispiel manchmal ohnmächtig. Legte mich mit geschlossenen Augen mitten auf die Straße oder direkt vor eine Turnhalle, von der ich wusste, dass sie voller Schüler und Trainer war, die mich finden würden, wenn sie rauskamen. Manchmal verpasste ich mir selbst blaue Flecken und Schürfwunden, schmiss mich auf die Knie oder rammte mit der Hüfte gegen einen Tisch. Meistens aber erzählte ich einfach fürchterlich viel von dem, was ich alles konnte und wen ich alles kannte und was ich dachte über dies und über das.

Aber egal, wie häufig ich das auch tat. Und egal, wie viele Stunden ich vor einem Lehrerzimmer oder der Vereinshalle auf und ab lief, nicht trauend, jemandem zu sagen: »Hilf mir, mein Herz geht kaputt«, aber immer hoffend, dass andere, äußerliche, weniger peinliche Verletzungen auf meine Not aufmerksam machen würden – niemand kümmerte sich. Alle gingen an mir vorbei.

Nur mein Trainer nicht.

Für jemanden, der sich so seltsam und aufmerksamkeitsbedürftig verhalten hatte wie ich, hat man meist eher wenig Sympathie und Mitleid übrig. Ich verübelte es den anderen nicht. Nur mir, dass ich so gewesen war.

Am zweiten Verhandlungstag war es so weit: Am Eingang der Westfront des historischen Backsteinbaus des Wattstädter Landgerichts musste ich zunächst durch einen Sicherheitscheck wie am

Flughafen. Durch ein prächtiges Treppenhaus aus preußischen Zeiten ging es dann in die Säulenhalle im ersten Obergeschoss, wo sich auch Zimmer Nummer 358 befand.

Als ich um neun Uhr dort eintraf, hatte ich meinen Trainer seit mehr als vier Jahren nicht mehr gesehen.

So sollte es bleiben. Ohne ein einziges Mal den Kopf nach rechts zu drehen, wo Verteidigung und Angeklagter saßen, oder auch nur dorthin zu blinzeln, ging ich direkt nach vorn zu meiner Anwältin und nahm an dem kleinen Tisch Platz. Gegenüber saßen die Richterin, zwei Schöffen, Protokollare und links davon die Staatsanwaltschaft.

Was dann passierte, wollte mein Gehirn sehr bald aus seiner Erinnerung löschen. Ich löste mich schnell wieder ab von mir selbst, schwebte wieder unter der Decke, sah mir von oben dabei zu, wie ich Stunde um Stunde um Stunde die Fragen der verschiedenen Leute beantwortete. Wie versteinert saß ich da, grau gekleidet, dunkle Augenringe, blass und beinahe resigniert.

Nur eine Frage des Verteidigers brannte sich mir ein. Pappels Anwalt fragte, wie es sein könne, dass ich als Reporterin ein Porträt über den Eigentümer eines Hotels habe verfassen können, obwohl ich bei meiner Anzeige ein besonders traumatisches Erlebnis in genau jenem Hotel beschrieben hatte. Ob ein traumatisiertes Missbrauchsopfer dazu überhaupt in der Lage sei.

Ja, ist es. Wenn es stärker sein will als der Täter, wenn es leben will, trotz allem, dann zum Beispiel, ja.

»Zum einen hat man mir in einer Redaktionskonferenz den Auftrag zugeteilt, und in der Runde von Kollegen konnte ich keinen plausiblen Grund dafür nennen, weshalb ich dies nicht tun soll«, sagte ich. »Zum anderen wurde das Interview telefonisch geführt, ich habe das Hotel also zu keiner Zeit wieder betreten, das machte es mir deutlich einfacher.« Mit einem Mal bemerkte ich, wie Wut in mir hochstieg, weil man hier ernsthaft versuchte, es mir zum Nachteil auszulegen, dass ich willens war, ein normales Leben zu leben, das nicht eingeschränkt wird durch das, was einmal geschehen war. »Aber vor allem: Wenn ich all das, was in irgendeiner Verbindung mit dem Angeklagten steht, in meinem Leben nie mehr würde tun können, dann könnte ich auch niemals eine Beziehung führen. Ich möchte aber lieben und eine Familie gründen, so wie alle anderen Menschen auch. Ich will gesund sein und ohne Ängste, die mein Leben einschränken. Nur weil ich in der Lage bin, stärker zu sein, heißt das nicht, dass es weniger schlimm ist, was mir angetan wurde.«

Meine Antwort überraschte mich selbst. Und der Kampfgeist, der da zugeschüttet unter all dem Selbsthass und der Verzweiflung tobte.

Constantin war an dem Tag im Gericht nicht mit dabei, weil er es »nicht hätte ertragen können«, wie er sagte – und mir fiel damals nicht auf, wie ähnlich er meinem Vater darin ist, mich gerade dann im Stich zu lassen, wenn ich ihn am meisten brauchte, weil er sich selbst am nächsten stand.

Auf die Nachfrage hin, wie es gewesen war, schilderte ich ihm, was wegen des Artikels über das Hotel bei Gericht los war. Constantin aber fand meine Antwort nicht so gut wie ich.

Stattdessen empörte er sich »über so viel Dummheit! Wieso hast du diesen Artikel geschrieben? Ich hätte dir auch nicht geglaubt«.

»Aber das habe ich doch gerade gesagt, warum. Ich könnte auch nicht mit dir zusammen sein, keinen Sex haben, wenn ich nichts mehr täte, was mich an meine Vergangenheit erinnert.«

»Du hättest mich zumindest zurate ziehen müssen.«

»Aber für mich stellte sich die Frage gar nicht.«

»Ja, weil du dumm und naiv bist.«

Wir saßen im Auto, auf dem Weg vom Gericht zurück zur Wohnung meiner Mutter, als die Situation eskalierte.

Als ich nichts darauf entgegnete, sprach er im gleichen Anklageton weiter. »Du nimmst mich gar nicht ernst. Du weißt doch, dass es besser ist, mich zu fragen. Du hättest mir vorher schon mal davon erzählen sollen, dann hätte man sich etwas ausdenken können.«

Constantin meinte: lügen.

»Aber …«

»Nichts aber!«

Ich weine.

Und meine Mutter, die auf der Rückbank des Autos saß, wurde sauer. »Jetzt hör aber mal auf, Constantin. Du bist ganz offensichtlich nur beleidigt, dass du davon nichts wusstest. Es geht hier aber nicht um dich. Sondern um meine Tochter. Dass du ihr gerade heute so eine Szene machst, dafür solltest du dich schämen.«

»Was? Ich soll mich schämen?«, konterte Constantin. »Du solltest dich schämen, dass deine Tochter so dumm ist. Sobald wir zu Hause bei dir ankommen, packe ich meine Sachen und reise umgehend zurück nach Frankfurt. Ihr braucht mich ja hier ganz offensichtlich nicht.«

Doch. Ich brauchte ihn. Am nächsten Tag musste ich weiter im Gericht aussagen. Es war noch nicht vorbei.

Aber er packte seine Sachen.

Ich versuchte, ihn mit Tränen und Flehen dazu zu bewegen zu bleiben. Doch es brachte alles nichts. Erst musste ich mich bei ihm dafür entschuldigen, dass ich es gewagt hatte, ihn nicht um Rat zu fragen, ob ich diesen Artikel überhaupt schreiben sollte. Dann bat ich meine Mutter, ihm zu sagen, wie leid es ihr tat, dass sie ihn im Auto »so angefahren hat« – sie folgte meiner Bitte. Gegen ihre innere Überzeugung. Für mich.

Noch am vorletzten Verhandlungstag sah es so aus, als würde der Trainer zu einer Strafe von zwei Jahren verurteilt werden – und damit auf Bewährung rauskommen.

Doch dann geschah etwas, für das ich den Rest meines Lebens dankbar sein werde. Etwas, das vermutlich mit ausschlaggebend dafür war, dass ich all das später verarbeiten kann und mich nicht mein ganzes Leben lang mit Zweifeln quälen muss, ob ich es nicht vielleicht doch alles selbst schuld war oder ob ich diese Anzeige lieber niemals hätte machen sollen.

Ein anonymer Anrufer wies das Gericht darauf hin, dass Pappel im Internet ein öffentliches Blogtagebuch zum Prozess führt. Dass er sich darin als Sieger, mehr noch, als das eigentliche Opfer dieses Prozesses darstellt. Und dass er ankündigt, nach einem Freispruch ein Buch zu schreiben, das seine Version der Geschichte darlegt. Dass er auch ein Hörbuchformat und ein Theaterstück plant, um seine Wahrheit zu offenbaren.

Das Gericht befand, dass dieser Blog ein Zeugnis mangelnden Schuldbewusstseins war. Außerdem hatte er darin meine Rechte verletzt, indem er durch Beschreibung dessen, wo ich lebte und arbeitete und wie alt ich war, an mehreren Stellen eindeutig identifizierbar machte. Dieses »Nachtatverhalten« wurde ihm im Urteil zur Last gelegt. In letzter Sekunde entschied das Gericht: Zweieinhalb Jahre Haft, keine Chance mehr auf Bewährung.

Der Trainer und sein Anwalt legten Revision gegen das Urteil ein, die aber vom Bundesgerichtshof im April 2008 als unbegründet zurückgewiesen wurde. Einige Monate später musste Pappel die Haft antreten.

Nie habe ich erfahren, wer dieser Anrufer war.

Dieses große Glück, einem Wunder gleich, verhindert leider nicht, dass ich in der Folgezeit immer mehr das Gefühl habe, vollkommen den Verstand zu verlieren. Dass ich einen Anschlussvertrag als Redakteurin bei »Welt Online« bekomme, ändert daran auch nichts. Anstatt stolz auf mich selbst zu sein und glücklich, glaube ich mehr und mehr, dass ich all das gar nicht verdient habe. Dass ich eigentlich wenig kann, alles doch immer nur ein Traum von einem besseren Leben, eine Inszenierung meiner selbst ist und dass das bald alle merken werden – so, wie es der Anwalt und einige Zeugen bei Gericht prophezeiten.

So, wie Constantin es sagt.

Die Grenzen zwischen Wahrheit und Wunsch sind für mich nicht mehr ganz klar. Ständig fühle ich mich wie in einer Art Trance, berauscht von viel Arbeit, Erfolg und Herausforderung unter der Woche sowie von schlaflosen Drogen- und Alkoholexzessen am Wochenende, die in sexuellen Eskapaden enden. Oder kotzend über dem Klo.

Ich will mich selbst spüren. Und ich spüre mich eigentlich nur am äußersten Rand. Erst der Schmerz, etwa der, den ich spüre, wenn ich meinem Freund beim Sex mit einer anderen Frau zusehe, verschafft mir Befriedigung im Gefühl der Selbstaufgabe. Hungernd fühle ich mich stark und nähre den Trieb, nicht zu versagen, stattdessen immer wieder über physische und psychische Grenzen hinauszuwachsen. Immer an der Grenze, im Balanceakt zwischen Schaffen und Zerstören, zwischen Werden und Sein treibe ich mich selbst vor mir her.

Immer häufiger breche ich meine Besuche in Frankfurt ab, weil ein Streit zwischen Constantin und mir derart eskaliert, dass ich mir nicht mehr anders zu helfen weiß, als vor all dem zu fliehen. Aus demselben Grund packe ich Dutzende Male nachts meine Sachen und verlasse das Ritz, das er auch nach zweieinhalb Jahren Beziehung meiner kleinen Wohnung immer noch vorzieht, laufe verheult und verwirrt durch die Straßen nach Hause, bis ich zwischen Pappkartons in einem kalten Zimmer ohne Bilder und ohne Gardinen aufs Bett falle und mich in den Schlaf weine.

Um irgendwie irgendeinen Weg aus dieser Beziehung zu finden, die mir nicht guttut, die ich trotz allem aber einfach nicht aufgeben kann, suche ich eine andere. Ich freunde mich enger mit einer jungen Frau an, die ich gern mag, die Constantin aber nicht leiden kann:

Rachel ist Pressereferentin in einem Ministerium. Wir haben uns durch unsere Arbeit kennengelernt, aber von Anfang an war klar, dass wir nicht nur beruflich auf einer Wellenlänge sind. Sie ist weiblich, sie ist jung – 28, drei Jahre älter als ich – und genau wie ich kleidet sie sich gern feminin, trägt Pumps und Röcke, Blusen mit V-Ausschnitt und Schmuck. Dass das oft Gerüchte gibt, man habe sich womöglich hochgeschlafen, nur weil man sich gern hübsch macht, hat sie an ihrem Arbeitsplatz genauso erlebt wie ich in meiner Redaktion. Aber sie nimmt es lockerer als ich: »Ach, die sind nur neidisch«, gluckst Rachel und zieht cool an ihrer Zigarette.

Ihr zartes, zerbrechliches Aussehen täuscht dabei über einen derben Charakter hinweg: Mit ihren 1,60 Meter Größe, den blond-rötlichen, kurzen Haaren, den blauen Augen und der blassen Haut sieht sie ein wenig aus wie eine kleine Version von Tilda Swinton. Aber sie hat Sprüche drauf wie Al Bundy, oft weit unter der Gürtellinie, einen Gang wie Terence Hill nach einem langen Ritt und sie hält es wie der »Dude«: Viel Rausch, wenig Stress. Und vor allem: Ihr könnt mich mal. Alle.

In Rachel, die mit ihrem zehn Jahre älteren Bruder im Alter von acht Jahren aus Jerusalem nach Deutschland gekommen war, nachdem ihr alkoholkranker Vater beide Eltern in den Tod gefahren hatte, finde ich eine Seelenverwandte. Uns verbindet nicht nur die Sucht der Eltern, sondern auch der Hang zum Exzess – mit ihr bin ich ausufernd emotional, sie gibt sich erfrischend ungeniert, die Gespräche sind warm, die Partys wild, und zwischen Ehrgeiz und Genuss, fasziniert vom Wahnsinn der Welt und der

Idee des Rauschs als Haltung, als Teil des Menschseins, ganz so wie träumen und lieben, entwickeln wir sehr schnell ein Zweiergespann, das uns beiden das Gefühl vermittelt: Wir gegen den Rest der Welt.

Auch Rachel ist abhängig, allerdings von ihrem Bruder. Er ist das Einzige, was sie aus der sonst scheinbar stoischen Ruhe bringt. Nachdem die Eltern gestorben waren, hatte er die Vormundschaft erhalten und beiden mit Dealerei und Hehlerei den Lebensunterhalt verdient. Rachel hatte er immer wieder hineingezogen, sie als Kurier benutzt. Oder um ein falsches Alibi gebeten. Und sie machte alles, um ihrem Bruder zu helfen – prostituierte sich sogar für ihn. Gegen Stoff und gestohlene Ware. Nebenbei studierte sie und schaffte es so irgendwie raus. Aber eben nur irgendwie. Täglich kamen Anrufe: Rachel, hol mich hier ab; Rachel, bring mich hier hin; hol mir dies und hilf mir da.

Er hatte sich um sie gekümmert, als sie noch ein Kind gewesen war, verlangte im Gegenzug aber absolute Loyalität. Und ständige Transparenz. Er ruft sie, obwohl sie schon lange volljährig ist, ständig an, um zu erfahren, wo und mit wem sie zusammen ist, er schnappt sich ihr Portemonnaie und bedient sich reichlich daran, steht immer wieder unangekündigt vor ihrer Tür.

Und sie erfüllt ihrem Bruder jeden Wunsch.

Dabei weiß sie, dass er ihr im Weg steht, dass sie zum Beispiel nie eine normale Beziehung führen kann, solange sie sich nicht aus der Vergangenheit löst.

Rachel kann bloß Sex. Oft. Mit vielen. Manchmal mit mehreren Menschen pro Nacht. Aber emotional kann sie sich nicht einlassen. Rachel ist schlau, aber launisch. Gebildet, aber faul. Kompetent, aber unberechenbar, völlig zerrissen zwischen ihrem Pflichtbewusstsein als Schwester und ihrer sonst alles betreffenden Gleichgültigkeit.

Sie weiß genau, sie könnte viel erreichen, wenn sie sich nur nicht derart binden ließe. Aber genau wie ich, schafft sie den Absprung nicht. Und wenn doch, dann nur für kurze Zeit.

Gegenseitig machen wir uns immer wieder Mut, doch eines Tages stärker zu sein als das, was wir Liebe nennen. Und suchen gemeinsam auf Teufel komm raus das Gegenteil von Abhängigkeit: Freiheit. Enthemmtheit. Selbstwertgefühl. In Drogen. Im Suff. Im Zusammenhalt und Verständnis für alle möglichen Rück-, Vor- und Ausfälle.

Doch irgendwie gerät das alles außer Kontrolle.

VI. fühlen

No, I don't even know your name, it doesn't matter.
You're my experimental game, just human nature.
It's not what good girls do, not how they should behave.
My head gets so confused, hard to obey.

I kissed a girl and I liked it,
the taste of her cherry chapstick.
I kissed a girl just to try it,
I hope my boyfriend don't mind it.
It felt so wrong,
it felt so right.
Don't mean I'm in love tonight.
I kissed a girl and I liked it (I liked it)

Rachel läuft der Schweiß vom Nacken den Hals hinunter ins Dekolleté ihres silberfarbenen Minikleids. Mein rückenfreier Overall ist schon lange pitschnass. Mein Haar fliegt umher, und ich spüre, wie feuchte Perlen meine Wirbelsäule kitzeln. Schon seit fünf Stunden tanzen wir. Ohne Unterbrechung. Es sei denn, wir sind auf Toilette, um uns die Nase zu pudern.

Nein, kein Rouge.

Koks.

Zwei Gramm ziehen wir an guten Abenden durch, jeder eins. Gute Abende starten in Restaurants, bringen bewundernde Blicke und neue Bekanntschaften, meist männliche, viele Schmeicheleien und Komplimente, oft auch kostenfreie Drinks. Wir spielen und verlieren uns, lösen uns des Nachts im Nebel dunkler Diskos auf und wachen irgendwann irgendwo auf. Allein. Oder auch nicht.

Schlechte Abende enden für mich mit Constantin.

»Bist du jetzt lesbisch?«, höre ich seine bebende Stimme hinter mir, und mein Körper, der gerade noch vibrierte und zuckte, wird mit einem Mal ganz steif.

»Was machst du hier?«, frage ich. Mein Herz pocht wie wild.

»Ich dachte, du bleibst am Wochenende in Frankfurt, weil du so viel zu tun hast?«

»Und ich dachte, ich überrasche dich«, antwortet er vorwurfsvoll. »Ich war in all deinen Lieblingsbars und -clubs, um dich jetzt hier eng tanzend mit der da zu finden!« Er zeigt auf Rachel und guckt abschätzig. »Ich habe gewusst, dass du mich hintergehst.«

Meine Freundschaft zu Rachel war in den vergangenen Monaten natürlich immer wieder Thema, schließlich der Grund überhaupt für unsere Streite geworden. Constantin verlangt immer wieder von mir, dass ich mich zwischen ihm und ihr entscheide. Und ich bewege mich, wie ein Junkie, der immer wieder den Drogen abschwört, um schließlich doch jedes Mal rückfällig zu werden, zwischen beiden hin und her.

Rachel versteht das. Ihr ergeht es mit ihrem Bruder, der inzwischen mich für die Ablösungsversuche seiner Schwester verantwortlich macht, ja gar nicht anders als mir. Sie kündigt mir regelmäßig die Freundschaft, um mich drei Wochen später wieder anzurufen, als wäre nichts gewesen. Und ich bin dann auch nicht lange böse. Wie auch?

»War mir schon klar, dass die dir mehr bedeuten muss als ich. Aber dass du nun auf Frauen stehst … kein Wunder, hätte ich mir gleich denken können. Fickt ihr, oder was?«, fragt Constantin. Und ich begreife immer noch nicht ganz.

»Na, das Lied, euer Tanz. Seid ihr jetzt ein Paar? Meinst du, ich finde das toll, nur weil sie 'ne Frau ist? Nein, für mich ist das Betrug!«

»Nur weil ich bei dem Lied mitgesungen habe, bin ich in deinen Augen lesbisch?«, frage ich ungläubig.

»Nein, nicht nur deshalb. Sondern auch, weil du sie für mich nicht aufgibst. Das war's. Endgültig.« Constantin rennt hinaus aus dem Club, ohne sich umzudrehen.

Ich sehe Rachel an, die weiß, was nun kommt: »Geh, wenn du unbedingt musst. Du weißt, wo ich wohne«, sagt sie mit einem Lächeln, das bald ein Grinsen wird. »Aber schick vorher 'ne SMS, bitte. Wer weiß, vielleicht bleibe ich ja nicht allein.« Sie grunzt verdorben.

Nachdem ich die Bar Tausend verlassen habe und unter dem S-Bahnbogen hindurch über das Pflasterstein Richtung Friedrichstraße laufe, sehe ich Constantin etwa 50 Meter vor mir. »Hey, bleib stehen. Das ist doch alles ein Missverständnis!«, rufe ich ihm hinterher, ehe mich das Gefühl überkommt, das tiefste Schwarz verschlinge mich und sauge mich ein in einen Sog, dem ich trotz besserem Wissen und bestem Willen nicht entkommen kann. Er ist schon im Begriff, ein Taxi herzuwinken. »Darf ich mit?«, keuche ich, als ich ihn und das Auto erreicht habe. Er sieht mich an. Ich sehe ihn an. »Lass uns reden«, bitte ich.

Er öffnet stumm die Tür zur Rückbank des gelben Mercedes, steigt ein und lässt mich stehen.

Ich winke ein anderes Taxi ran, fahre zum Ritz. Klopfe an Constantins Zimmertür – er wohnt immer in der 123 –, rufe zugleich auf seinem Handy an. Keine Reaktion.

»Es tut mir leid«, schreibe ich eine Nachricht. Und kann zugleich nicht fassen, dass ich mir das schon wieder selbst antue.

Vier Mal hatte ich mich in den vergangenen Monaten getrennt – und war immer wieder zu ihm zurückgekehrt. Er hatte längst wieder Bettgeschichten mit anderen Frauen. Er erzählte mir davon. Nein, er schwärmte mir davon vor. Ich kam dennoch einfach nicht los, suchte immer wieder nach dem Kick des Schmerzes. Der Angst. Dem Gefühl, am Ende wieder die Beste von allen zu sein. Ich rief immer wieder an, suchte ihn, wie von einem inneren Dämon getrieben, bei sich zu Hause oder in den Restaurants und Clubs auf, von denen ich wusste, dass er dort oft war. In vielen dieser Locations lief häufig der neue Song von Rihanna und Eminem. »Love the way you lie« war mir aus der Seele geschrieben:

> *Just gonna stand there and watch me burn*
> *But that's alright because I like the way it hurts*
> *Just gonna stand there and hear me cry*
> *But that's alright because I love the way you lie*

Umgekehrt war es genauso, Constantin tat alles, mir zu beweisen, dass es auch ohne mich ging – um mich dann doch nachts um zwei Uhr betrunken anzurufen und oder mich, wie heute Nacht, quer durch die Stadt zu verfolgen und anzufixen mit seiner Macht über mich.

> *I can't tell you what it really is*
> *I can only tell you what it feels like*
> *And right now there's a steel knife in my windpipe*
> *I can't breathe but I still fight while I can fight*
> *As long as the wrong feels right it's like I'm in flight*
> *High off her love, drunk from her hate,*
> *It's like I'm huffing paint and I love her the more I suffer, I suffocate*

Auch Constantin litt an dem, was zwischen uns war. So, wie auch er davon zehrte. Es funktionierte mit uns einfach nicht. Nur funktionierten wir auch nicht ohne einander. Wir waren einander die krasseste aller Drogen, die wir konsumierten. Wir wussten, dass uns das am Ende ruiniert. Aber wir konnten uns einfach nicht lassen.

So nach und nach wurde mir klar: Ich bin nicht nur weiterhin krank, sondern am absoluten Tiefpunkt meines Lebens. Meine verdammte Sucht habe ich nicht einmal im Ansatz gelöst. Sondern bloß verlagert. All die Selbstaufgabe, all die Besessenheit, die all meine Gefühle und mein Verhalten komplett bestimmt.

Nach einer Stunde habe ich immer noch nicht aufgegeben und sitze vor der Hotelzimmertür mit der Nummer 123. Hoffnung, dass er mich hineinlässt, habe ich allerdings keine mehr. Da ist nur noch Leere. Und Kälte. Unendliche Müdigkeit. Pure Erschöpfung von all dem Zerrissensein und dem Sichzusammensetzen, dem Wiederauseinanderfallen und dem dringenden Bedürfnis, irgendwann vielleicht einfach gar nichts mehr zu tun, bloß noch zu schreien, bis alles aus meinem Leben geflohen ist, Constantin samt all seiner und all meiner Geister.

Stumm sitze ich auf dem Teppichboden vor der Tür. Und warte. Worauf auch immer.

Irgendwann macht Constantin plötzlich doch noch auf. »Hast du Koks?«, fragt er. Ich gucke vom Boden auf, nicke bloß. »Komm herein«, sagt er. Ich stehe auf, folge ihm – und er erzählt mir nach zwei Lines, wer die Nacht zuvor mit ihm in diesem Zimmer war.

Und das turnt mich an.

Mit mir stimmt ganz gewaltig etwas nicht.

Das bemerken auch meine Kollegen. Nicht, dass mich einer von ihnen ansprechen würde. Ich glaube, die meisten interessiert nicht weiter, warum ich mittags nicht mit den anderen essen gehe, weshalb ich ständig auf dem Balkon stehe und an Zigaretten sauge, als versuchte ich, mir möglichst schnell mit möglichst viel Teer in der Lunge selbst den Garaus zu machen. Oder warum ich ständig so nervös bin und andauernd pinkeln muss. Und ich kann das auch verstehen. Warum sollte sich jemand für mich interessieren? Ich war all die Zeit über zu sehr mit mir selbst und meinen Beziehungsproblemen beschäftigt, zu verschlossen und eigenbrödlerisch, zu sehr immer noch selbstbezogenes Opfer der Umstände und der Vergangenheit.

Inzwischen habe ich es schon aufgegeben, mich um die Sympathie zu bemühen. Nicht, weil ich es nicht mehr will. Weil ich es einfach nicht mehr kann.

Gerüchte entstehen. Wobei, Gerücht kann man es ja nicht nennen, wenn es stimmt. Nur woher Stefanie Rüttling, die Promi-Reporterin einer Frauenzeitschrift, die mir am Produktionstisch gegenübersitzt, weiß, dass ich eine Essstörung habe, ist mir schleierhaft. Ich vermute, sie vermutet es. Nur tut sie so, als sei sie gewiss: »Sonja ist auf Klo kotzen«, sagt sie an einem Tag ihrer Tischnachbarin ins Ohr. So laut, dass es jeder in drei Metern Umkreis hört. Unter anderem ich. Denn ich sitze ihr gegenüber, sie sieht mich nur hinter dem großen Bildschirm nicht. Langsam recke ich meinen Kopf rechts raus, sehe sie an, frage: »Meinst du mich?«

Stefanie erschrickt. »Oh, Sonja. Krass. Ich hab dich gar nicht gesehen.«

»Ja. Hast du wohl nicht«, sage ich bloß, ohne mich weiter gegen ihre Lästerei wehren zu können.

Sie entschuldigt sich später, ich habe bloß so viel abgenommen, sie sehe mir an, mir geht es nicht gut, blabla.

Es ist mir gleichgültig. Ich bin nicht mal böse. Nur müde.

Denn ich habe jetzt auch mit Panikattacken zu kämpfen. Seit

einer Weile bekomme ich jedes Mal, wenn ich einen Artikel veröffentlicht habe, sofort danach heftiges Herzrasen. Schwitzige Hände. Atemnot. Mein Tick, ständig zu befürchten, einen Fehler zu machen, und sei es ein verdammter Buchstabendreher, der mich meine Karriere kostet und damit meine Existenz ruiniert, artet aus und wandelt sich vom besten Motiv für rasende Arbeitswut zu absolutem Irrsinn, der mich total lähmt.

Ich lasse mich krankschreiben und schließe mich zu Hause ein. Rauche. Hungere. Esse. Kotze. Renne. Und versuche, irgendwie Kontrolle über meine Gefühle und Gedanken wiederzuerlangen. Aus dem dringenden Bedürfnis heraus, irgendeine Art Ordnung in mein Leben zu bringen, öffne ich endlich meine Umzugskartons und richte mich ein. Finde dabei ein Buch, »Wenn Frauen zu sehr lieben«, das mir meine Mutter vor einiger Zeit empfohlen hat. Und beginne zu lesen: »Wenn Liebe für uns gleichbedeutend ist mit Schmerz und Leiden, dann lieben wir zu sehr!« Autsch. Wunder Punkt getroffen. Auf den Punkt gebracht. Ja, und, was weiter? »Wenn Gespräche mit unseren engsten Freundinnen sich meistens nur um ihn drehen, um seine Probleme, um seine Gedanken, seine Gefühle – wenn fast alle unsere Sätze mit *Er* anfangen, dann lieben wir zu sehr.« Alter, hat diese Robin Norwood mich observiert? Ich bin aufgeregt. Sie schreibt über mich, oder etwa nicht? »Wenn er sich uns gegenüber launisch, gereizt oder gleichgültig verhält, wenn er uns vielleicht sogar demütigt und wir dieses Verhalten mit seiner unglücklichen Kindheit entschuldigen, wenn wir uns sozusagen zu seiner Therapeutin machen, dann lieben wir zu sehr.« Und über Constantin schreibt sie auch! Ich lache hysterisch. So, wie jemand lacht, der ohne Rettungsring im offenen Meer treibt, so lange schon, dass er just gerade das allerletzte bisschen Kraft verliert – als er aus der Ferne ein Boot sieht. Dass jemand das, was zwischen Constantin und mir abgeht, tatsächlich in Worte fassen kann – also kennt! –, fühlt sich tatsächlich an wie ein Rettungsanker, den man mir zuwirft, kurz bevor ich in meiner eigenen Psychoscheiße jämmerlich ertrinke. Vielleicht kann dieser jemand es mir erklären! Mir helfen! Diese amerikanische Familientherapeutin Norwood hat 1985, also im Jahr meiner Geburt, schon Frauen gekannt, denen es so ging wie mir. Wie haben die sich davon nur befreit? Ich muss das herausfinden! Unbedingt.

Und rauche und lese und tue sonst nichts. Außer staunen. Es geht darum, warum viele Frauen es geradezu brauchen, sich einem Mann hinzugeben, der sie nicht befriedigt und stattdessen verletzt. Warum sie dabei in einen Teufelskreis aus Demütigung und Selbstaufgabe geraten und was das alles mit einer Sucht zu tun hat: der Sucht, gebraucht zu werden. In den meisten Fällen dieser extremen Zuwendung geht es nämlich, erklärt Norwood einfühlsam und zugleich schockierend, gar nicht um Liebe. Gar nicht um den Mann. Sondern um das Selbst. Darum, dass man Angst hat, allein nicht liebenswert oder sogar wertlos zu sein.

Woah. Das Buch, die Geschichten der anderen Frauen, in denen ich mich wiedererkenne, hebeln all meine Gesetze aus, lösen jedes noch so kleine bisschen Gravitation auf, das es in meinem kleinen Universum gibt. Alles fliegt auseinander und mir um die Ohren.

Und ich suche nach noch mehr Halt in anderen Büchern und lese. Und lese. Und rede. Und mache all die Übungen, die in den Büchern stehen. John Bradshaw zum Beispiel leitet mich dazu an, mir vorzustellen, ich wiege ein Baby im Arm, dem es an Essenziellem fehlt und deshalb laut und bitterlich weint. Und ich solle es trösten und lieben, ihm all die Zuneigung und Aufmerksamkeit schenken, die man einem Baby normalerweise entgegenbringt. Ich solle seinen Schmerz fühlen und ihm den Trost und den Halt geben, den es braucht. Dann solle ich mir vorstellen, dieses Baby wäre ich. Und ich weine Sturzfluten, als ich das genau so mache.

Noch nie zuvor habe ich mir selbst bewusst solch eine Liebe und Geborgenheit geschenkt.

Doch je mehr Ratgeber ich verschlinge, desto länger wird auch die Liste der Makel und Probleme, die ich an mir selbst erkenne. Ich begreife nach und nach: Adrenalin, Nervenkitzel und ständige Herausforderung sind längst meine besten Freunde geworden, und so habe ich mich gänzlich in einem verzehrenden beruflichen Ehrgeiz einerseits und in einer zerstörerischen Beziehung andererseits verloren. Bei dem Leben auf der Überholspur ließ ich vor allem mich zurück und krache nun frontal gegen eine Wand, die sich reales Leben nennt: Am Ende meines ersten Jahrs als Redakteurin bei »Die Welt« wird mein Vertrag nicht verlängert.

Aus mein Traum vom Schreiben und davon, diese Welt zu einer besseren zu machen. Verdammt, ich kann nicht mal mein Leben zu einem besseren machen – wen wundert es, dass man mich nicht haben will?

Verzweifelt, aufgelöst und abgelöscht suche ich wieder nach Hilfe! Ich brauche ganz dringend professionelle Hilfe, ich weiß nicht mehr weiter und werde alles verlieren, so viel ist jetzt klar!

Ein Berliner Institut für Aus- und Fortbildung von Psychotherapeuten, das auch freie Therapieplätze vermittelt, lädt mich zu einem Vorgespräch ein und erkennt dabei, dass eine analytische Psychotherapie für mich die richtige wäre. Ein Ansatz, der sich mit den »hinter aktuellen Konflikten verborgenen Charakteranteilen des Patienten, Denk- und Bewertungsprozessen sowie Beziehungsschemen beschäftigt«, lese ich irgendwo. Und dass das Menschen helfen kann, die »an sich selbst leiden«. Passt. Wundert mich nicht. Und so komme ich an Franziska Sternthaler, eine zierliche Frau mit kurzen, roten Haaren. Hübsch, stets ohne Make-up, immer mit Meike unterwegs, ihrer ruhigen Labradorhündin.

»Sie haben über Jahre hinweg ihre Gefühle systematisch abgeschaltet, um sich zu schützen«, sagt Franziska Sternthaler während einer Sitzung.

Bei diesen Worten durchströmt etwas meinen Körper, von dem ich nicht sagen kann, ob es sich warm oder kalt anfühlt. Schnell konzentriere ich mich auf die Ausführungen der Therapeutin.

»Das Problem ist: Man kann nicht die negativen Gefühle abschalten und die positiven behalten. Wenn Sie sich konditionieren, nichts mehr zu spüren, dann tun Sie das auch: nichts mehr fühlen. Weder gut noch schlecht. Sie fühlen natürlich schon weiter, aber Sie nehmen es nicht mehr bewusst wahr, haben dafür keinen inneren Raum. Da es ja aber verdeckt weiter brodelt, überrumpeln Sie die Gefühle, ersticken Sie, machen Angst, verunsichern und so weiter. Der Vorteil ist, Sie können viel mehr erleiden als andere, durchhalten, schaffen, erreichen, sind belastungsfähiger und zäher, weil Sie über eigene Grenzen hinausgehen können, ohne es zu merken, wenn man so will. Der Nachteil ist: Sie können sich auch weniger freuen, nicht stolz auf sich selbst sein, sich selbst nicht lieben und sicher und geborgen und glücklich fühlen.«

Ich räuspere mich, sage aber nichts. *Ich weiß nur, ich will unbedingt fühlen lernen. Unbedingt. Nichts mehr als das! Was ist lieben ohne Gefühl? Singen? Tanzen? Schreiben?*

»Für den Anfang: Jedes Mal, wenn Sie durch einen Türrahmen gehen, halten Sie kurz inne und fragen Sie sich selbst: Habe ich Hunger oder Durst? Ist mir kalt? Bin ich müde? Ganz simple Sachen, damit Sie erst einmal überhaupt wieder lernen, sich selbst zu spüren.«

Ich spüre mich durch Constantin. Das ist der Punkt. Das leuchtet mir an der Stelle vollkommen ein. »Darum bin ich abhängig von ihm, oder?«, frage ich rhetorisch. »Er gibt mir sehr schlechte Gefühle. Aber auch sehr gute. Zwar dominiert er mich die meiste Zeit, aber irgendwann, wenn es eskaliert, dann kippt das ja. Erst kommt das Schlechte aus ihm heraus, Gewalt, Betrug, Lügen, dann endet es meist damit, dass es ihm fürchterlich leidtut und dass er weint. Er bereut und schwört dann, so etwas nie wieder zu tun. Dass ich das einzig Wichtige für ihn im Leben bin und dass er sich meinetwegen ändern will.«

»Das ist der Moment, in dem Sie aus einer Ohnmacht in die Machtsituation kommen«, sagt Frau Sternthaler. Und: »Mit Constantin ist es auch so, dass er sich durch Sie spürt. So, wie Sie sich durch ihn besser fühlen. Doch Sie beide lösen ihre ganz persönlichen Konflikte nicht, sie leben sie miteinander förmlich aus.«

Meine Gedanken überschlagen sich. Sie trifft so sehr ins Schwarze, dass ich Gänsehaut bekomme und mir der Atem stockt. Dass ich das jetzt aber alles verstehe, dass es nicht um Constantin und mich geht, sondern um etwas viel tiefer Liegendes, das gibt mir nicht zuletzt auch ein bisschen Hoffnung, dass ich es künftig besser machen kann.

Doch das kann ich noch lange nicht.

Es ist Constantin, der letztlich endgültig die Tür schließt, die ich selbst einfach nicht zubekomme:

Im Winter 2010 geht er nicht mehr ans Telefon, wenn ich anrufe. Er antwortet weder auf meine E-Mails, noch auf meine SMS. Später erfahre ich über gemeinsame Bekannte, dass er beim Oktoberfest in München eine andere Frau kennengelernt und nur wenige Wochen danach verkündet haben soll, dass die beiden zusammenziehen und eine Familie gründen wollen.

»Es ist bestimmt besser so!«, sagt eine Freundin.

Es ist nicht besser so.

Es ist das Beste, was mir passieren konnte! Ich bin von mir

selbst überrascht, aber nachdem sich diese neue Information kurz wie ein Stich ins Herz anfühlte, bemerke ich jetzt, dass bloß literweise Eiter aus einem entzündeten Geschwür läuft, von dem ich dachte, dass es Liebe war.

Zwar brauche ich ein paar Tage, um mich an mein neues Leben zu gewöhnen – aber was es mir einfach macht, ist diese plötzliche Leichtigkeit. Es ist vorbei. Da sind keine Fragen mehr. Keine Möglichkeiten. Keine Hoffnung. Es ist nichts mehr zu machen. Und das ist, nach vier Jahren Abhängigkeitsbeziehung, sehr viel mehr eine Chance als eine Niederlage.

Es ist komisch, aber erst durch die endgültige Trennung wird mir bewusst, dass dieser Kampf mein Leben nur insofern bestimmen konnte, wie ich ihn immer wieder focht. Und dass ich nie wieder in so eine Schlacht ziehen wollen würde, in der es um nichts ging als bloß um die Auseinandersetzung an sich. Zum ersten Mal ist dieses Verständnis nicht nur rational, sondern auch emotional. Heilung, das wird mir immer mehr klar, ist kein Schalter, den man findet und einfach so umlegt. Heilung ist ein langwieriger, holpriger und mit vielen Rückschlägen gepflasterter Prozess.

Anstatt in ein tiefes Loch zu fallen, kann ich auf einmal stolz auf mich selbst sein und sprudele vor Energie und Lust, mich jetzt ganz auf mich selbst zu konzentrieren.

Und auf das Buch, das ich schreiben will!

Zum Abschluss unserer Ausbildung hatten wir Volontäre der Axel Springer Akademie eine letzte Aufgabe bekommen, bevor es zehn Tage nach New York auf Abschlussreise ging, die auch Unterricht in »*Investigative Journalism*« an der renommierten Columbia University und am Ende die Vergabe der Abschlusszertifikate beinhaltete. Wir sollten »irgendeine Investigativ-Geschichte« finden, die wir dort, gemeinsam mit namhaften Dozenten wie dem renommierten »New York Times«-Reporter Andrew Lehren oder dem Investigativ-Journalist Jim Mintz, bearbeiten und später in einem der Springer-Medien veröffentlichen konnten.

Rachel und ich, wir hatten, wie so oft, bei einer Flasche Rotwein gebrainstormed. Worüber würde ich schreiben können? Investigativ bedeutet immerhin, etwas aufzudecken; eine Story zu finden, die entweder so brisant oder so bewegend ist, dass andere Medien aufspringen und auch darüber berichten wollen würden. Solche Geschichten fand man in aller Regel nicht – wie es ein Journalisten-Sprichwort sonst besagt – auf der Straße.

Etwa zwei Stunden zermarterten wir uns das Gehirn, hörten dabei immer wieder:

Cage the Elephant – »Shake me down«
Not a lot of people left around,
Who knows now,
Softly laying on the ground, oh
Not a lot people left around, oh, oh

Bryan Ferry – »You can dance«
In a discotheque at dawn
Is when it came to me
I'd been ravin' through the night
Lookin' for some company

Lana del Rey – »Gramma«
Tell me that you think I'm good
Happy that I make you glad
'Cause I don't want to think I'm bad, Gramma
I don't want to think I'm bad

Und wir lachten mal wieder über uns selbst, weil wir in dieser kurzen Zeit nicht nur gemeinsam eine Schachtel Zigaretten aufgeraucht, sondern schon wieder eine Flasche Wein wie Wasser ausgetrunken hatten. Ich hatte zugegebenermaßen in meiner Laune, gemischt aus Erlösung von meinem Leid mit Constantin, Trauer um all die Jahre vergebener Liebesmüh und Aufregung vor dem, was jetzt auf mich zukam, einen guten Zug drauf.

Als wäre es eine logische Konsequenz aus unserem versöhnlichen Amüsement über unsere selbstzerstörerischen Charaktere, die sich nicht nur mit Nikotin sowie minder- und hochprozentigem Alkohol, sondern regelmäßig auch mit Kokain oder Cannabis von sich selbst in Urlaub schickten, die wir gern eigene und auch anderer Leute Grenzen austesteten und nach durchzechten Nächten mit fremden Menschen in Betten landeten, um unsere Körper herzugeben, wie etwas, das wir besaßen und nicht etwa waren, kamen wir auf die Frage:

Was macht eigentlich Christiane F.?

Welche reellen Chancen auf ein normales Leben hat wohl ein Mensch, dem der Rausch des weltweiten Ruhms als Promi-Junkie zuteil wurde? Und dem seine Sucht nicht nur Zuneigung und Aufmerksamkeit, sondern konkret: den Lebensunterhalt verschafft.

Das fragte ich mich. Und fand so nicht nur meine Geschichte, sondern eine Aufgabe, die alles für mich verändern würde.

Auch wenn Christiane es mir nie gesagt hat, ich denke: Sie hat gespürt, dass wir so verschieden waren – und so gleich.

Ich kannte die Mechanismen der Sucht und all des Elends, das daran hängt. Ich wusste, wie es sich anfühlt, etwas nicht sein lassen zu können, von dem man ganz genau wusste, dass es einen ruiniert. Ich habe es selbst erlebt, wie sehr man nicht Teil dieser normalen Welt sein kann und mit den simpelsten Dingen überfordert, wenn man im Teufelskreis der Sucht steckt. Wie willenlos man ausgeliefert ist, wenn man all den Schmerz, all die Selbstzweifel und all den Hass auf sich und die ganze Welt immer wieder »ein letztes Mal« betäubt. Wie sehr man sich selbst nicht helfen kann und dringend Verständnis und Hilfe braucht.

Und vermutlich deshalb konnte ich ihr zuhören. Sie einfach reden lassen. Und ich beobachtete sie, wie sie die Welt beobachtete. Darin verbarg sich der Zugang zu einer Person, die völlig zerrissen in einem Spannungsverhältnis zwischen totaler Selbstaufgabe und stoischer Unbezwingbarkeit lebt, in tiefer, von Leistung und Funktion völlig unabhängiger Liebe zu den Dingen. Und voller Hass gegenüber sich selbst und der Menschheit als solches.

»Ich könnte eine ganze Zeitung mit deinen Geschichten füllen«, sagte ich ihr noch im Winter 2011. »Und ich habe gedacht, vielleicht wollen wir anstelle eines Artikels gleich ein Buch schreiben? Es wäre das viel bessere Format, um dir und deiner Lebensrealität gerecht zu werden, finde ich inzwischen.«

»Daran hatte ich auch schon gedacht«, sagte Christiane. Und ich freute mich sehr über das Vertrauen und die große Chance, die sie mir gab.

An diesem Buch arbeite ich jetzt, nachdem mein Vertrag bei »Die Welt« nicht verlängert wurde und die Beziehung zu Constantin endlich vorüber ist, noch intensiver. Mein Vorsatz: Anders als in »Wir Kinder vom Bahnhof Zoo« möchte ich Christiane nicht bloß erzählen lassen. Damit die Öffentlichkeit ihre Krankheit dieses Mal umfassend begreift, damit sie vielleicht sogar über die Rolle von Politik, Wirtschaft und Gesellschaft bei der Erkrankung und Genesung nicht nur von Christiane, sondern auch anderer, weniger bekannter Süchtiger nachdenkt, muss ich analysieren, einordnen, politische sowie medizinische Faktoren beleuchten. Darum soll das Buch, das eigentlich eine Biografie ist, auch

Sachkapitel enthalten. Ungewöhnlich für ein Memoire – aber notwendig, wenn es dem Thema gerecht werden soll, wie ich finde.

Es geht daher unter anderem um die Ordnung der modernen Gesellschaften und das Chaos der Sucht, die zwei Antagonisten sind, in deren Spannungsfeld man wichtige Antworten findet. Zwischen Druck und Sehnsucht entsteht Abhängigkeit, begreife ich. Und dass unsere moderne Gesellschaft nicht nur Süchtige braucht, sondern sogar produziert! Von Castingshows bis Kaufrausch funktioniert unser Wirtschaftssystem ja genauso: Es weckt SehnSÜCHTE. Und Druck.

Neun von zehn Menschen leiden Experten zufolge, wenn auch in unterschiedlicher Ausprägung, daran, von etwas oder jemandem abhängig zu sein! Von Rausch-, Lebensmitteln oder Glück, von immateriellen Dingen wie Erfolg, Liebe oder Geltung, von selbstbezogenen Süchten oder in der engen Beziehung zu jemandem, der eine dieser Süchte hat.

Bedeutet das, dass es eigentlich eher normal ist, süchtig zu sein, als dass man es nicht ist?

Wieso redet denn dann niemand darüber?

Wieso ist Sucht ein Tabu?

Sucht, auch das erfahre ich, stellt den Zwang dar, aus den normierten Strukturen »ekstatisch herauszutreten« – ein Grund, weshalb sie sich eben nicht nur schlecht anfühlt, sondern auch befreiend und stärkend sein kann!

Ich erinnere mich an Eleonore und daran, wie sie einst von der Konditionierung unserer Gesellschaft sprach, davon, dass man uns nicht dazu erzöge, Fragen zu stellen. Sondern zu funktionieren.

Das Wissen, das ich mir in diesen Monaten durch meine Therapie und all die Bücher, Essays und Studien über die Konditionierung der Psyche, aber auch das Phänomen der Sucht im Allgemeinen aneigne, hilft mir nicht nur, Christiane besser zu verstehen, sondern auch meine eigenen Monster zu bändigen. Und mir wird klar: Keine noch so drastischen Konsequenzen können Betroffene, denen körperlicher Verfall, Depression und Panik, schwere körperliche Schäden, Infektionskrankheiten, Organversagen und weitere Folgeerscheinungen völlig egal sind, von ihrer Sucht abbringen – Akzeptanz und Liebe aber schon.

Und einen Sinn im Leben zu sehen.

Sich zugehörig fühlen.

Teil von etwas sein.

Respekt.

Auch gut: ein Grundsicherheitsgefühl in sich und in andere und in die Welt. Entwickelt man normalerweise im ersten Lebensjahr, nennt sich Urvertrauen. Wie stark es ausgeprägt oder beschädigt ist, das hängt aber unter anderem damit zusammen, wie viel Sicherheit die Eltern im ersten Lebensjahr vermitteln.

Verpasst man diese Chance, hat das Auswirkungen auf das ganze Leben. Denn »Urvertrauen«, sagt Frau Sternthaler, »hat man, oder man hat es nicht. Man kann das im Erwachsenenalter nicht mehr bekommen, wenn man es als Säugling nicht aufbauen konnte. Man kann aber lernen, damit umzugehen.«

VII. zeit zu heilen

Das Blut ist dem blonden Mann ins Gesicht geschossen, er ist aufgestanden und gestikuliert wild. Erkennbar erregt. Ich kann ihn nicht verstehen, er scheint auf Polnisch zu schimpfen – und ich fürchte, mal wieder alles vermasselt und wieder jemanden gegen mich aufgebracht zu haben. Er erklärt jetzt, rast mir sofort durch den Kopf, warum meine Thesen falsch sind und ich eine Ahnungslose bin, die nichts weiß und nichts kann. Er wird sicher recht haben, er sieht aus wie jemand, der die Dinge besser weiß als ich. Gepflegt und gut gekleidet, sitzen neben ihm zwei schöne Kinder, ein Mädchen und ein Junge, sowie eine hübsche, hellblonde Frau.

Die Familie war mir schon beim Einlass in den Kulturpalast in Warschau aufgefallen, wo ich im Sommer 2014 die polnische Übersetzung von »Christiane F. – Mein zweites Leben« vorstelle. Ärzte könnten sie sein. Journalisten. Politiker vielleicht. Irgendwie intellektuell, Mittelschicht, vermutete ich. Auf jeden Fall wirkten sie vor Beginn der Veranstaltung ungewöhnlich glücklich und liebenswert.

Und nun, kaum eine Stunde später, schreit der Mann ins Mikrofon. Sein Name – sollte sich später herausstellen – ist Wojchiech Wanat.

Erst als ich die Übersetzung von der Dolmetscherin ins Ohr gesprochen bekomme, bin ich erleichtert – und wahnsinnig gerührt: Der Mann ist gar kein Substitutionsarzt, wie ich vermutet hatte. Er ist Betroffener. Und er schreit so, weil ihn tief ergriffen hat, worüber ich kurz zuvor gesprochen habe: über die Ursachen von und den Umgang mit Sucht. Über eine Gesellschaft, die dem Rausch huldigt, Süchtige aber verachtet. Über meine mehr als dreijährige Arbeit mit Christiane F.

Er ist außer sich, scheinbar weil er nicht weiß, wie er sonst begreiflich machen kann, was für viele unbegreiflich bleibt: »Wenn jemand Krebs hat und dreimal Chemotherapie bekommt«, sagte er aus ganzer Brust, »und wenn er dann trotzdem nicht geheilt wird, sagen wir dann, er habe es nur nicht genug gewollt?« Stille im Foyer. Wanat sieht zu mir auf die Bühne, er sieht ins Publikum. Dann spricht er weiter: »Sucht ist wie Krebs. Es ist eine schwere Krankheit. Und wer sie hat, der leidet. Niemand will so leiden. Aber viele können nicht gesund werden, weil ihre Seelen schon zu krank sind. Der Wille ist viel wert, aber er ist nicht alles.«

An diesem Sommertag in der polnischen Hauptstadt entsteht nach Wanats Aussagen eine wahnsinnig emotionale Diskussion. Ich bin allein gekommen, Christiane hat sich aus gesundheitlichen Gründen offiziell aus der Öffentlichkeit zurückgezogen, und ich mache nun an vorderster Front weiter – zunächst noch in der Hoffnung: Das wird wieder. Doch schon bald von der Erkenntnis ernüchtert, dass Christiane, die nie wirklich von den Drogen loskam und nun mit den Folgen zu kämpfen hat, sich ohne Behandlung der Leber so bald nicht vollständig erholen wird.

Bei der Vorstellung von »Christiane F. – Mein zweites Leben« sind nur knapp 30 Menschen im Publikum, viele davon Journalisten oder schlicht: Interessierte. Aber fast alle finden sich irgendwo in der Diskussion selbst wieder. Identifizieren sich. Fiebern. Es geht um Sehnsüchte und um die Frage nach der Bedeutung von Liebe, Toleranz und sozialem Zusammenhalt mit Blick auf die Genesung suchtkranker Menschen. Es geht um die Leistungsgesellschaft, Eigenverantwortung und Stigmatisierung. Um das Leben in Familien mit Alkoholabhängigen – in Polen ist häusliche

Gewalt unter Alkoholeinfluss ein großes Problem, aber auch in Deutschland fordert übermäßiger Alkoholkonsum vier Mal so viele Todesopfer wie Verkehrsunfälle.

Sucht im Allgemeinen und Rauschmittelabhängigkeit im Besonderen sind sehr komplexe Themen, und ich maße mir immer noch nicht an, alles verstanden und Lösungen parat zu haben. Ich kann nur Geschichten erzählen, die wie ein erzählerisches Mosaik ein sehr diverses Gesamtbild von der Krankheit geben – Jahre vor, während und auch nach meiner Arbeit mit Christiane habe ich eine Reihe Menschen getroffen, die unter irgendeiner Form der Abhängigkeit leiden oder litten, von Mager-, Ess- und Brechsüchtigen über Borderliner bis hin zu Schwerstopiatabhängigen. Diese Begegnungen haben meine Einstellung zu Drogenkonsum und Sucht im Allgemeinen nach und nach verändert.

Zwischen Konsum und Sucht liegt sehr viel, weiß ich heute. Und am Anfang von Abhängigkeit liegen oft – nicht immer, aber oft – schwerwiegende seelische Verletzungen. Eigentlich alle, die ich traf, waren als Kinder missbraucht, misshandelt, vernachlässigt oder genötigt worden, etwas zu sein, was sie nicht sind.

Es lässt sich von außen sehr einfach sagen, dass Drogen keine Lösung sind. Doch wer sich lange genug mit Betroffenen unterhält und wer sich in ihre Geschichten hineinfühlt, der kann vielleicht irgendwann verstehen, dass es eine Zeit in ihrem Leben gab, in der sich jeder Zustand womöglich besser anfühlte als die Realität.

Sinn der Sucht.

Wojchiech Wanat und seine Frau sagen, sie haben es der Liebe wegen aus der Heroinsucht geschafft. Seit zehn Jahren sind sie clean, schreiben selbst Bücher über ihre Erlebnisse und leisten Präventionsarbeit.

Auch ich darf jetzt immer wieder erfahren, dass ich anderen Süchtigen helfen kann. Nur, indem ich ihnen zuhöre. Einfach da bin.

Und erzähle, was ich inzwischen über die Krankheiten Sucht und Co-Abhängigkeiten weiß. Ich rede dann vom Urvertrauen, vom Sinn der Sucht und der Sucht nach Anerkennung. Ich sage, dass Zugehörigkeit für uns als Steinzeitmenschen überlebenswichtig war, weil wir allein nicht überleben konnten – und dass es sich deshalb heute noch für so viele von uns überlebenswichtig anfühlt, anerkannt zu sein, dazuzugehören, jemand zu sein. Dass der Mensch in einer Gesellschaft, in der gemeinhin als Lob gilt, wenn keiner meckert, für das Gefühl, etwas Besonderes zu sein, eben besonders weit geht. Dass er sich dabei sehr leicht verlieren kann.

Wenn man mich fragt, und das kommt oft vor, was der Grund dafür sein kann, dass auch und vor allem junge Menschen rund um den Globus von der Geschichte der Antiheldin Christiane F. dermaßen gefesselt sind, dann kann ich nur mutmaßen, aber ich glaube, es liegt daran, dass Christianes Geschichte eigentlich gar keine Drogengeschichte ist!

Es ist in meinen Augen vielmehr die Geschichte eines Mädchens, das von den Eltern misshandelt und vernachlässigt wurde und das aus dieser Erfahrung heraus, dass Liebe und Schmerz zusammengehören können, eine verheerende Faszination für das entwickelte, was ihr wehtat. Es ist die Geschichte eines Kindes, das auf der Suche nach Liebe, Akzeptanz und Zugehörigkeit glaubte, in einer Gruppe Gleichgesinnter eine neue Familie und die Lösung all seiner Probleme zu finden – und das sich dabei leider gänzlich selbst verlor.

Viele Menschen, überall auf der Welt, können sich damit identifizieren, auch dann, wenn sie niemals Drogen nahmen.

Was ich niemals laut sage: Ich kann mich damit identifizieren. Die Begegnung mit Christiane wurde eine Begegnung mit mir selbst! Von meiner Sucht soll weiterhin niemand wissen, so weit bin ich noch nicht.

Aber natürlich klingen meine Erfahrungen durch.

Und sie kommen an. Irgendwie. Ich erreiche Menschen. Scheinbar tief irgendwo, wo sich was bewegt. Nicht nur die Wanats. Auf Facebook und via E-Mail bedanken sich viele Menschen bei mir dafür, dass sie sich durch irgendwas, was ich irgendwo sagte, »so gut verstanden« gefühlt hätten »wie noch nie« zuvor.

»Du rettest Leben«, schreibt mir eine Frau sogar.

Und dann melden sich, mehr als zehn Jahre, nachdem wir uns das letzte Mal gesprochen haben, sogar die McFinns:

»Dearest Sunny, what a joy it is to hear how well you are doing«, schreiben Gab und Tom. »Als du in Phoenix warst, warst du viel weiter als deinem Alter entsprechend. Vielleicht, weil du musstest. Du hast ein fröhliches Äußeres gezeigt, aber es war uns sehr bald klar, dass eine ganze Menge in dir vorging. Wir sind sehr froh, dass es dir besser zu gehen scheint und dass du das Phänomen der Sucht nun auch öffentlich angehst – mit Menschen, die genauso leiden, wie du einst gelitten hast. Die Ironie ist, dass deine persönliche Heilungsgeschichte in einem Haushalt mit zwei adipösen Erwachsenen begonnen hat, die einen Freund an die Drogensucht verloren haben. Wir wollten dich auch wissen lassen, dass Gabbies Schwester uns damals nach deiner Abreise eröffnet hat, dass auch sie bulimisch war. Die ganze Sache mit dir hatte ihr Mut gemacht, uns davon zu erzählen und sich Hilfe zu suchen. Du warst nur sehr kurz bei uns, aber dein Einfluss auf unsere Familie, die Gesundheit unserer Tochter und unseren Umgang miteinander war immens. Wir werden dich immer im Herzen tragen. Du bewirkst etwas. Weiter so.

In Liebe

Tom und Gabbie«

Unglaublich, wie oft am Ende doch alles irgendeinen Sinn ergibt. Ich bewundere die McFinns für ihre Offenheit und liebe sie immer noch für ihre Herzlichkeit. Sie haben mich einst mit viel Zuspruch und Feingefühl aufgefangen. Und sie machen mir heute wieder Mut, zu mir zu finden. Mir selbst nahe zu sein.

Die Dankbarkeit und Wärme, die ich auch jetzt von Menschen bekomme, die so sehr Hilfe oder Gemeinschaft brauchen wie ich, ist der größte Lohn, den ich je für irgendeine Arbeit bekommen habe. Ich bewirke etwas! Ich helfe, Leben in bessere Bahnen zu lenken. Und kann kaum begreifen, dass ich so etwas tatsächlich kann. Es ist im wahrsten Sinne für mich nicht zu fassen, dass genau der Teil meines Lebens, der all die Jahre am wenigsten sein durfte, mich nun plötzlich so erfüllt. Mehr noch: Ich lerne genau hier schwimmen. Schwimmen in einer Flut Gefühle, die mich in diesen Wochen überkommt. Angst vor Auftritten, Lust, etwas zu verändern, Trauer um Christiane, um mich. Hoffnung auf Besserung. Erleichterung. Druck und Verantwortungsgefühl. Sehnsucht. Und: Dankbarkeit. Ganz viel, tiefe, befreiende Dankbarkeit. Aber vor allem auch, zum allerersten Mal eigentlich, spüre ich so etwas wie Selbstwert. Diese Wochen zeigen mir, dass ich etwas verdammt gut kann!

So – und mit all dem, was ich gelesen und in all den Jahren mit Frau Dr. Liebenberg und Eleonore und Frau Sternthaler gesprochen habe –, wandelt sich mein Wissen nach und nach in gelebte Selbstverständlichkeit um. Ich muss jetzt nicht mehr unter Türrahmen ausharren, im Lauf der Wochen und Monate rund um diese Arbeit an »Mein zweites Leben« schaffe ich es auch immer wieder, mich auf beschämende und schreckliche Gefühle einzulassen, mitten durchzugehen statt sie zu verdrängen oder zu betäuben und sie loszulösen von all den Erinnerungen, die damit verbunden sind.

Sosehr ich sie bekämpfte, sosehr beschäftigte ich mich ja auch damit. Und ließ sie durch meine Abwehrhaltung und alle möglichen Gegenmaßnahmen umso machtvoller werden, bis sie heimlich, still und leise die Kontrolle über mich gewannen.

212

Je mehr ich jetzt rede und lese und sehe und erlebe, Interviews gebe, Artikel schreibe, Fragen gestellt bekomme und Antworten suche, Betroffenen begegne, Hilfe vermittle und so unendlich viele menschliche Makel erkenne, Verletzung, Hoffnung und pure Emotionen erleben darf, desto mehr setzen sich für mich eine Vielzahl Partikel meiner eigenen Vergangenheit wie ein Mosaik zusammen, das mir ein neues Selbstbild vermittelt. Ich finde heraus, was von all dem ich bin. Und warum ich so sein könnte. Und nach und nach lerne ich, nachsichtiger mit mir selbst zu sein. Mir Zeit zu geben, zu heilen. So etwas wie Wohlwollen mir selbst gegenüber zu empfinden.

Durch all die Informationen und Begegnungen und mit etwas mehr Geduld und Zeit setze ich mich nach und nach zusammen zu einem stabileren Ich.

Zwischen Interviews, Lesereisen und dem Managen einer Social Media Community mit inzwischen knapp 50000 Fans und Followern habe ich zudem wenig Zeit, übers Essen und meine Figur nachzudenken. Und so entsteht aus dem Gefühl heraus, nicht nur anderen etwas geben zu können, sondern auch selbst an der Arbeit mit anderen Süchtigen zu heilen, die »F. Foundation«, eine Gemeinschaft für die, die sonst oft keine Stimme bekommen. Und ein Projekt, im Rahmen dessen ich mich mit anderen darüber austausche, was mich ohnehin so ungemein beschäftigt.

Drei der insgesamt mehr als 50000 Menschen, die auf Facebook mit uns diskutieren und sich in nie da gewesener Weise zu ihren eigenen Drogen-, Sucht- und Co-Abhängigkeitserfahrungen äußern, Information und Zugehörigkeit suchen, ihre scheinbare Ausweglosigkeit schildern, um Hilfe bitten und sich nicht zuletzt auch gegenseitig Tipps geben, fallen besonders auf. Sie bringen Dinge so sehr auf den Punkt, sind so erschütternd ehrlich, und zugleich wirken sie optimistisch, machen anderen Mut, sodass ich mir von ihnen Unterstützung beim Dialog der F. Foundation wünsche.

Sie folgen einer Einladung für ein Treffen in Berlin, das am Ende mein Leben für immer verändern wird.

Es ist ein Samstag im Frühjahr 2014. Der Tag beginnt mit einem Frühstück in den Räumen des Verlags, in dem »Christiane F. – Mein zweites Leben« erschienen ist. Ohne jede Form der Vorstellung oder einen echten Ablaufplan, noch während wir in die Brötchen beißen, als der Kaffee noch heiß ist und dampft, wird das Innerste nach außen gekehrt und nackt auf den Tisch geknallt:

»Meine Sucht entstand wohl aus Angst, aus Schuld, aus Wut und dem Gefühl, nicht verstanden und nicht akzeptiert zu werden, so wie ich bin. Verständnislosigkeit ist die schlimmste Faulheit und die gefährlichste Dummheit der Menschen, die machtvollste Verurteilung und die ignoranteste Selbstgefälligkeit«, sagt Christian Ermel, ein 45 Jahre alter Künstler, groß, schlank, rothaarig. Am ganzen Körper tätowiert. Er hatte mir mit seiner Kunst imponiert, die er regelmäßig zu verschiedenen Themen in die Facebook-Gruppe postete. Auch mit seinen Worten ruft er Bilder hervor. In mir. Innere, fast verblasste Bilder: *von anderen Kindern, die mich hänselten. Und späteren Erwachsenen, die vor Gericht meinen Drang nach Aufmerksamkeit als eigene Schuld am Missbrauch interpretierten. Von Kollegen, die meinen Arbeitseifer als Bedrohung empfanden. Von meinem Vater. Und von Constantin. Und Willi Pappel, der in den Augen der kleinen Sonja alles wusste – nur nicht, wie krank seine Liebe sie macht.*

»Als meine Mutter mich und meinen Vater verlassen hat, war das der Schmerz meines Lebens«, führt Ermel weiter aus. »Ich habe mich dann zurückgezogen in ein Innen, in ein weit entferntes Land der Träume. Meine Noten sind schlechter geworden und ich war dann auf einmal, für andere, einfach nicht mehr richtig, weil ich kein Fußball mochte und keine Süßigkeiten. Ich liebte dafür Dracula. Und Frankenstein. Science-Fiction. Und Horror. Aber den Leuten gefiel das nicht. Ich verstehe dich nicht!, war wohl der Satz, den ich am häufigsten hörte. Und zwar von intelligenten Menschen, die sonst alles verstehen!«

Er spricht Sätze, die sind wie ein Rausch, finde ich. Die klingen beinahe erlösend und machen irgendwie high.

»Ja, genau!« Luisa Jaedtke, 28, ist Mutter eines Kindes und Lebenskünstlerin. Auch sie wirkt angefixt, hebt die rechte Hand, bringt Daumen und Ringfinger zusammen, um zu betonen: »Als seien die Menschen blind und taub, sehen sie einander nicht und hören einander nicht zu. Ich habe mich so viele Jahre lang von der Welt ignoriert gefühlt und denke, viele andere Menschen empfinden sich ebenfalls als nicht gesehen.«

Das ist ein interessanter Satz von einer Frau mit halb langen, halb abrasierten schwarzen Haaren, Piercings in zarten Gesichtszügen und vielen bunten Farbbildern auf blasser Haut. Ihre Worte sind stark und klar, ihre Stimme weich und ruhig: »Ich wage mal zu behaupten, dass jeder Mensch in seinem Leben von einer Sucht begleitet wird. Sei es die Sucht nach Betäubungsmitteln, die Sucht nach Liebe, die Sucht nach Arbeit oder die Sucht nach Statussymbolen. Ich denke, meine größte Sucht in meinem Leben war die unerfüllte Sucht nach Anerkennung von meinem Vater. Dem habe ich nie der Sohn sein können, den er sich sehnlichst wünschte. Und er hat mich mit physischer und psychischer Gewalt über Jahre darauf konditioniert, Weiblichkeit und Schwäche abzulehnen und Männlichkeit nebst vermeintlicher Stärke zu verinnerlichen.«

Während ich zuhöre, blitzen Erinnerungen in mir auf, auch ein Gespräch mit Eleonore:

»Warum hasst du deine Beine, Sonja?«

»Weil sie dick sind. Dick bedeutet hässlich. Und hässlich sein, bedeutet schwach sein.«

»Aber du könntest ja auch sagen: Meine Beine sind kräftig, und ich stehe mit beiden Füßen fest auf dem Boden ...«

»Ja, das schon. Aber das sind Fußballerschenkel. Das sieht an einem Mädchen furchtbar aus.«

»Sagt wer? Wer behauptet, Mädchen dürfen keine starken Beine haben und fest mit beiden Füßen im Leben stehen?«

»Die Drogen hielten den Schmerz auf Abstand und verhinderten, dass ich mich viel zu früh gegen das Leben entschieden habe«, sagt Luisa.

»Ich habe schon seit meinem sechsten Lebensjahr das starke Gefühl, irgendwie anders zu sein und nicht dazuzugehören«, sagt Christian Claas. Er ist ein hagerer, großer Mann mit Glatze, engen Jeans, Lederjacke und Kette um den Hals. Ein Altrocker dem Äußeren nach. Innen ganz zart. Und: »Süchtig nach Liebe«, wie er selbst sagt. Das Problem war nur: »In engerem Kontakt mit anderen war ich nie so richtig gut, ich fiel nur immer wieder auf, weil ich meine Lehrer terrorisierte oder irgendetwas anstellte. Meine Noten waren bis zur vierten Klasse recht gut, aber ich wollte einfach mehr. Vor allem mehr Zuwendung und Anerkennung, weiß ich heute. Und ich forderte beides durch irgendwelche Dummheiten täglich aufs Neue ein. Alkohol und Zigaretten wurden bald mein Ding. Diskos. Mädchen in engen Jeans und knappen Shirts. Musik. Ich wollte Rockstar werden. Angehimmelt sein. Bewundert werden.«

Und ich sehe das Kind in mir, das Sängerin, Schauspielerin, einfach etwas Besonderes sein wollte.

»Klaus Kinski meinte«, unterbricht Luisa meinen Gedanken, »man muss den Menschen vor allem nach seinen Lastern beurteilen. Tugenden können vorgetäuscht sein, Laster sind echt.« Claas wirkt leicht angegriffen. Er sackt in sich zusammen und fällt im Sofa zurück. Aber Luisa erklärt: »Ich stecke voller Laster. Sie machen mich menschlich. Ich möchte sie nicht missen. Ich liebe meine Laster, sie füllen mein Leben mit Leidenschaft. Ich habe gelernt, mein Leben zu lieben.«

»Das habe ich auch«, sagt Ermel.

»Ich auch«, sagt Claas schließlich, nun sichtlich entspannt.

Und Luisa macht weiter Mut: »Wären die Umstände anders gewesen, wäre ich heute jemand anderes.« Stummes Nicken der anderen beiden. Und mir. »Deshalb bin ich dankbar für die Höllen, die ich durchmachen musste. Sie brachten mich genau an diese Stelle im Hier und Jetzt, an einen Punkt, an dem ich behaupten kann: Ich bin glücklich. Ich trage eine Menge Liebe in mir.«

»Ja, ha, ha …« Ermel klopft sich lachend auf die Schenkel, lehnt sich im Sessel nach vorn und sagt dann: »Mir geht es ganz genauso. Meine Sucht ruht auf den Säulen Angst, Schuld, Wut und des Nicht-verstanden-Werdens. Aber auf den gleichen Säulen steht auch der Antrieb meiner Selbst und meine Motivation, mich anderen verständlich zu machen. Ich gebe niemandem eine Schuld zurück, keine Angst will ich missen, meine Wut ist der Treibstoff meiner Expression und kein Verständnis ist mir fremd, denn ich habe gelernt, und nun gebe ich es gern weiter. Es muss nichts Falsches sein.«

»Ich bin nicht gerade dankbar für meine Höllen«, sagt Claas. »Aber ich habe gelernt, nicht mehr damit zu kämpfen. Sondern sie zur Kenntnis zu nehmen und zu akzeptieren. Nachdem ich, um die Leere und Angst in mir zu betäuben, jahrelang so viele Drogen genommen und so viel Alkohol getrunken habe, dass ich am Ende auch meine Frau und meine wunderbare Tochter an das Teufelszeug verloren habe, als mein Leben vor lauter Wut, Enttäuschung, Trauer und ewigem Selbstmitleid nur noch dahinrann, ging ich irgendwann zu den Anonymen Alkoholikern. Eher einfach nur so als wirklich in der Überzeugung, dass ausgerechnet das mir hilft. Aber es war der Wahnsinn. Dort wurde ich angenommen, so wie ich war. Ich durfte einfach sein und fühlte mich unendlich geborgen. Zum ersten Mal in meinem Leben. Dies war der Moment meiner persönlichen Kapitulation! Ich hatte den Kampf mit mir selbst, mit dem Alkohol und den Drogen verloren. Ich konnte bedingungslos aufgeben.«

Die drei können unterschiedlicher kaum sein. Nicht nur optisch und hinsichtlich ihrer Haltung dazu, ob Drogen weiter verboten sein sollen, um Abhängige zu schützen, oder die Prohibition die Sucht noch verschlimmert, weil sie dazu auch noch kriminalisiert. Der eine und die andere empfanden die Kapitulation als Süchtige wie einen persönlichen Freiheitsschlag, als Austritt aus allem Müssen der Leistungsgesellschaft, der andere bemerkte dadurch erst, wie gefangen er im Müssen seiner eigenen Zwänge war. Zwei kommen aus schwierigen Elternhäusern, einer aus einem wohlhabenden, liebenden Umfeld. Die eine ist jünger, der andere älter und wenn man sich ihre Kranken- und Heilungsgeschichten so anhört, auch diese könnten unterschiedlicher kaum sein.

Was sie aber alle gemein haben, ist das Gefühl des Nicht-gesehen- und Nicht-verstanden-Werdens.

Das kenne ich auch.

Und dass sie inzwischen offen über ihre Krankheit sprechen, auch in den sozialen Medien, hier vor Fremden.

Das kenne ich nicht.

Ermel meint zu Claas: »Akzeptanz ist immer der beste Weg. Auch in der Akzeptanz, dass das Thema Drogen und Sucht genauso ambivalent ist wie der Mensch selbst, schaffen wir es, uns selbst zu befreien und uns und andere zu akzeptieren. Als ich elf Jahre alt war, gab es in der Schule Drogenaufklärungsunterricht. Oder besser: Drogenabschreckungsunterricht, denn Aufklärung bedeutet ja, alle Seiten der Medaille zu beleuchten. Stattdessen wurde nur die dunkle Seite gezeigt, und ich hatte Angst. Aber

Angst ist Kraft, und diese Kraft hat mich magisch in den Bann gezogen.«

Das Verbotene hat wohl seinen Reiz, das Schmerzvolle seinen Kick. Nicht ohne Grund lieben wir Horror und Thriller. Nicht von ungefähr wollte Goethe einst mit seinem »Werther« vor zu viel Liebeswahn und Selbstmitleid warnen – und sah sich bald mit dem Vorwurf konfrontiert, er habe massenhaft junge Männer zum Selbstmord angestiftet. Nicht ohne Grund erfährt eine gescheiterte Person wie Christiane so viel Aufmerksamkeit. *Und nicht aus purem Irrsinn habe ich ja auch einst, obwohl der Film, den ich eines Nachts bei meinem Vater gesehen habe, unmissverständlich aufzeigte, wie gefährlich eine Essstörung sein kann, angefangen zu fressen und zu kotzen.*

»Menschen, die sich orientierungslos fühlen, brauchen neue Perspektiven und Handlungsoptionen, aber ohne erhobenen Zeigefinger und etwaige Predigten über Moral. Nichts ist weniger hilfreich in schwierigen Lebensphasen als überzogene Moralvorstellungen über angemessenes oder unangemessenes Verhalten sowie ungebetene, unreflektierte Ratschläge. Ich habe mir mein kleines Utopia fernab der konstruierten gesellschaftlichen Chimären über richtige Lebensentwürfe, Normen und statische Rollenbilder erschaffen und teile dieses gern mit Menschen, die, wie ich, nie in der Gesellschaft, nie in der Familie finden konnten, wonach sich irgendetwas in ihnen unentwegt sehnte. Ich habe gelernt, mein Leben zu lieben, und lache über die Menschen. Aber mehr noch lache ich über mich selbst.«

»Wie schön«, sagt Ermel. »Das Leben ist ein Tanz! Lasst uns tanzen!«

»Ja, lasst uns tanzen!«, ruft Luisa und lacht. Und Claas schaut, als fühlte er sich auch in dieser Runde angenommen und akzeptiert.

Und ich bin wie erstarrt.

Meine Haut kribbelt, die Härchen stellen sich auf. Meine Nase juckt, Wasser sammelt sich am unteren Augenrand. Es hat mir die Sprache verschlagen. Ich kann nichts sagen. Nur atmen. Tief. Die Lungen füllen sich mit Sauerstoff. Leben. Trotz allem.

So viel wollte ich diesen dreien über das erzählen, was ich in den vergangenen Monaten durch meine Recherchen und meine Therapie gelernt hatte. Nun waren sie es, die mich dermaßen berührten, dass ich mit den Tränen kämpfte und zu keinem klaren Gedanken in der Lage war.

»Wow«, pruste ich und muss erst um Fassung ringen. Einen Moment lang schweigen wir alle, lassen all das sacken, was uns hier an Vertrauen, an Anregung, an Emotion mitgegeben wurde. Ich bin dermaßen durcheinander, statt etwas Verantwortung für diese drei heute, wie ich dachte, empfinde ich eigentlich nur noch tiefe Dankbarkeit. Noch einmal atme ich tief ein und aus. Und sage dann, was mir als Erstes einfällt: »Ihr habt mir gerade etwas ganz Wichtiges klargemacht. Nämlich, dass ich hier wohl die Einzige in diesem Raum bin, die noch ein Doppelleben lebt.«

Irritiert über mich selbst schaue ich zu Boden, die Gedanken setzen sich zusammen, während ich weiter spreche: »Ihr habt mich kennengelernt als die Autorin von ›Mein zweites Leben‹, als Gründerin dieser Foundation. Das ist das Bild, das ich nach außen abgebe – das der Journalistin, der Macherin. Aber ich bin ganz genau wie ihr.«

Und ich erzähle. Von meiner großen Sehnsucht nach Anerkennung. Vom Alkoholismus meines Vaters, der Unsicherheit meiner Mutter. Vom Missbrauch. Ich erzähle von den Hänseleien meiner Mitschüler, von Selbstzweifeln und Selbsthass, von Träumen in ein besseres Leben, Leere, Betäubung und Schmerz. Von dem Gefühl, nicht gut genug, nicht liebenswert, nicht richtig zu sein. Von all den Versuchen, es besser zu machen und immer wieder an mir selbst zu scheitern. Von Ängsten. Und Panik. Und vom Allerschlimmsten: davon, diesen Teil meiner selbst immer verheimlichen und so tun zu müssen, als sei ich all das nicht, als hätte ich all das nicht erlebt. »Im Geheimen haben mir meine Erfahrungen zwar die Chance gegeben, zum Beispiel Menschen wie Christiane auf besondere Weise nahezukommen«, sage ich. »Nach außen aber musste ich die Toughe spielen, ehrgeizig sein, lebendig, all das. Zumindest dachte ich, dass das erwartet würde. Heute weiß ich, dass ich mir viel eher selbst die Erkrankung eingestanden, Hilfe gesucht und Wege gefunden hätte, wäre die Idee, mich zu öffnen, nicht mit so viel Scham und der Angst verbunden gewesen, an Reputation und damit meine Chancen auf ein besseres Leben einbüßen zu müssen. Da, wo ich hin wollte, verzeiht man Schwäche nicht. Und ich war so lange nicht in der Lage zu sagen: dann eben ohne euch. Dann eben auf meine Weise. Dann eben anders, als ihr es euch vielleicht vorstellt, aber frei und glücklich und gesund.

Bei der Gründung der Stiftung, ach was, noch heute Morgen, war ich der Meinung, dass ihr und die anderen Betroffenen im Vordergrund stehen sollt und ich mich bedeckt halte, so wie es sich für eine Journalistin gehört. Aber jetzt sitze ich hier beim ersten Meeting. Und ihr alle sprecht offen über eure Vergangenheit, über eure Krankheit, Ängste, tiefsten und intimsten Empfindungen. Und ihr habt in mir den Wunsch gezeugt, von jetzt an offen mit meiner Geschichte umzugehen und mich nicht mehr zu verstecken. Ich weiß gar nicht, wie ich euch danken soll!«

Mein Herz tanzt.

Vier Monate später fahre ich nach langer Zeit mal wieder an den Main. Eine Society Lady hat eine Paneldiskussion zu »Mein zweites Leben« und unserer Stiftung im noblen Fünf-Sterne-Hotel »Steigenberger Frankfurter Hof« arrangiert. Es ist, zu meiner

Überraschung, gar kein seltsames Gefühl, wieder in der Stadt zu sein. Die Vergangenheit fühlt sich inzwischen sogar schon unwirklich an. Das Einzige, was geblieben ist: Hier in Frankfurt sind alle immer so chic. Aber unter den Seidenblusen und Brioni-Anzügen, Hermes-Lackschuhen und in den Louis-Vuitton-Kostümen steckt genauso viel Sehnsucht nach Heraustreten und Ausfall wie andernorts auch: 610 Kilogramm Kokain-Abfallprodukt fanden Forscher im Frankfurter Abwasser allein 2008. Im selben Jahr hatte ich durch Constantin nicht nur Zuhälter und Schauspieler und Exprofisportler kennengelernt, die regelmäßig bis eigentlich andauernd Schnee durch die Nase zogen, sondern auch einen Staatsanwalt, der auf einer Party lachend eine Line nach der nächsten zog und witzelte: »In zwei Stunden ist Plädoyer, ich muss fit bleiben.«

Als ich jetzt in das Publikum schaue, zirka 60 Männer und Frauen, ist darunter auch ein Mann, den man hier als namhaften Mediziner kennt. »Wenn es um Drogen und Sucht geht, woran hapert es Ihrer Meinung nach am meisten, Frau Vukovic?«, fragt der.

»An der Prävention«, antworte ich. »An ehrlichen Antworten. Und Perspektiven und Handlungsoptionen ohne erhobenen Zeigefinger! Bei den präventiven Maßnahmen der Bundeszentrale für gesundheitliche Aufklärung etwa oder der des Bundesministeriums für Gesundheit handelt sich um genau das: Es sind Plakat-Kampagnen wie *Keine Macht den Drogen* oder *Be smart – Don't start*. An die Vernunft appellieren nutzt aber wenig. Man muss Sehnsüchte ansprechen, denn da sitzt meist der wunde Punkt. Rausch gehört zum Menschsein dazu wie Lieben oder Träumen. Wer fordert: *Verzichte darauf!*, der redet leider an vielen, vor allem an jungen Menschen vorbei, deren Träume noch groß sind.«

»Aber wir als Gesellschaft können doch nicht mehr machen,

als aufklären und Hilfsangebote schaffen. Darüber hinaus ist ja jeder für sich selbst verantwortlich«, meint eine brünette Frau um die 40 mit rotem Hosenanzug.

»Natürlich bin ich am Ende für mich selbst verantwortlich. Aber allein die Logik *Du bist schuld, also musst du etwas ändern, hier hast du alle Infos, lies das und halt dich dran*, funktioniert leider auch nicht. Außerdem muss man bedenken: Am Ende zahlen wir alle! Strafverfolgung, Justiz, Therapie und Suchthilfe kosten uns allein im Bereich der illegalen Drogen jährlich ganze sechs Milliarden! Im Gegensatz dazu bringt die BZgA nur eine Millionen Euro jährlich für Prävention und Aufklärung im Bereich illegaler Drogen auf. Das ist doch ein absurdes Missverhältnis! Wieso kümmern wir uns denn erst, wenn das Kind schon in den Brunnen gefallen ist? Es würde sich lohnen, mehr Geld in authentische Prävention zu stecken.«

»Wie kann die denn aussehen?«, ruft eine hübsche, grauhaarige Frau aus der letzten Reihe rein.

»Wie schon erwähnt: Sie muss nah am Menschen sein und an seine Sehnsüchte appellieren. Für mich klingt *Loose weight – feel great* viel sexier als *Leben hat Gewicht*, zum Beispiel. Das eine ist Slim Fast, das andere eine Kampagne der BZgA gegen Essstörungen. *Erlebe das Prickeln des Sommers* verspricht einem 15-Jährigen vielleicht mehr als *Be smart – Don't start,* also warum genau sollte er das tun? Im Zweifel macht er sich selbst zum Außenseiter, weil es ziemlich normal ist, in dem Alter mit Rauschmitteln zu experimentieren. *Be happy – Go lucky,* von Lucky Strike. Oder *No more Maybe,* Marlboro, es gibt zig Beispiele, mit denen Rausch verkauft wird – ABER: Zu oft wird mit Sucht bezahlt! Alkohol- und Tabakindustrie investieren jährlich zirka 700 bis 900 Millionen Euro in Werbung. Und das lohnt sich. Studien zeigen längst, dass schon Jugendliche mehr Alkohol trinken, wenn sie häufiger Werbung dafür sehen.«

»Aber da tritt doch jetzt dieses Präventionsgesetz in Kraft!«, ruft ein Mann mit Schnurrbart in den Saal.

»Ja. Beachtliche 500 Millionen Euro stellen die gesetzlichen Krankenkassen dafür zur Verfügung. Doch mit diesem Budget sollen alle möglichen Krankheiten verhindert werden, es geht um Impfschutz genauso, wie es um Sport und regelmäßige Arztkontrollen geht. Inwiefern Sucht verhindert werden soll, bevor sie entsteht, ist noch nicht klar. Die BZgA, der aufgrund des neuen Gesetzes immerhin 0,45 Euro je gesetzlich versichertem Deutschen, also zusammengerechnet knapp 32 Millionen Euro jährlich zusätzlich zur Verfügung stehen, hat bislang noch wenige Ideen für Projekte zur Prävention von Sucht.«

»Warum schaffen es einige aus dem Teufelskreis der Sucht und andere nicht, Frau Vukovic?«, fragt ein blonder Mann mit Anzug und Krawatte, nach eigener Aussage Vater zweier Töchter im Jugendalter.

»Darauf gibt es wohl keine einfache Antwort«, kapituliere ich. »Aber ich bin mir sicher: An erster Stelle kommt das Wollen. Man muss gesund sein wollen. Manchmal ist Kranksein aber nützlich, zum Beispiel wenn wir uns in der Welt der Gesunden womöglich überfordert oder weniger beachtet fühlen. Weil das Kreisen um die Krankheit von etwas anderem ablenkt oder der Schmerz der Sucht einen tiefer liegenden Schmerz, zum Beispiel den Mangel an Selbstliebe, ein Trauma oder dergleichen, betäubt. Nur wenn wir herausfinden, welches Bedürfnis unsere Sucht bedient, und wenn wir eine Alternative finden, die unsere Sehnsüchte ebenso erfüllt, können wir uns langsam ent- und umgewöhnen.«

»Ja. Aber warum sollte denn jemand krank sein wollen?«, fragt eine schwarzhaarige Frau, Mitte 60. Man kennt sie als Diplomatengattin.

»Aus den oben genannten Gründen kann es zumindest schwer fallen, die Krankheit, die ja auch ein Schutzschild sein kann, loszulassen. Außerdem ist die Frage danach, wie frei der Wille wirklich ist, auch hier spannend. Ich glaube, dass eine Vielzahl Süchtiger gar nicht wollen kann. Christiane etwa wurde mit 16 Jahren als heroinsüchtige Kinderprostituierte weltweit berühmt. Das Promi-Junkie-Dasein verschaffte ihr Anerkennung. Dadurch war sie wer! Und damit sicherte das, was sie tötete, zugleich den Lebensunterhalt. Das ist eine Ambivalenz, in die sie rein gewachsen ist, die allein durch Willen schwer aufzulösen ist.«

»Drogensüchtige sind Kriminelle«, meint ein Mann.

Und da ist er. Der Moment. Einmal, kurz, hüpft mein Herz vor Aufregung. Aber ich zittere nicht. Da ist keine Angst, da ist mehr, endlich, eine kleine Öffnung, die all den Ballast der Krankheit herauslässt wie Überdruck, die Schuldgefühle entweichen und mir wird warm, als löse Sonne sanft all die Schatten in meinem Nacken auf. Dieses kleine Loch ist mein Mund: »Viele meinen, Sucht sei eine Entscheidung. Aber Sucht ist eine Krankheit. Das kann ich so gewiss sagen, weil ich selbst süchtig war. 13 Jahre lang litt ich an Bulimie und Anorexie.« *Wow, das war gar nicht so schwer. Weiter, weiter:* »Ich habe meine Eltern belastet, meinen Bruder bestohlen, meinen Körper kaputt gemacht. Ich war lange Zeit nicht fähig, für mich selbst zu sorgen, zu lieben, am wenigsten liebte ich mich selbst.« *Puh. Da geht noch was:* »Ich habe mich gehasst. Und gehasst dafür, dass ich mich selbst hasste. Ich war gefangen in einem ewigen Teufelskreis, der von purer Verzweiflung und Selbstzerstörung angetrieben wurde und der mich immer weiter nach unten zog, bis ich irgendwann ganz unten am Boden war: Ich war krank, hatte Panikattacken, war emotional abhängig von einem Mann, der mich systematisch kleinhielt und sich durch meine Ohnmacht mächtig fühlte. Ich weiß, wie es sich anfühlt, den nächsten Schuss unbedingt zu brauchen. Jetzt. Ein letztes Mal. Immer wieder. Ohne jemals Heroin – Kokain übrigens sehr wohl – selbst probiert zu haben. Mein Drang danach, mich mit Essen vollzustopfen und zu übergeben, Sport zu machen, Abführmittel zu nehmen, zu hungern und immer wieder einfach nichts zu essen, war genauso: völlig irrational, lebensbestimmend, zerstörerisch. Und ekelhaft. Jeden Tag, mehr als ein verdammtes Jahrzehnt lang. Christiane und auch all die Menschen, die mir im Rahmen unserer Foundation begegnen, wir unterscheiden uns durch nichts, nur durch banale Äußerlichkeiten und unsere Rauschmittel. Bei uns allen fing es damit an, dass wir irgendwo und irgendwie durch irgendwas im Außen die Sicherheit und Stabilität suchten, die wir innerlich nicht spürten. Und wenn man sich selbst nicht lieben kann, dann braucht man eben von außen mehr und mehr. Und man tut alles, sucht, wird süchtig. Und die Suchtenergie, ja, die bringt einen auch dazu, falsche Dinge zu tun. Denn jedes Mal, wenn der Rausch nachlässt, die Lichter ausgehen, die Komplimente verstummen, bleibt bittere Einsamkeit. Leere. Unerträgliches Chaos im Kopf. Und so viel Druck, dieses entsetzliche Loser-Dasein loszuwerden, egal wie, so sehr, dass es einen zerreißt. Und man läuft und läuft oder kotzt oder fixt oder trinkt. Und ganz oft hält man all das nicht mehr aus – außer man läuft noch mehr oder kotzt noch mal oder spritzt oder schüttet noch mal nach.«

In diesem Moment, als alles aus mir rausprudelt, macht alles Sinn: Meine Heilungsgeschichte, die mit einem verstopften Klo begann, und all die Rückfälle seither, die vielleicht doch nur Vorfälle waren auf einem Weg, der mich genau hierhin bringen sollte. Das Scheitern im Springer Verlag, das mich zu einem Buchprojekt führte, das nichts anderes war als meine professionelle Suche nach persönlichen Antworten. Die Kapitulation. Die Stopp-Schilder, die an allen Ecken meines Lebens bedrohlich blinkten und die sich jetzt, hier und heute nicht als Ende von etwas, von mir, meiner Existenz erweisen. Sondern als Wegweiser. All das hat mich genau an diesen Punkt geführt, an dem ich endlich zu mir selbst stehen kann, ehrlich über das sprechen, was mir wiederfahren ist, wie ich bin und warum. Meine Krankheit und ich, wir sind jetzt nicht mehr Gegner. Diese Krankheit ist jetzt ein Teil von mir – und dieser Teil, das spüre ich, wird langsam, aber endlich: gesund.

VIII. friede der familie

Im Februar 2015 verbringen meine Mutter und ihre beiden Geschwister jeden Tag im Krankenhaus. In abwechselnden Schich-
ten, sodass immer einer da und Oma nie allein ist – für alle Fälle.

Die Demenz ist schon weit fortgeschritten, Oma hat in den
vergangenen Monaten viel Gewicht verloren. Und ihr Herz und
ihre Augen und ihr Magen wollen nicht mehr so, wie sie sollten.
Das Liegen tut ihr weh. Reden, kauen, schlucken, alles fällt ihr so
unendlich schwer. Und ihr Blick hält oft nichts weiter mehr fest
als bloß die weiße Wand. Doch er ist nicht leer.

Er zeigt deutlich, dass in diesem schwachen, schmalen Körper
ein Geist tobt, der einfach keine Ruhe findet.

»Haben Sie Angst vor dem Sterben«, hatte die Nachtschwester
Oma gefragt.

»Das ist es nicht«, hatte Oma geantwortet.

»Aber was denn dann?«

»Ich mache mir Sorgen um meine Familie.«

Weil Oma eine Verfügung unterschrieben hat, der zufolge keinerlei lebensverlängernden Maßnahmen getroffen werden sollen,
wenn keine Besserung mehr in Aussicht ist, haben die Ärzte ihre
Medikamente abgesetzt. Doch sie lässt nicht los, überrascht uns
alle und findet noch einmal in das Leben zurück, gewinnt wieder
so viel Kraft, dass sie mit den anderen Bewohnern gemeinsam zu
Abend essen, kurzen Spazierfahrten im Rollstuhl und sogar zum
Bingo spielen kann.

Und sie fragt jetzt öfter nach mir, ihrer einzigen Enkelin.

Es sind sechs Monate vergangen, seit ich meine Großmutter zuletzt gesehen habe. Früher war das anders. Ganz und gar.

Als mein Bruder und ich noch klein waren, hat Oma oft auf uns beide aufgepasst. Nicht nur, solange unsere Eltern arbeiteten. Auch, wenn Mama und Papa verreist waren, waren wir nie allein. Oma kochte dann für uns und wusch unsere Sachen. Sie schälte uns jeden Abend einen Apfel, streichelte uns den Kopf und sah stundenlang mit uns Kinderfilme an – mit Heintje zum Beispiel. Oder Pinocchio. Und später dann die Serie »Frauenknast«. Wir Kinder haben uns darüber amüsiert, dass unsere Oma, sonst so katholisch und streng zu sich selbst und zu anderen, auf diese deutsche Soap stand, deren Protagonistinnen nicht nur kriminell waren, sondern unter anderem auch drogenabhängig und homosexuell. Und wir fanden es ziemlich cool, dass sie uns heimlich mitgucken ließ, auch wenn unsere Mutter uns das eigentlich verboten hatte.

Jetzt bin ich erwachsen, werde bald 30 Jahre alt. Da kann man mit dem Tod schon umgehen.

Und mit dem Leben.

Glaube ich.

Aus Berlin reise ich mit dem Zug in die alte Heimat, um Oma zu besuchen. Zu sehen, wie gut es mir heute geht, vielleicht hilft es ihr loszulassen, wenn sie eines Tages wirklich nicht mehr will.

Das »Haus Hütte« der Altenpflegeeinrichtung St. Gerol ist ein Heim, das neben ambulanter und stationärer Pflege auch Unterkünfte für betreutes Wohnen bietet. Solange Oma konnte, hatte sie sich noch selbst verpflegt. Anfang des Jahres wurde sie aber, nach vielen Stürzen und Gebrechen, in Pflegestufe II eingestuft und in einen anderen Teil des Hauses verlegt. Wenn man dieses Hauptgebäude betritt, läuft man sogleich in eine Gruppe alter Menschen hinein, die dort einfach nur warten. Und beobachten, was vor den Türen geschieht und wen der Tag so alles hereinbringt.

Das Gebäude ist relativ neu, überwiegend blaugrau eingerichtet und hie und da auch liebevoll mit Blumen, Platzdeckchen und Bildern dekoriert. Ich nehme eine Treppe, passiere zwei Flure, dann öffne ich sachte die Tür zu Omas Zimmer, schaue erst durch den Schlitz – ist sie wach oder nicht?

Ich trete leise in das etwa zehn Quadratmeter kleine Zimmer ein, stelle den tönernen Miniatur-Schutzengel, den ich ihr mitgebracht habe, auf die Kommode neben ihrem Bett.

»Hallo Oma, hier ist Sonja.«

Oma sieht aus wie Menschen, die ich sonst nur in Filmen gesehen habe: Ihr einst so goldblondes Haar ist weiß und strohig geworden, durch ihre blasse Haut schimmern die Adern hindurch. Und sie ist dünn, ganz furchtbar dünn. Als sie meinen Namen hört, wendet sie den Kopf, zieht die Augen groß und überrascht mich mit ihrer so vertrauten sarkastischen Art: »Ja, das sehe ich wohl!«, sagt sie und lacht sich über sich selbst kaputt.

Die Anspannung lässt nach. Mein Herz wird warm. Sie erkennt mich noch. Und sie hat auf mich gewartet.

Wir bleiben nicht allein. Meine Mutter kommt hinzu, und ein Onkel schaut vorbei. Doch beide verlassen noch einmal kurz den Raum, die eine, um sich über eine geplante Operation an den Augen meiner Großmutter zu erkundigen. Der andere sucht das ganze Haus nach einer Blumenvase ab. In dem Moment, als beide von außen die Tür hinter sich verschließen und für eine Weile die Fragen verstummen, ob Oma noch etwas trinken möchte und, wenn ja, was; ob sie einen Löffel Joghurt oder eine Gabel Kuchen wolle oder lieber ein Lakritz-Bonbon; ob der Fernseher an und das Fenster zu sein solle, als die Strohhalme still daliegen und das Summen der Fernbedienung, mit der das Bett hoch- und runtergefahren wird, verstummt, zieht Oma ihre linke Hand unter der Decke hervor und legt sie ein Stück weit nach links, gleich neben meine.

Sie sieht mich an und fragt: »Was hat der dir angetan?«

Es bricht mir das Herz.

Ich weiß gleich, was sie meint, und finde: In der Hinsicht ist Alzheimer eine gleich mehrfach beschissene Erkrankung. Nicht nur wird das Hier mit dem Dort vermengt, nicht nur das Jetzt mit dem Früher, auch Geliebtes und Gehasstes, Gefahr und Erlösung. Mit der Demenz endet die kognitive Leistungsfähigkeit. Und emotionale Gefangenschaft beginnt.

»Oma, mir hat niemand etwas angetan«, sage ich, weil es schlicht klarer und unmissverständlich ausdrückt, was ich eigentlich hätte sagen müssen: »Ja, man hat mir einmal etwas angetan. Aber das ist lange her und nicht mehr von Bedeutung. Ich weiß, du hast das damals alles mitbekommen, den Prozess, meine Sucht, all die Ängste, auch die von Mama. Du warst eine gute Oma. Ich war dir nie egal. Du hast immer hinter mir gestanden. Und: Es hat geholfen. Da ist kein Schmerz mehr. Kein Leid mehr. Es ist alles vorbei.«

»Es geht mir gut, Oma. Mach dir bitte keine Sorgen um mich. Ich bin gesund und glücklich«, sage ich stattdessen.

»Ja?«, vergewissert sie sich, so als ob sie bei aller Demenz noch ahnt, dass man versucht sein könnte, ihr etwas vorzumachen.

»Ja! Versprochen.« Und ich reiße mich zusammen, um nicht vor ihr anzufangen zu weinen. Ich will nicht, wo ich ihr doch versichere, dass es mir gut geht, dass sie dann doch Tränen in meinem Gesicht sieht – auch wenn es Tränen der Rührung sind.

Da kommen Onkel und Mutter wieder ins Zimmer. Es geht erneut um die Getränke und ums Essen und das Bett wurde wieder hochgeschoben, der Fernsehsender umgestellt. Und ich sehe meine Mutter an, beobachte, wie sie Oma über die Haare streichelt und mit aller Nachsicht und Ruhe darauf reagiert, wenn die nach ihrem längst verstorbenen Ehemann fragt. »Der ist schon auf dem Weg, Mama. Der ist noch mit dem Auto beschäftigt, du kennst Papa doch«, sagt sie. Da ist Oma beruhigt.

Mama hat auf die Gefühlswelten und Geistesblitze von Oma immer eine Antwort, die sie in Sicherheit wiegt. Egal, auf welche Abwege die Gedanken sie führen, egal, wie sehr es sie selbst verunsichert und wie weh es ihr tut – Mama besitzt genau jene liebevolle Eigenschaft, die so vielen Menschen abgeht: Sie konstruiert kein Bild von Menschen, so wie sie sie gern hätte. Sie akzeptiert und liebt sie so, wie sie sind.

Oma schaut mich an. Und ich spüre, dass die Idee, jemand habe mir etwas angetan, sich hartnäckig irgendwo in ihrem Kopf festgesetzt hat. Und sie quält.

Ich hole mein Mobiltelefon raus, suche nach der Bildergalerie. »Schau, Oma«, sage ich und halte ihr im Querformat das Display des Smartphones hin. »Das sind meine Freunde« – ein Bild, auf dem ich mit einem Haufen junger Frauen und Männer zusammenstehe. Und ich werfe gerade den Kopf zurück und halte mir den Bauch vor Lachen. Ich hoffe, Oma sieht, wie gut es mir da geht.

Mit dem Finger schiebe ich das Bild auf dem Touchscreen zur Seite. »Da bin ich gerade in einer Schule und lese aus meinem Buch« – das Bild zeigt, wie ich vor einem Mikrofon sitze, den Kopf in die Buchstaben gesenkt, den Mund offen, die Hände gestikulieren wild, um zu untermalen, wie wichtig die von mir gelesenen Worte sind.

Wieder streiche ich mit dem Finger über das Telefon, eine Aufnahme zeigt die Schulklassen eines Potsdamer Gymnasiums, die meine Lesung besucht haben. »Siehst du die Kinder? Die sind alle gekommen, um zu hören, was ich geschrieben habe. Ich habe doch ein Buch geschrieben«, sage ich, um Oma zu erklären: Es läuft wirklich alles prima! »Und hier, das ist der Jörg. Mit dem bin ich zusammen, und er ist ein wirklich ganz toller und liebevoller Mann und geht gut mit mir um.« Das Bild zeigt mich neben einem großen, blonden Mann Mitte 30. Er hält mich in seinem linken Arm und sieht liebevoll zu mir – da tippt Oma mit ihrem

Zeigefinger auf das Bild. Es vergrößert sich. Man sieht jetzt unsere Gesichter vom Nahen. Ich bin mir nicht sicher, ob sie es anfassen wollte, ich weiß nur, dass sie von iPhone und Android und Touchscreen und sogar von digitaler Fotografie keine Ahnung hat und mit absoluter Sicherheit weiß sie nicht, wie man so etwas bedient. Aber sie erschrickt nicht, sondern gluckert erfreut.

»Siehst du. Wir sind glücklich. Versprichst du mir, dass du dir um mich keine Sorgen mehr machst, Oma?«

Sie sieht mich an und nickt.

»Versprochen, Oma?«

»Versprochen, Kind«, sagt sie und lacht.

Obwohl es schon Ende März ist, lässt der Frühling weiter auf sich warten, und so höre ich den Matsch an die Karosserie des Autos meiner Mutter spritzen. Mein Vater wohnt nur wenige Kilometer vom »Haus Hütte« entfernt. Die kurze Fahrtzeit aber reicht, um zurück in die Vergangenheit zu kehren. Mama und ich reden über damals, über Großmutter und darüber, wie Erfahrungen in der Kindheit das Hier und Jetzt beeinflussen. Auch das einer inzwischen 63-Jährigen wie ihr.

Anstatt mich einfach bloß abzusetzen, hält meine Mutter rechts in einem Feldweg an. Der Wagen kommt gleich vor einem verlassenen Fabrikgebäude zu stehen.

Ich bin eine Ruine – beim Anblick dieser Baureste muss ich an dieses Gespräch denken, das ich 14 Jahre zuvor mit Eleonore Franzen in der Wohngemeinschaft geführt habe. Das war der Anfang einer sehr langen, anstrengenden, oft verzweifelten Reise in eine Zukunft ohne Albträume. Ohne Ängste. Ohne Essstörung.

Ich bin es so leid, das Leid.

Aber es ist noch nicht vorbei.

Sucht betrifft immer die ganze Familie. Angehörige können erst anfangen zu verarbeiten, wenn der Betroffene es geschafft hat. Auch geschafft, nicht mehr rückfällig zu werden. Darum dauern Bewältigungsprozesse mitunter so lang. Die Familie ist, solange sie keinen Abstand nimmt, nur so stark wie das schwächste Glied. Mein und dein gerät in Co-Abhängigkeit durcheinander und ist ebenso ambivalent wie die Sucht als solche: Will der Betroffene aufhören, mag man ihm helfen, reißt seine Kräfte zusammen und versucht alles Mögliche. Hat er einen Rückfall, verzweifelt man daran. Man dreht sich bald um den Süchtigen, so wie er um sein Mittel der Sucht, fährt mit ihm eine emotionale Achterbahn, übernimmt mehr und mehr seine Aufgaben, fühlt sich häufig dann selbst überfordert und allein und leidet womöglich am Ende selbst unter physischen Folgen wie Schlafmangel, Erschöpfung, Herzproblemen oder Depression.

Physische Krankheiten zeigen sich am Körper. Psychische in den zwischenmenschlichen Beziehungen.

Meine Oma mag vor allem ob ihrer Demenz nicht loslassen können, was mir einmal geschehen ist. Es heißt ja immer: Alzheimer macht vergesslich. Aber Alzheimer schließt Erinnerungen, vor allem erinnerte Gefühle, häufig Gefühle der Angst, losgelöst vom tatsächlichen und aktuellen Geschehen auch ein. Ähnlich wie Dissoziation.

Meine Mutter starrt über das Lenkrad in die Fabrikruine. Ich weiß nicht, ob die Frage der Schuld sie immer noch quält. Ich kann nur erahnen, wie sehr es sie verletzt und verzweifeln lassen haben muss zu sehen, was mit ihrem Kind geschieht.

Sie braucht Zeit, ich weiß, und immer wieder den Beweis, dass es mir und meinem Bruder gut geht. Irgendwann wird es auch für sie okay sein. Sie ist eine Kämpferin. Trotz allem.

»Viel Glück mit Papa. Ich hole dich um halb sieben wieder ab. Und wenn was ist, ruf an«, sagt sie.

Wenn was ist.

Ich bin jetzt fast 30. Und ich sehe meinen Vater nur noch einbis zweimal im Jahr. Wir sprechen uns auch nicht viel häufiger, nicht unbedingt rufe ich zu seinem Geburtstag oder Weihnachten an.

Das letzte Mal haben wir 2012 die Weihnachtsfeiertage zusammen verbracht. Das heißt: beinahe. Mein Bruder, dessen Frau, damals noch Freundin, und ich traten Heiligabend mit Geschenken bei Papa den Besuch an. Doch der war schon so betrunken, er bekam nicht einmal seine Flasche Rotwein auf. Er verzweifelte daran, begrüßte uns nicht richtig, lallte und rauchte vor sich her, geriet über das Fuchteln an der Flasche ins Schwitzen. Schließlich holte er die Bohrmaschine und bohrte ein Loch in den Korken. Und wir saßen da, starr vor Angst, er könnte sich in die Hände bohren oder dass die Flasche explodiert. Aber das war nicht das Schlimme. Für meinen Bruder vor allen Dingen war es noch schlimmer, dass seine Freundin seinen Vater in solch einem desolaten Zustand sehen musste. Er nahm ihre Jacken und ging. Ich ging mit. Nur zirka 30 Minuten, nachdem wir gekommen waren, waren wir wieder weg.

Es brach uns das Herz.

Mein Vater gab mir die Schuld. Ich hätte Marko Flausen in den Kopf gesetzt und gegen »seine Papa aufgebracht«.

Inzwischen war ich alt und stabil genug, mir nicht all seine Schuldzuweisungen zu Herzen zu nehmen.

Ich sprach fast ein ganzes Jahr nicht mit ihm.

Irgendwann meldete er sich. Er wollte mich wiedersehen.

Ich ging darauf ein. Ich konnte das jetzt, mich nicht mehr mit runterziehen lassen. Die Liebe meines Vaters, mindestens so pathetisch wie echt und mit allen unberechenbaren negativen, aber auch positiven Gefühlsausbrüchen verhaftet, forderte mir ab, erst erwachsen und ihm in gewisser Weise ebenbürtig zu werden.

Seither haben wir ein gutes, distanziertes Verhältnis. Wir sprechen uns alle paar Monate, hin und wieder besuche ich ihn. Dass wir uns so selten sehen, macht es jedes Mal besonders.

Und je mehr Abstand ich gewann, desto mehr konnte ich mir ein-
gestehen, wie ähnlich ich ihm doch tatsächlich bin. Nicht nur, was
die Lust auf Genuss, auf Exzess und die Sucht anbelangt. Sondern
auch mein politisches Interesse habe ich von ihm. Und das Bedürfnis,
mir zu allem ein gutes Leben aufzubauen. Und seinen Sturkopf habe
ich auch.

Meine Mutter hat uns beiden einen Sinn für Familie und Zusam-
menhalt vermittelt. Lust am Kochen – das ist ja etwas anderes als es-
sen! Und ein Herz für Arme und Schwache. Das wird mir vor allem
immer wieder beim Anblick meines Bruders klar, der als ehrgeiziger
und fürsorglicher junger Mann der kleinen Nervensäge entwachsen
ist.

Ich gebe meiner Mutter einen Kuss auf die Wange, steige aus
dem Auto und stapfe durch den Matsch hindurch zur Straße, um
auf der gegenüberliegenden Seite durch eine kleine Führung hindurch in die Benzstraße einzubiegen.

Das kleine, unscheinbare Backsteinhaus hatte sich mein Vater
relativ bald nach der Scheidung gekauft. Auf den 140 Quadratmetern mit Garten lebt er, von ein paar wenigen Jahren mit seiner
zweiten, serbischen, inzwischen wieder getrennt lebenden Ehefrau
abgesehen, allein. Doch Besitz ist wichtig, wenn man aus einem
Land kommt, in dem der Krieg alles zerstört.

Die Klingel hat er allerdings seit Jahren nicht repariert. Nicht,
weil bei ihm niemand klingeln würde. Im Gegenteil: Mein Vater
ist im Dorf ein sehr beliebter Mann. Handwerklich begabt, allge-
meingebildet und emotional, wie er ist, hat er vielen im Ort schon
helfen und über die weite Welt diskutieren können. Das kommt
gut an. Und ich bin froh, dass er aller Krankheit und beider gescheiterten Ehen zum Trotz nicht einsam ist.

Ich klopfe an ein Fenster, winke, als er vom Sofa aufsieht.

Als er die Haustür öffnet, kippt Papa im Schwung schon beinahe um. Die Promille scheinen ihm schon jetzt, kurz vor 17 Uhr,

jede Bodenhaftung abgeluchst zu haben. Er erinnert mich in seiner Erscheinung stark an Christiane, so wie sie inzwischen aussieht: Er ist im vergangenen Jahr sehr dünn geworden, seine Augen sind gelb und als er lächelt, fällt mir auf, dass er kaum noch Zähne im Mund hat. Und vom Alkohol aufgeschwemmte Hände.

»Puppchen!«, ruft er und breitet seine Arme aus. Ich umarme ihn. Dann gehen wir rein.

Im Wohnzimmer steht die Luft, so dick, dass man sie schneiden kann. Zum Teil schwebt Zigarettenrauch darin, zum Teil steht die Hitze, die aus dem von meinem Vater eigenständig eingebauten Holzkamin in die Räume dringt. Sie liegt wie ein Schleier auf all den goldenen Bilderrahmen, in denen Bilder längst vergangener Zeiten hängen: Bilder von meinem Bruder und mir als Baby, im Kindergarten, zu Schulzeiten. Nur ein Bild ist etwas neuer. Es zeigt mich vor vier Jahren. Zusammen mit Constantin.

In der Vitrine, ebenfalls von Papa selbst gebaut, stehen Gläser, aus denen ich schon als Grundschülerin trank. Sie haben schwarze oder türkisfarbene Punkte, Pferde- und Entenmotive. Und die bunte Eckcouch, die inzwischen etwas Farbe verloren und Brandlöcher hinzubekommen hat, hatten meine Eltern Anfang der 1990er gekauft.

Überhaupt das meiste in diesem Haus entspringt einer anderen Zeit. Der Zeit, in der wir noch alle zusammen unter einem Dach gelebt haben und eine Familie waren.

Der Tisch ist, wie immer, vollgestellt mit Backwaren, verschiedenen, zuckerhaltigen Getränken, Käse und Obst. »Ich habe ganz Exotisches gekauft. War teuer«, sagt mein Vater stolz, während er sich auf den zur Couch gehörigen Sessel setzt, den Tabak und seine Blättchen nimmt und sich eine Zigarette dreht, obwohl die letzte Kippe gerade noch im Aschenbecher qualmt.

»Apropos: Wie viel Kilo wiegst du jetzt, du siehst gut aus, Puppchen«, sagt er und grinst.

Nicht, dass ich damit nicht gerechnet hatte, dass das die erste Frage sein würde – noch vor: Wie läuft es im Job oder wie geht es dir.

»Papa!«, stöhne ich dennoch merklich genervt.

»Ja«, meint er und muss schon lachen, weil er genau weiß, er nervt.

»Ich bin jetzt fast 30 und finde es blöd, wenn du mich darauf reduzierst. Ich frage ja auch nicht sofort, wenn ich reinkomme, wie viel Bier du heute schon getrunken hast. Können wir die Vereinbarung treffen, dass du mich nicht weiter nach meinem Gewicht fragst? Okay?«

»Okay«, sagt Papa. »Aber nur, wenn du mir noch einmal sagst, wie viel du wiegst.« Und da ist es, sein schelmisches Lachen, wenn er eh macht, was er will, und dabei findet, dass man ihn für seine Frechheit auch noch lieb haben muss.

Muss ich auch, das gebe ich zu. Irgendwie finde ich das cool, dass ihn das von anderen Alkoholikern unterscheidet – er ist zwar impulsiv, aber keineswegs unsicher. Er findet sich selbst sogar ganz schön gut, und das war früher ein Problem, als ich noch nicht in der Lage war, ihm auf Augenhöhe zu begegnen, mich zu wehren, wenn es sein musste. Aber inzwischen bin ich froh, weil ihm dieser Selbstwert hilft, sich sozial zu integrieren, auch bei der Arbeit, und für seine Verhältnisse überhaupt ganz gut am Leben hält.

»58 Kilo«, sage ich. »Zufrieden?«

»Uuuuuuh«, jault er und reißt die Arme hoch! Asche fliegt durch die Luft, mit dem Fuß tritt er die Bierflasche um, die er unter dem Tisch geparkt hat, damit das Erwartbare nicht ganz so offensichtlich ist. Er hebt die Flasche auf, holt ein Küchentuch, wischt die verschüttete Lache vom Boden auf und gießt sich den Rest in sein Glas ein. Mit der Kippe an der Unterlippe haftend sagt er dann: »Jetzt bin ich glucklich, Sonja. Du hast mich überzeugt, ab jetzt werde ich nicht mehr fragen. Versprochen.«

»Aber ich muss dich etwas fragen«, sage ich.

Und beginne am ganzen Körper zu zittern!

Hallo Panik, da bist du wieder. Ich habe mit dir gerechnet, du kleines, graues, kaltes Monster, das ich so gut kenne. Damit, dass du mir sagen willst: »Hör auf, deinem Herzen zu folgen, folge lieber deiner Angst, sonst geschieht etwas Schlimmes, das dein Leben ruiniert.« Du machst, dass ich zittere, obwohl ich nicht friere. Du machst, dass mir zugleich der Schweiß ausbricht, in meinen Händen, an den Füßen, dass mein Kopf knallrot wird, die Ohren heiß. Ich höre meinen Puls.

Aber du, nein, du lähmst mich nicht mehr! Du setzt mir keine Grenzen mehr, das müsstest du inzwischen wissen. Eines Tages wirst du, das weiß ich, kapitulieren. Ich weiß, woher du kommst. Aus der Vergangenheit. Du gehörst hier in diesem Moment nicht hin.

Nun sitze ich im Wohnzimmer meines Vaters. Die Augen brennen. Ich hole tief Luft und habe mich entschieden.

Ich fange ganz von vorn an, damit er möglichst viel versteht. Mich versteht. Meine Beweggründe. Hoffentlich:

»Du, ich bin ja keine Journalistin mehr im klassischen Sinne«, hole ich aus. »Vor zwei Jahren habe ich dieses Buch mit der Frau geschrieben, die als Kind heroinsüchtig war und dann auf den Strich ging, um ihre Sucht zu finanzieren.«

»Ja, na klar, ich weiß«, sagt Papa. Und ich muss gestehen, dass es mir nicht so klar war, dass er das weiß. Beziehungsweise: Ich war mir nicht sicher, ob er das in der Zwischenzeit nicht schon wieder vergessen hat.

»Und weil es so viele Menschen auf der Welt gibt, die unter einer Sucht oder Co-Abhängigkeit leiden oder die ein Familienmitglied an die Sucht verloren haben, weil viele Menschen Hilfe und Zuspruch suchen, haben wir dann diese Stiftung gegründet.«

Papa zieht an seiner Zigarette, kneift ein Auge zu, sieht mich an. Er hatte, als die Foundation stand, bei seinem Chef um Spenden geworben. Das war eine tolle Geste gewesen.

»Und im Rahmen der Arbeit mit der Foundation habe ich viele Menschen getroffen, die süchtig nach Alkohol, Drogen, Essen, Hunger oder anderen Dingen sind. Und irgendwie kam es dazu, dass ich im Lauf der Gespräche oft das Gefühl bekam, dass ich ihnen am besten helfen konnte, wenn ich von mir selbst erzähle. Nicht, weil für alle richtig sein muss, was für mich richtig war. Sondern weil allein das Gefühl, dass dein Gegenüber weiß, wovon du sprichst, dass er oder sie das auch durchgemacht hat, dass sie oder er es aber auch daraus geschafft hat, das macht manchen Leuten Mut. Und sie sind dann offener. Und ehrlicher. Auch zu sich selbst.«

Mein Vater hatte sich wieder eine Zigarette gedreht und angezündet. Er hält sie fest umklammert an seinen Mund. Ich kann sehen, dass sein rechter Zeige- und sein Mittelfinger ganz gelb sind von all den Jahren hoher Dosen Nikotin. Papa kneift die Augen zusammen und zieht tief die Luft ein. Dann sagte er:

»Sonja, komm doch mal auf den Punkt. Du willst jetzt ein Buch schreiben, in dem es auch um meine Sucht geht?«

»Ja«, schießt es aus mir heraus. Und die Wucht der erlösenden Klarheit sprengt die düstere Umklammerung der kalten, grauen Monster und schlägt sie in die Flucht.

Ich habe schon eine Agentin gefunden, die sich für meine Geschichte begeistert. Und einen Verlag, der daran glaubt. Es ist also ernst. So ernst, dass ich kaum mehr schlafen kann. Aber nicht die Tatsache, dass ich nun mein Leben lesbar mache, bereitet mir schlaflose Nächte. Es ist die Angst, dass mein Vater mein Vorhaben ablehnen und stattdessen wütend sein, sich erneut durch mich verletzt fühlen würde. Wenn er nicht einwilligt, glaube ich, würde unser Verhältnis endgültig auseinanderbrechen.

Aber Papa ist immer für eine Überraschung gut. »Na, dann

mach doch. Ist doch kein Problem. Ich weiß, ich habe nicht immer alles richtig gemacht. Ich weiß, ich war nicht immer der beste Vater. Ich bin stolz auf dich, und du weißt schon, was du tust«, sagt er.

Und es verschlägt mir die Sprache. Tränen steigen mir in die Augen. In diesem Moment bin ich nicht nur dankbar für die Chance, die er mir gibt. Sondern ich bin auch stolz auf ihn – denn immerhin schafft er, was ich so lange nicht konnte: zu seiner Krankheit offen stehen.

Und ich – ich brauchte, um es bis hierhin zu schaffen, dann doch noch viel mehr als bloßes Wissen um meine Krankheit: Ich brauchte den Willen, sie zu besiegen, und den Mut, zu ihr zu stehen.

Ich brauchte Constantin. Und andere Katastrophen. Und dann brauchte ich diese eine Liebe, mit der sich endgültig alles zu verändern begann: eine Liebe, die meinen Körper weich machte und mein Verhältnis zu ihm positiv, die meine Beziehung zu meinen eigenen Eltern noch einmal intensivierte und stärkte, Werte und Wichtigkeiten verschob und ein anderes Licht auf so viel warf, was bislang von Bedeutung schien und Antrieb war. Sie ist das unbeschreiblich Schönste in meinem ganzen Leben. Das größte Geschenk. Eine Liebe, die ich jedem wünsche.

IX. neues leben

»Schauen Sie«, sagt die Ärztin, lächelt und bewegt den Sensor ihres Ultraschallgeräts schnell hin und her, drückt ihn noch etwas fester durch das Gel in meinen Unterleib. Mein Herz hüpft. Ich strahle! Nein, ich lächle nicht. Mein Gesicht entgleist, ich kann es förmlich spüren, aber nicht nach unten, sondern in die Breite. Niemals hätte ich geahnt, wie unendlich großartig mich fühlen lässt, was ich gerade sehe: Auf dem Monitor flackern rote und blaue Flecken auf, zeigen, wie der kleine, erst 13 Zentimeter kleine Organismus sein Blut mit Sauerstoff bereichert. Da, beide Herzkammern, ganz deutlich! Ich kann sie sehen!

»Sie zeigt uns ganz stolz ihr Herz«, sagt die Ärztin, als hätte sie meine Gedanken gehört.

»Da ist sie ganz die Eltern«, sage ich und platze bald vor Glück, so viel Freude und Liebe, die sich im ganzen Körper breitmachen und sich unbedingt zeigen wollen, als Strahlen, als Staunen, als Hüpfen, in Tanzbewegung und Gesang. Freudentränen. Giggeln. Es zwickt überall, von Kopf bis Fuß, alles sagt: Ja! Ja! Ja!

An diesem Tag im Juli 2015 bekomme ich Sicherheit, dass es ein Mädchen wird. Dass ich noch vor Weihnachten Mutter einer Tochter sein werde.

Was in diesen Monaten geschieht, mit meinem Körper, meinem Herzen, meinem Selbstwertgefühl, aber auch mit der Liebe und der Kraft zwischen meinem Freund und mir, das wird mit nichts zu vergleichen sein, was ich bis hier hin erlebt habe.

Aber diese Geschichte begann schon fünf Jahre zuvor, einige Monate, bevor Constantin seine spätere Frau kennengelernt hatte:

An einem schon recht warmen Abend im April 2010, ich habe mich gerade das vierte oder fünfte Mal von Constantin getrennt, steht in der Odessa-Bar in Berlin Mitte die Luft. Zigarettenrauch und Cannabisgeruch mischen sich in der Schwüle tanzender und quasselnder Leiber mit frisch aufgelegten Deodorants, Aftershaves und Parfums. Ich habe so viel getrunken, ich frage mich schon wieder, ob ich den Dealer anrufen soll. Eine rhetorische Frage, natürlich, ich rufe immer irgendwann den Dealer an, wenn ich einen gewissen Pegel erreicht habe.

»Was?«, fragt der Barkeeper durch den Bass hindurch, der meine Stimme zum Großteil verschlingt. Er hat Tattoos am ganzen Körper, sogar am Hals, bis rauf zum Gesicht. Ich lehne mich noch weiter über den Tresen, schreie aus vollem Leib in die Electrobeats, die wie Puppenfäden an meinem Körper zerren und ihn wippen lassen: »Noch ein Moscow Mule, bitte!« Während ich auf mein Getränk warte, fummle ich etwas unbeholfen in meiner Zigarettenschachtel rum. Noch schnell eine Kippe anzünden, ehe ich dem Dealer eine SMS schicke.

Von der Seite höre ich eine Stimme und bin darüber amüsiert, dass andere hier genauso besoffen sind wie ich. »Du siehst aus wie ein Kunstwerk – wenn du ein Gemälde wärst, welches wäre es?«

Ich sehe nicht zur Seite, ich muss mein Feuerzeug aus der Schachtel zerren, um dann schnell meine nächste Sucht zu befriedigen. »Entschuldigung, aber …«, plappert der Kerl weiter. Er wird hartnäckig bleiben, das ahne ich jetzt schon. Also blicke ich doch kurz auf, aber nur, um ihm zu sagen, dass die beste Seite des bescheuerten Aufreiß-Ratgebers, aus dem er derlei peinlich-kitschige Anmachsprüche hat, die ist, die er anzündet, um mir damit Feuer für meine Zigarette zu reichen!

Aber ich komme nicht dazu.

Vorher macht mich der Anblick dieses Mannes einen Moment lang einfach nur sprachlos.

»Hi, ich bin Jörg«, sagt der Typ, der so gar nicht aussieht wie eine Nervensäge, sondern wie ein Gladiator. Also, nicht wirklich wie ein Gladiator, sondern wie der aus der US-Serie Spartacus, verkörpert von dem britisch-australischen Schauspieler Andy Whitfield.

Andy, also Jörg, ist hinreißend heiß! Nicht so aalglatt wie diese Metrosexuellen, denen man in Westberlin so häufig begegnet. Die rasiert sind und gegelt und überhaupt komplett durchgestylt. Jörg trägt zwar einen braunen Anzug, aber das Hemd steht offen und zeigt: Haare. Überall dicke, blonde Haare, lange Haare auf dem Kopf, Stoppeln im Gesicht, Behaarung auch auf der Brust.

Mir gefällt es, wenn sich die Haut eines Mannes von der einer Frau unterscheidet.

Ein hipster Hungerharken, hier in Berlin Mitte ist diese alternative Bohème mit ihren Karo- und Unterhemden, Langbärten, Brillen und schmalen Brüsten gerade furchtbar im Trend, ist er aber auch nicht. Jörg ist breit. Nicht dick. Auch nicht durchtrainiert. Einfach: stark. Und groß. Mindestens 1,90 Meter. Und seine Augen strahlen und versprechen irgendwie nichts Gutes. Kein Unheil, glaube ich. Hoffe ich. Eher: Lust. Freche Augen sind das. Strahlend blau, schmal und von dicken, kräftigen Augenbrauen umrandet.

»Der Schrei«, sage ich und kann es mir gerade noch verkneifen, nicht zu kichern wie ein kleines Mädchen vor seinem Schulschwarm. Ich bleibe so cool wie eben möglich, lasse von meiner Zigarettenschachtel ab und lehne lässig den linken Ellenbogen über die Theke.

Jörg lächelt – und wie! Hihi! Verschmitzt. Aber nett. Irgendwie. »Edvard Munchs Schrei?«, fragt er. »Das ist mein Lieblingsbild.« Und in dem Moment weiß ich: Das ist mein Mann fürs Leben!

Nein. Moment. Vielleicht ist es nur 'ne Masche, mich zu beeindrucken. Haha. Darauf falle ich nicht rein! Ne. Mach ich nicht. Pff.

Wie flach ist das denn jetzt bitte schön? Ich schiebe unbeeindruckt die Unterlippe etwas vor.

Wir halten ein bisschen Smalltalk, reden über Kunst, von der ich eigentlich ziemlich wenig Ahnung habe. Über Literatur, deren Sachbuchsparte ich vor allem eigentlich ganz gut kenne. Und über Politik, die mich interessiert und bei der ich schon so einigermaßen auf dem Laufenden bin.

»So habe ich mich noch nie mit einer Frau unterhalten«, sagt Jörg irgendwann. Und ich verstehe nicht so ganz. *Gucke irritiert, keinesfalls geschmeichelt! Nö.* »Ja, also über Politik und all das. Es macht Spaß mit dir zu reden, vielen attraktiven Frauen liegen diese Themen nicht so.«

Was ist denn das für ein Spruch?

»Ja, stell dir vor, ich weiß, wie die Kanzlerin heißt, ich weiß sogar, was das AGG ist und eine vorläufige Haushaltsführung. Was hast du denn bitte für Frauen kennengelernt?«

»Weiß auch nicht. Hübsche halt.«

Hübsche halt? Bin ich jetzt nicht oder weniger hübsch? Ist das ein Kompliment oder eine Beleidigung? Keine Ahnung, aber während ich mich selbst weiter dazu anstifte, mich Schwips und Schwärmerei nicht hinzugeben, sondern ganz viele Alarmsignale aus seinen Worten rauszuhören – *alles, was mir sagt: Ich bin ein gefährlicher Typ, lass bloß die Finger von mir,* nimmt er einen großen Schluck Moscow Mule, lehnt sich noch mal vor zu mir und meint dann: »Okay, also, pass auf. Kürzlich saß ich in einem Flugzeug und habe zwei Männern bei einer Unterhaltung gelauscht. Erst ging es um Business, ja, okay, auch kurz um die engen Hosenanzüge der Stewardessen«, holt Jörg aus. Und ich verstehe nicht ganz.

Es geht weiter: »Da stellte der eine dem anderen eine Frage: Woher kommst du? – Aus China, antwortete der andere. – Ach ja? Hmm … ich hasse alle Chinesen. – Wieso? – Die haben Pearl Harbor zerbombt. – Aber das waren doch die Japaner! – Wirklich? –

Ist mir egal. – Chinesen, Vietnamesen, Japaner … sind eh alle gleich.«

Jörg schmunzelt, so nach dem Motto: »Warte ab, das Beste kommt noch!«

Ich sortiere derweil meine Gedanken. Und Emotionen. Irgendwie ist er süß. Aber das gerade ist so surreal. Wird das hier besser? Ja? Nein? Ich höre, mal sehen!

»Es wurde ruhig«, erzählt Jörg weiter. »Nach einiger Zeit fragte der Chinese: Woher kommst du denn? Dass dich das mit Pearl Harbor so mitnimmt? – Ich bin Jude! – Jude? – Ich mag keine Juden. – Wieso das denn?, empört sich der Jude. Wir sind ein seit Jahrtausenden verfolgtes Volk und haben nur gelitten. – Wieso habt ihr dann die Titanic versengt? – Die Titanic? Das war doch ein Eisberg! – Rosenberg, Goldberg, Eisberg – alles das Gleiche!«

Jörg sieht mich an, und ich würde jetzt von einem Hocker fallen, säße ich auf einem. Hat er mir gerade wirklich einen Witz erzählt? Noch nie hat mir irgendjemand einen Witz erzählt, um mich zu beeindrucken. Das ist irgendwie … es funktioniert. Muss ich zugeben. Hihi. Giggle, giggle.

»Haha«, töne ich dann aber eher schroff. Und als er schon beinahe verletzt wirkt, lächle ich ihn breit an. Es berührt mich, wie er sich ins Zeug legt. Und auch, dass der Witz leicht politisch inkorrekt ist. Der Kerl muss irgendwie ein Guter sein, sonst würde er sich die Blöße nicht geben.

Würde er sich selbst zu wichtig nehmen, hätte er es niemals im Leben riskiert, dass man nicht lacht oder sich vielleicht sogar aufregt. Schmunzelnd schaue ich zu Boden. Mir verschlägt es für einen Moment wieder die Sprache.

»Wow«, bringe ich dann nur leicht verschämt hervor. »Der Witz ist voll daneben. Aber du bist sehr lustig!«

Wir müssen beide herzlich lachen. Und schon bald habe ich die Zeit ganz vergessen. Den Dealer. Überhaupt alles.

Mit Jörg reden macht auch Spaß.

Es kribbelt auch ohne Drogen am ganzen Körper. Und ist aufregend. Zwar geht es tatsächlich bald um Politik, von dem Eisberg-Joke kommen wir schnell zum Thema Ausländerfeindlichkeit und Antisemitismus in Deutschland, auf die – mangelnden – Profile der Parteien, Jörg outet sich als sozial-liberal, Demokrat, aber auch Unternehmer. Gute Mischung, finde ich. Er hat Islamwissenschaften studiert und eine Menge arabischstämmiger Freunde – ein Blonder zwischen Arabern, die Vorstellung gefällt mir auch.

»Ich bin Journalistin. Ich arbeite für die ›Welt‹«, sage ich irgendwann.

»Tja, jeder macht Fehler, wenn er jung ist«, kontert Jörg.

»Wie bitte?«, stelle ich mich empört, obwohl ich genau weiß, was er meint. Die Springer-Blätter gelten als eher konservativ, und außerdem verlangt der Verlag als einziger seinen Mitarbeitern ab, sich per Vertragsunterzeichnung auch fünf durchaus politischen Grundsätzen und Leitlinien zu verpflichten: Irgendwas mit Eintreten für Deutschland als Mitglied der UN und der EU, Loyalität gegenüber Juden und Israel. Die Verteidigung der freien sozialen Marktwirtschaft. Und den Rest habe ich vergessen.

Jörg erzählt mir, dass er sehr traurig über die antisemitische Stimmung in Deutschland sei, vor allem seit sein bester Freund das Land verlassen habe, weil er sich in Deutschland nicht wohlfühlte. »Er ist hier geboren und hat hier studiert, er ist klug, hat Visionen. Aber: Seine Eltern stammen aus Algerien. Und er hatte hier nie das Gefühl, wirklich dazuzugehören, verstanden zu sein, akzeptiert zu werden. Darum ist er erst nach Dubai und dann nach Tunesien gegangen, um von dort aus ein Online-Debattenformat aufzubauen, in dem arabische Jugendliche, Männer wie Frauen, über Werte und Demokratie diskutieren. Ein tolles, erfolgreiches Format, das multimedial aufgebaut ist und Menschen über die Grenzen der Länder der arabischen Welt hinweg vernetzt.«

Was mich an Jörg am meisten fasziniert, ist: Bis jetzt hat er so gut wie gar nichts über sich selbst erzählt, zumindest nicht, welches Auto er fährt, wohin er gern verreist oder was er alles kann und macht. Bislang hat er nur über die Welt gesprochen, darüber, wie er sie sieht und was er sich für sie wünscht.

Nicht, was er von ihr erwartet.

Sondern, was er ihr wünscht.

So wenig Ichbezogenheit erlebe ich selten. Viele Menschen, vor allem in einer Stadt der Selbstverwirklicher wie Berlin, drehen sich doch bloß irgendwie um sich selbst.

»Auch Araber sind Semiten, das wissen viele nur nicht«, erklärt er mir. »Für mich ist jede Art Fremdenhass, egal ob gegen Juden, Araber oder auch Menschen aus Osteuropa, ein Beweis von fehlender Empathie. Und der neue Nationalismus auch in einigen EU-Mitgliedstaaten macht mir Angst. Aber es ist schon ziemlich bezeichnend für die Idiotie der Leute, wenn sie gegen Moslems hetzen und diese Hetze immerzu mit Antisemitismus in Bezug auf Juden begründen. Ach …«, unterbricht er sich selbst, merklich erschöpft vom Thema, »die meisten haben einfach keine Ahnung, aber eine Meinung. Manchmal hasse ich die Menschen.«

»Ich kann nicht sagen, dass ich Menschen hasse«, sage ich. »Aber ich verzweifle oft an ihnen.«

»Nein, ich bin nicht mal mehr traurig. Sondern wütend. Und das ist eigentlich das Schlimmste daran. Denn wenn Traurigkeit und Verzweiflung zu Wut und Hass werden, ist man am Ende nicht besser als die anderen.«

Es ist fast fünf Uhr morgens. Die Bar schließt.

»Wollen wir noch woanders hin?«, fragt Jörg.

Aber ich bin jetzt müde. Und glücklich. Normalerweise ist das andersrum: Am Ende einer Koksnacht bin ich meistens hellwach und todtraurig.

»Ich denke, ich muss ins Bett«, antworte ich.

»Wo ist das?«

»Nicht weit weg, ein bisschen hoch in den Prenzlauer Berg.«

»Ich bringe dich heim.«

Oje, hoffentlich macht er sich keine Hoffnung! »Aber nur bis zur Haustür.«

»Okay«, schmunzelt er.

Und wir gehen raus. Die Vögel zwitschern, zum ersten Mal in diesem Jahr, dass ich sie höre. Das Schwarz der Nacht wird allmählich blau, ja, fast rosé. Auf den Autoscheiben liegt etwas Tau, unter meiner dünnen Lederjacke macht sich Erschöpfung eiskalt breit. Und dann fängt es auch noch an zu regnen, als wir gerade losgelaufen sind.

»Darf ich?«, fragt Jörg und öffnet seinen Mantel.

Ich lächle. Und nicke. »Ja.«

Er kommt mir näher und legt die linke Hälfte seines offenbar regenfesten Trenchcoats so um mich, dass sogar mein Kopf etwas vor Nässe geschützt ist. Wie ein Vogel, der schützend seinen Flügel öffnet, um darunter Unterschlupf zu bieten. Ich schmiege mich an ihn. Er riecht gut, obwohl er gerade aus einer Räucherbude kommt. Gemischt mit der Frische der Morgenluft zieht der Geruch wie neues Leben in meinen Körper ein. Beinahe stolpern wir, weil unser beider Schritte, dynamisch dem nächsten Tag entgegen, nach einem Dutzend Drinks nicht mehr die sichersten sind. Wir lachen über uns selbst.

Über sich selbst lachen, heißt, sich nicht so ernst nehmen.

Mit einem Mal ist mir wohlig warm. Von innen heraus. Einer der schönsten Morgende seit Langem.

Als wir nach etwa 15 Minuten vor meiner Haustür ankommen, stellen wir uns kurz unter der Toreinfahrt ins Trockene.

»Danke. Es war sehr schön«, sage ich.

»Das fand ich auch, du letzter Schrei«, scherzt Jörg. Und fragt: »Jetzt weiß ich zwar, wo du wohnst. Aber darf ich auch deine Nummer haben?«

Ich schreibe ihm mit einem Kugelschreiber, der in meiner Hand-

tasche rumflog, meine Handynummer auf den Handrücken. »Pass auf, dass der Regen sie nicht abwäscht.«

»Ich werde sie sicher in meiner Jackentasche halten.«

Dann drehe ich mich um, schließe die Haustür auf und schwebe nach oben. Lege mich ins Bett. Und falle in einen tiefen, geborgenen Schlaf.

Jörg und ich treffen uns einige Male und reden und reden – weinselig. Aber weltoffen. Zugegeben leicht visionär. Aber leidenschaftlich. Er arbeitet, wie ich, in den Medien. Er hat einen Verlag, publiziert ein eigenes Magazin und entwickelt ständig neue Projekte für multilaterale Verständigung und Integration. Das bringt viel Stoff für Diskussionen, etwa über die Zukunft des Journalismus, die Frage, ob Debatten in einem leider weitgehend rechtsfreien Raum wie den sozialen Netzwerken überhaupt möglich sind. Und wie kann man in einer Arbeitswelt, in der die Zahlen Vorherrschaft über die Buchstaben haben, als Journalist oder Verleger überhaupt noch überleben?

Außerdem reden wir über unsere Väter, die sich ähnlich sind. Über unsere Mütter, die verschiedener kaum sein könnten. Über unsere engsten Freunde, größten Sorgen und auch von Constantin erzähle ich, von meiner Essstörung und meiner Missbrauchsvergangenheit. Ich habe es irgendwann, recht bald, alles erwähnt, weil ich dachte: Wenn er all das nicht will, dann soll er bitte jetzt gehen. Dann habe ich mich vielleicht noch nicht so richtig verliebt. Und ich dachte, es sei notwendig, all das von mir schon einmal zu erwähnen: Ich bin sensibel, emotional, ängstlich. Ich verlange viel, vom Leben, von mir selbst, von den Menschen, die ich liebe. Ich habe viel zu geben. Aber ich kann hart sein gegen alles und jeden, der mir nahekommt und von mir verlangt, noch einmal so zu lieben, dass es wehtut.

Ich wollte ihm das offenbaren. Fordern. Aber auch warnen: Mit mir ist es nicht leicht!

Jörg hatte sich alles angehört. Aber er hatte kein Bedürfnis, ewig über all das zu sprechen, was war. Ich bin mir sicher: Manch eine Frau in meiner Situation hätte das irritiert, hätte das womöglich als Desinteresse wahrgenommen und sich enttäuscht zurückgezogen. Ich habe das oft bei Frauen erlebt: Wenn der Mann, und kannte man ihn gerade erst ein paar Wochen, nicht sofort signalisierte, dass er alles aufzugeben und jede noch so tiefe Schwere zu ertragen bereit war, hieß es schnell, er sei egoistisch oder verfüge nicht über hinreichend emotionale Qualität.

Es ist wirklich ein seltsam verbreitetes Phänomen, dass die Menschen den Grad der Liebe zueinander oft daran bemessen, wie viel Leid man miteinander zu ertragen bereit ist.

Ich wollte das auf keinen Fall schon wieder. Liebe sollte jetzt genau das Gegenteil sein.

Mein Trauma und meine Krankheit standen nicht zwischen uns, weil es ihm nicht so wichtig erschien wie das, was ich sonst noch alles war.

Der Abend, an dem ich ihn das erste Mal zu Hause besuche, ist der 29. Mai 2010. Als ich klingele, öffnet Jörg barfuß und hektisch die Tür. »Komm rein«, sagt er, ehe er blitzschnell wieder verschwindet. Aus der Ferne höre ich Wasser kochen und einen Backofen laufen. Die Wohnung ist übersichtlich: Altbau, geschliffene Dielen, minimalistisch eingerichtet. Der Fernseher, 80 Zoll, dominiert das Wohnzimmer, das sonst relativ farb- und bilderlos ist. Dafür hat Jörg das Schlafzimmer, das türlos (!) vom Wohnzimmer abgeht, knallrot gestrichen. Und das Badezimmer ist meerblau. Alles ist sehr schlicht gehalten, praktisch eben. Keine Staubfänger. Nichts, was ablenkt und aufwendig gepflegt werden muss. In der Küche steht ein Sofa, das finde ich irgendwie cool, weil es Kochen und Essen eben noch mehr zu etwas Geselligem macht. Ich setze mich hin. »Willst du etwas trinken? Ich habe einen tollen Weißwein, wenn du magst?«, fragt Jörg, ohne seinen Blick von den Tomaten zu nehmen, die er akribisch in kleine Würfel schnippelt.

»Ja«, sage ich. »Gern.«

»Steht im Kühlschrank!«

Ich schmunzle. Stehe auf und will gerade die Kühlschranktür aufmachen, da fragt Jörg: »Könntest du mir zuerst noch bitte Minze abschneiden da hinten?«

»Wo?«

»Im Wohnzimmer auf der hinteren Fensterbank stehen Basilikum und Minze.«

Oha, der Mann hat Gewürzpflanzen. Er gibt mir eine Schere in die Hand. Ich laufe rüber ins Wohnzimmer. Ach ja, dahinten, hinter einem beigen, dicken Vorhang versteckt. »Wie viel?«, rufe ich.

»Ach, schon so eine Hand voll. Es gibt Taboulé! Kennst du Taboulé?«

Kenne ich. Ein Bulgur- oder Couscous-Salat mit Petersilie, Tomaten, Zwiebeln, Olivenöl, Salz, Pfeffer, etwas Wasser und Zitronensaft. Außerdem: Pfefferminze. »Dazu gibt es Hühnerbrust in Portwein-Pflaumen-Soße. Nicht zu schwer, aber super lecker.«

Er hat sich Gedanken gemacht.

Nachdem ich uns beiden ein Glas Grünen Veltliner eingeschenkt und wir angestoßen haben, kochen wir gemeinsam zu Ende. Es macht einen riesigen Spaß, einem Mann dabei zuzusehen, wie er so leidenschaftlich ein Dinner zubereitet. Zu allen Zutaten hat Jörg auch eine Geschichte parat, berichtet von Reisen in den Libanon und wie er in Abu Dhabi einst mit einem Vertreter des Königshauses gegessen habe.

»Mit den Fingern! Er hat mich sogar gefüttert, mit der bloßen Hand, weil man das da so macht. Und ich habe natürlich nicht abgelehnt. Es war eine Ehre.« Deutsche Küche fände er aber auch »sehr geil. Einfach, aber gesund. Und vor allem: sättigend. Diese Restaurants, in denen man viel Geld loswird und dafür wenig Essen bekommt, das ist nichts für mich«.

Ich mag es sehr, wie offen Jörg von sich erzählt und wie er drauflosplappern kann, was ihm gerade in den Sinn kommt. Wie ein kleiner Junge, der einen aufregenden Tag hinter sich hat. Allein für seine Bodenständigkeit gewinnt er mein Herz. Aber auch, weil ihm Materielles und Prestige überhaupt nicht wichtig zu sein scheinen. Und weil er mit mir über Essen redet, wie man wohl mit ganz normalen Menschen über Essen spricht.

Ganz normal, ja, sogar mit Genuss esse ich meinen Teller leer. Irgendwann im Lauf unserer politischen Diskurse hatte ich Jörg erzählt, dass ich finde, dass sich die EU als Institution etwas vom »Eurovision Song Contest« abgucken könne, der an diesem Abend aus Oslo ausgestrahlt wird. Die Musikshow, die einst »Grand Prix« hieß, schafft immer wieder, wozu die Nationen sonst nicht in der Lage sind: Verbundenheit und Gemeinschaftsgefühl über Grenzen und Kulturkreise hinaus. Eine Wertegemeinschaft. Dabei geraten Geschichte und Politik jedes Mal in den Hintergrund.

Und am heutigen Abend ist es wieder so weit, 25 Länder stimmen im Finale über ihre Musikbeiträge ab. Spontan schaltet Jörg den Fernseher an.

Ich freu mich. Ich schau diese Show gern. Weil hier nicht selten Außenseiter zu Gewinnern werden. Es gibt immer Überraschungen. Auch an diesem Abend. Denn es wird eine Newcomerin gewinnen: Lena Meyer-Landrut, die 19-jährige Schülerin, die nach einem Casting durch TV-Entertainer Stefan Raab für Deutschland gestartet ist. Trotz starker Konkurrenz, vor allem aus der Türkei, Schweden und Kroatien. Als aus Finnland die ersten zwölf Punkte an Deutschland vergeben werden, freut sich Jörg dermaßen, dass er, links neben mir auf seiner Coach sitzend, ruckartig in meinen linken Oberschenkel greift, ihn quetscht und schüttelt, so als wäre mein Bein ein Pompon.

»Autsch«, quietscht es aus mir heraus. Dabei war der Schreck über Jörgs Gefühlsausbruchs größer als der Schmerz. Bislang hatte ich ihn eher als ruhigen, eher rationalen als emotionalen Menschen kennen-

gelernt. »Oh, Entschuldigung«, sagt er. »Es freut mich nur so sehr! Ich meine, das letzte Mal waren Deutsche im Ausland dermaßen beliebt, als die Fußball-WM hier war. Ich hätte es niemals für möglich gehalten, dass wir die Chance noch einmal bekommen. Du hast so recht, Sonja, beim Grand Prix sind Geschichte und Politik egal.«

Als die Gewinnerin des ESC 2010 endlich feststeht, bricht Jubel aus Jörg raus: Freudentränen laufen seine Wangen runter, er springt auf und hüpft – und ich verliebe mich in diesen Kerl, den der Erfolg einer Fremden und das Zusammenwachsen der Nationen so sehr rühren können.

Am nächsten Morgen kitzeln mich warme Sonnenstrahlen aus dem Schlaf. Als ich die Augen öffne, sehe ich rot. Ringsherum knallt es. Nicht signalrot. Ochsenblutrot. Dunkel und satt. »Guten Morgen«, sagt Jörg. Als ich den Kopf nach rechts drehe, sehe ich, dass er schon einige Zeit so daliegen muss. »Ich habe dir beim Schlafen zugesehen. Das war schön«, sagt er.

»Weißt du, was jetzt schön wäre?«, frage ich.

»Was?«

»Kaffee! Machst du uns welchen?« Ich lache.

Er lacht ebenfalls, stupst mir mit dem Zeigefinger auf die Nase und krabbelt dann aus dem Bett: »Klar.«

Ich drehe mich noch mal um. Nicht um weiterzuschlafen, sondern um aus dem Fenster, das gleich hinter dem Bett ist, zu sehen. Es ist Frühling, die Vögel zwitschern, und es könnte mir gerade nicht besser gehen. Ich bin entspannt, alles cool. Er ist ein lieber Kerl, glaube ich. Alles toll.

Plötzlich zucke ich heftig zusammen. Laute Musik tönt aus dem Wohnzimmer, das ja türlos (!) ins Schlafzimmer übergeht. Keyboard, Schlagzeug, vordergründig Bass und Gitarre. Und eine verruchte, depressive Männerstimme singt:

I don't miss where I came from
But each night I dream about being back home
When I wake up in the morning
I'm too tired, tired of being alone

»Stört es dich, wenn ich ein bisschen Eels laufen lasse?«, ruft Jörg aus der Küche. »Das ist meine Lieblingsband. Die mag ich fast so gern wie dich, du letzter Schrei.«

Ich lächle. Und mal abgesehen davon, dass meine Stimme, im Gegensatz zu seiner, die Musik kaum übertönen und ich, zumindest von hier, aus dem Schlafzimmer heraus, nicht antworten kann – was soll ich da noch sagen?

Ich gehe ins Bad, wasche mich kurz, käme mir die Haare und putze mir schon mal die Zähne. Dann gehe ich durch zirka 80 Dezibel Alternative Rock durch das Wohnzimmer hindurch in die Küche. Dort steht Jörg, nur mit einer Unterhose bekleidet und mit verwuschelten Haaren am Herd, schlägt Eier in eine Pfanne und singt aus voller Leibeskraft mit:

In this world of shit
Baby you are it
A little light that shines all over
Must take over
And see us through the night

Daddy was a troubled genius
Mama was a real good egg
Why don't we just get together
For whatever
And see if it's alright

Jörg sieht mich im Türrahmen stehen und staunen, schaut mich an und singt unbeirrt in meine Richtung weiter:

Baby, I confess
I am quite a mess
So let's get married and
Make some people
More than equal
In this world of shit

Es ist 9.30 Uhr. Und mit mir endgültig vorbei: Ich habe mich Hals über Kopf in diesen Jörg verknallt! Noch nie in meinem Leben war jemand so ungezwungen cool, so unbeherrscht leidenschaftlich, so locker mit sich und mit allem. Jörg zeigt mir ein Leben jenseits von Strenge, Regeln, Perfektionismus und Schein. Er zeigt mir Genuss und Wärme und Güte.

Noch nie war ich so glücklich.

Vor der Tür, an der er mich am Abend unseres Kennenlernens bei mir zu Hause abgesetzt hat, steht wenige Tage nach diesem wunderbaren Abend im Frühjahr 2010: Constantin. Es ist Sonntag, 16 Uhr, als er klingelt: »Mach auf, ich will nur einmal hören, wie es dir geht. Ich vermisse dich und hoffe, alles läuft gut bei dir«, sagt er durch die Gegensprechanlage. Ich zittere. Und spüre: Es ist wieder nicht endgültig vorbei. Ich kann nicht sagen, warum. Aber ich muss ihn hochbitten, hören, was er zu sagen hat. Ich weiß, es ist nicht okay. Ich weiß, es ist verdammt noch mal gar nicht gut für mich, und es wird sicherlich fürchterlich enden.

Es war wunderschön mit Jörg, aber mit Constantin war ich immerhin mehr als drei Jahre zusammen – war. Bin. War. Ach, ich weiß es doch auch nicht! Ich spüre nur, dass es mich gerade mal wieder total kickt zu sehen, wie sehr er mich dennoch und nach allem braucht.

Tief ein- und ausatmen. Adrenalin macht sich wieder in mir breit und vermittelt mir ein Gefühl der Gewohnheit. Das kenne ich. Das fühlt sich bekannt und gut an. Ich trete aus dem Badezimmer heraus, Constantin steht gleich vor der Tür.

»Hallo, Schönheit«, sagt er. Und führt mich durch meine Wohnung zum Wohnzimmertisch. Wir setzen uns, er nimmt meine Hand und sagt, wie sehr er mich vermisst habe. Dass er nächtelang durch die Berliner Bars und Clubs gezogen sei, auch viele Frauen hatte. »Aber die sollten nur den Schmerz betäuben, den ich spüre, weil du nicht mehr bei mir bist. Sie bedeuten mir alle nichts.«

Constantins Augen sind so starr und leer. Er sieht aus, als hätte er sehr viel gefeiert und gekokst in den vergangenen Wochen, er ist aufgeregt, sein Atem schwer. Das Gesicht fahl. Er hat mit vielen Fremden geschlafen, da bin ich mir sicher. Die Vorstellung tut weh. Und sie tut gut. Ich zittere vor Aufregung, aber Aufregung fühlt sich so verdammt lebendig an.

Just gonna stand there and hear me cry
But that's alright because I love the way you lie

Constantin sagt, dass ich die einzig Richtige für ihn bin. Er verspricht, er will eine Therapie machen, »um ein besserer Freund und Mann zu werden«. Er weint und zittert. Genau wie ich. Es zerreißt mich! Hätte er nicht ein paar Wochen eher kommen können?

Oder nie wieder?

Was für eine verdammte Scheiße. Immer wieder hatte ich davon geträumt, dass Constantin hier auftaucht und um Vergebung bittet. Die letzten Wochen ging es mir nur so schlecht, weil es kein Zeichen gab, dass er mich doch noch so lieben würde, wie ich es mir wünschte. Jetzt habe ich einen anderen Mann getroffen, der total nett ist, da kommt er angekrochen. Das überfordert mich vollkommen!

»Ich habe gehört, dass du einen anderen Mann triffst«, sagt Constantin.

Ach, darum geht es! Sein Ego! Sonst nichts?

»Ist das etwas Ernstes, oder ist es wie bei mir mit all den anderen und er bedeutet dir nichts?«

All den anderen, hör an … o Mann.

»Ich weiß nicht.« Ich flüstere – weil es gelogen ist. Die Wahrheit wäre: Wenn du mich in Ruhe lassen würdest, hätten er und ich sicher eine Chance. Er ist nämlich viel besser als du. Er ist auch besser als ich. Und jetzt kommst du und bringst mich wieder völlig durcheinander. Und ich bin verdammt noch mal immer noch nicht in der Lage, mich zu wehren. Du machst mich ohnmächtig und ich kann nichts dagegen tun.

»Wie heißt er?«, fragt Constantin.

»Ist doch egal«, sage ich.

»Nein. Ist es nicht. Ich will wissen, wie er heißt.«

»Jörg.«

»Und weiter?«

»Wozu willst du das wissen? Ich dachte, du bist hier, um über uns zu reden?«

»Ich muss es wissen. Und wenn du mich liebst, dann sagst du mir jetzt, wer der Kerl ist, was er macht und ob er dir etwas bedeutet. Denn wenn du es nicht sagst, weiß ich nicht, ob sich meine Mühe um dich noch lohnt.«

Constantin wird rasend. Ich kenne diesen Blick schon, er bedeutet: Mach, was ich sage. Sonst wirst du dein blaues Wunder erleben!

»Ich will dir das aber nicht sagen, denn ehrlich gesagt, habe ich mich gerade …« Ehe ich zu Ende sprechen kann, schnappt Constantin sich mein Telefon. Ich sehe, dass er darauf rumtippt. »Hey!«, rufe ich. »Gib das sofort her. Das geht dich gar nichts an.«

»Und ob mich das was angeht. Drei Jahre mit dir und dann … Ich hätte ja sowieso niemals gedacht, dass du so was machst.«

Ich versuche, ihm mein Mobiltelefon wegzunehmen. Aber der Mann ist fast zwei Meter groß und wiegt mehr als einhundert Kilogramm. Als er den Arm hebt, habe ich keine Chance, an mein Handy ran zu kommen. Ich fühle mich gelähmt. Voller Angst, dass Constantin Jörgs Nachrichten entdeckt – ich weiß allerdings nicht, ob ich Angst habe, Jörg zu verlieren. Oder Constantin. Das hier ist doch ein verkackter Film!

»Aha. Hi Sonnenschein, war schön gestern«, liest Constantin eine von Jörgs Nachrichten laut vor. »Das ist der Kerl. Ha, und da steht auch sein Nachname.« Constantin beginnt, im Wohnzimmer hektisch im Kreis zu laufen.

O nein!

»Lass das, das ist nicht witzig!«, schreie ich hysterisch und renne ihm hinterher, versuche immer wieder, ihm das Telefon wegzunehmen. »Dicker Kuss, deine S. – so was schickst du dem Typen?«

»Setz dich doch mal hin und lass uns reden. Und vor allem: Gib mir mein Telefon wieder.« Ich habe Angst, dass Constantin sich Jörgs Nummer notiert. Da wirft er mir mein Handy hin, dreht sich um, greift gezielt nach meinem Laptop und rennt damit Richtung Badezimmer.

»Hey, hallo! Spinnst du jetzt vollkommen?«, rufe ich ihm hinterher. Er bleibt stehen, mein Notebook fest unter seinem rechten Arm. »Du musst dem Mann schreiben, dass du mich liebst. Und dass er sich nie wieder bei dir melden soll.«

Ich kann darauf nichts antworten. Ich will das nicht tun, was er da verlangt. Ich will aber auch nicht, dass das hier eskaliert. Ich wünschte, ich könnte nur ein einziges Mal ein zivilisiertes Gespräch mit Constantin führen.

»Tust du das?«, befiehlt er mehr, denn dass er es fragt.

Ich schweige weiter.

»Gut, dann mache ich das!«

»Nein!«

Da verschwindet Constantin im Bad und schließt die Tür hinter sich zu. Ich hämmere dagegen. »Kannst du bitte rauskommen? BITTE!«, rufe ich verzweifelt. Auf meinem Laptop sind natürlich diverse E-Mails von Jörg. Und Facebook-Nachrichten.

»Wenn ich fertig bin.«

»Komm jetzt. Bitte. Lass uns reden.«

»Es gibt nichts zu bereden!«

»Ich will nicht, dass du das tust.«

Stille.

»Hörst du? Wenn du mich wirklich liebst, dann lässt du mich das regeln, so wie ich es für richtig halte.«

Stille. Ich hämmere noch ein paar Mal laut gegen die Tür. »Komm da raus!«

Stille.

»Jetzt.« Ich warte.

Wenige Minuten später kommt Constantin raus. »Da hast du ihn«, sagt er und reicht mir mein Notebook. Ich klappe es auf und sehe, dass er im Browser Facebook aufgerufen hat, wo ich mich selten abmelde und daher jeder leicht in mein Profil Einsicht hat, der meinen Laptop in die Hände bekommt. »Interessant, was ihr euch so alles zu sagen habt«, meint Constantin. Ich stehe unter Schock. Was hat er getan? Ich gehe auf »Nachrichten« und sehe gleich, dass die oberste an Jörg ging. »Bitte melde dich nie wieder. Ich liebe meinen Freund«, steht da. Ich kann es nicht fassen. Er hat das tatsächlich getan. Warum?

»So«, sagt Constantin. »Nach der Nummer bin ich mir allerdings nicht so sicher, ob das mit uns wirklich eine gute Idee ist. Ich meine, jemand, der sich verhält wie du, der kann mich nicht lieben. Ich muss erst mal nach Hause und über alles nachdenken.«

Ich bin eine Idiotin! Warum habe ich ihn nur reingelassen? Wieso vermassle ich mir mein eigenes Leben immer wieder selbst! Ich hasse Constantin. Und noch mehr hasse ich mich selbst. Eigentlich bin ich inzwischen viel zu erschöpft zum Hassen. Ich will nur noch schlafen. Und wenn ich aufwache, soll der Albtraum vorbei sein. Bescheuerte Kuh, bescheuerte Kuh, bescheuerte Kuh, sage ich zu mir selbst und habe für Constantin keinerlei Worte mehr übrig.

Constantin geht. Als er die Wohnungstür hinter sich zuzieht, schleiche ich leer und betäubt in mein Zimmer, lasse mich aufs Bett fallen und weine mich krampfend in einen unruhigen Schlaf.

Um 19.30 Uhr schrecke ich auf. Neben mir liegt mein Handy. Hat Jörg sich gemeldet? Hat er angerufen? Nichts. Erschöpft laufe ich ins Wohnzimmer, wo mein Laptop auf dem Sideboard liegt. Ich klappe es auf, rufe Facebook auf und sehe: eine neue Nachricht. Scheiße! Was hat er wohl geantwortet? Ich will es gar nicht lesen. Aber ich muss: »Okay«, hat Jörg geschrieben.

Nur ein Wort. Das war's.

Kurz bin ich versucht, ihm die Situation zu erklären – aber wie würde er sich wohl fühlen, wenn er erfährt, dass mein Ex da war? Dass ich nicht in der Lage war, ihn davon abzuhalten. Vielleicht würde er denken, ich habe es nicht anders gewollt. Vielleicht hatte er damit sogar recht?

Ich habe so wahnsinnige Angst davor, wieder zu lieben.

Und ich habe wahnsinnige Angst davor, nicht geliebt zu sein. Im schlimmsten Fall beides gleichzeitig!

Ich muss mich übergeben.

Kaum ein Dreivierteljahr nach diesem Fiasko lernt Constantin seine spätere Frau kennen und der Arabische Frühling beginnt. Was mit einem Protest gegen die tunesische Regierung begann, wird zu Aufständen und Revolution in mehreren muslimisch geprägten Ländern – auch des Nahen Ostens und Afrika – gegen die vorherrschenden diktatorischen Regime. Ich habe Jörg nicht vergessen, das Gefühl, dass hier etwas gewaltsam beendet worden ist, was nicht zu Ende sein sollte, was zumindest eine Chance verdient hatte, nicht loswerden können. Constantin hat inzwischen seine Frau gefunden und ich ein neues Leben frei vom Ex und freiberuflich gestartet. Ich stecke gerade noch voll in der Arbeit an »Mein zweites Leben« und die Medien sind voller Berichte aus den islamischen Ländern. Neuanfänge werden propagiert, Mut zum Aufbruch gemacht. Hoffnung geschürt.

Und ich bekomme Jörg einfach gar nicht mehr aus dem Kopf. Nicht den Wunsch nach einem Neuanfang. Fast ein Jahr lang haben wir uns nicht mehr gesehen. Aber ich wünsche mir eine Aussprache. Selbst wenn er inzwischen eine Freundin haben sollte, er hat es verdient, die Wahrheit zu wissen. Und ich habe es verdient, selbst über mein Schicksal zu entscheiden. Oder zumindest wie ein erwachsener, gesunder, unabhängiger Mensch mit all dem umzugehen.

Aber ich traue mich einfach nicht. Das alles ist mir so entsetzlich peinlich. So verwirrend. Und krank. Ich kann ja nicht einmal mich selbst verstehen – wie soll er? Lange kämpfe ich mit mir, will ihn kontaktieren, schrecke dann doch wieder zurück. Bis eines Nachts, mithilfe von viel Alkohol, doch der Mut gewinnt. Auf einer Party ziehe ich mich nach drei, vier Drinks zurück, erinnere mich an den wundervollen Abend in der Odessa-Bar. Ich stelle mich in eine Ecke, wer und was um mich herum ist, wird mir bald egal. Ich tippe eine Nachricht an Jörg in mein Handy ein. Lösche sie dann wieder. Beginne von vorn. Korrigiere noch mal. Lösche. Tippe. Ellenlange Entschuldigungen. Erklärungen. Lösche. Irgendwann, keine Ahnung, wie viele Stunden vergangenen sind, gebe ich es auf, die richtigen Worte zu finden. Schicke stattdessen einfach ab: »Hallo! Jetzt, während des Arabischen Frühlings, muss ich andauernd an dich denken. Damals diese Scheißaktion, das war mein bescheuerter Exfreund. Es tut mir leid, wenn ich dich verletzt habe. Alles Liebe. Sonja.«

»Häh? Jetzt verstehe ich gar nichts mehr«, schreibt Jörg nach nur einer Stunde zurück. Als ich das lese, springt mein Herz vor Glück. Wie cool, dass er mir überhaupt antwortet. Noch viel cooler, dass er nicht schreibt, es sei ihm egal oder ich soll doch dann bitte bei meinem Exfreund bleiben. Oder so was in der Art.

»Mein Exfreund hat sich damals mit meinem Handy und meinem Laptop im Bad eingesperrt und dir in meinem Namen geschrieben, dass du mich nicht mehr kontaktieren sollst. Diese Sache war mir peinlich, ich konnte sie dir damals nicht erklären. Aber es tut mir sehr leid und wenn du mich noch sehen magst, erzähle ich alles.«

»Am Montag muss ich nach NRW. Aber danach können wir uns gern treffen«, antwortet Jörg.

Und ich bin die glücklichste Frau der Welt! So viel Glück habe ich gar nicht verdient. Ich habe diesen Mann, vielleicht, nicht verdient. Aber ich will es verdammt noch mal versuchen!

Als wir uns einige Tage später in einem Restaurant treffen, gibt es gar nicht so viel zu bereden, wie ich dachte. All meine Erklärungsversuche, all meine Schwüre, dass so etwas nie wieder vorkommt, die Versicherungen, dass ich eigentlich nicht so hart bin und erst recht niemandem wehtun will – all diese Vorträge hatte ich mir ganz umsonst ausgedacht. Nachdem ich kurz erkläre, wie es fast ein Jahr zuvor dazu kam, dass er trotz der wunderschönen Zeit, die wir miteinander hatten, diese fiese Nachricht bekam, ist das Thema für Jörg durch. Er sagt, er könne das verstehen. Es sei skurril, aber nachvollziehbar. Er sagt, er habe ziemlich lange daran geknabbert, dass ich ihn so eiskalt abserviert habe, dass er nicht verstanden habe, was er falsch gemacht haben sollte, dass er mit seinen Eltern und Freunden darüber rätselte, aber auf meine Gefühle und meinen Entschluss keinen Einfluss nehmen wollte und sich deshalb nicht mehr gemeldet hat.

Danach essen wir gemeinsam, schlendern durch den Bezirk, knutschen wie verrückt an jeder Ampel und gehen dann, obwohl es mitten in der Woche ist, in einen Club und tanzen. Eng umschlungen. Bis in die Morgenstunden hinein.

Baby, I confess
I am quite a mess
So let's get married and
Make some people
More than equal
In this world of shit

I will make a pledge
To get down off the ledge
You and I belong together
And forever we will have
Our love

X. essen fürs baby

Es ist nicht perfekt zwischen uns. Jörg ist nicht perfekt. Und ich bin es, weiterhin, natürlich auch nicht. Wir haben Streit, zweifeln manchmal. Sind in vielem gleich. Und in anderem grundverschieden. Es ist nicht immer einfach, unsere Bedürfnisse in Einklang zu bringen.

Doch Jörg tut von Anfang an intuitiv genau das, was wichtig ist, um nicht in eine Co-Abhängigkeit zu fallen. Er distanziert sich und weist mich auch zurecht, wenn er überfordert ist. Aber er signalisiert mir gleichzeitig immer: Wenn du dich wieder in die Spur kriegst, sei gewiss, ich bin dann an deiner Seite.

Und seit gut fünf Jahren schaffe ich es, in der Spur zu bleiben. Meine Sehnsucht nach Liebe findet seitdem immer öfter Momente der Erfüllung. Und ich kann diese Momente in mir bewahren. Jörg versucht nicht, mich zu beeinflussen, und ich lerne, dass Liebe nicht wehtun muss. Dass sie zugleich aber die besondere Freiheit haben muss zu sein, wie wir Menschen nun einmal sind: auch mal unglücklich und unperfekt.

Jetzt kann ich immer besser fühlen, was in mir vorgeht, und höre darauf, was mir mein Körper an Signalen sendet. 13 Jahre lang hatte ich ihn manipuliert. Trainiert. Konditioniert. Ihm vorgegaukelt zu sein, was er nicht war. Nun wollte und konnte ich ihn endlich so sein lassen, wie er ist. Daraus entstand unter anderem auch der Wunsch, die Pille abzusetzen, nicht um unbedingt schwanger zu werden, sondern vor allem, um natürlicher zu leben und nicht nur auf Aufputsch- und Abführmittel, sondern auch auf Hormone zu verzichten. Natürlich fragte ich erst Jörg, ob es okay ist, wenn ich nicht mehr verhüte.

Er sagte: »Ja, wenn du das willst.«

Ich sagte: »Ich habe das Gefühl, das würde mir guttun. Ich lege es nicht auf ein Kind an, aber —«

»Aber wenn wir Pech haben«, unterbrach er mich, »dann haben wir eben Glück!«

Ein bisschen so, wie wenn man mit 100 Stundenkilometern auf eine Mauer zurast und sich dann über den Aufprall wundert, haute es mich aus der Spur, als ich anderthalb Jahre später bemerkte, dass ich schwanger war.

Ich war nicht wirklich überrascht. Eher: überfordert. Mehr, als ich gedacht hätte.

Obwohl ich es mir zutraute, Mutter zu sein. Obwohl ich es Jörg zutraute, ein wundervoller Vater zu werden. Und obwohl ich sicher war, dass es dem Kind an nichts fehlen würde, am allerwenigsten an Liebe, verfiel ich in eine Depression.

Lethargisch lag ich die ersten Schwangerschaftswochen auf der Couch, konnte mich auf nichts mehr konzentrieren, hatte keine Lust auf den Haushalt, nicht auf Freunde, nicht auf Arbeit an meinem neuen Buch. Doch vor allem: Es kamen sehr alte, inzwischen fast vergessene Gefühle wieder in mir hoch. Ich fühlte mich dick, hässlich und unfähig.

Inzwischen war ich 30 und seit etwa zweieinhalb, drei Jahren das, was man wohl gesund nennen würde. Es war mir nie egal geworden, was und wie viel ich esse, wie ich aussehe und ob ich zunehme. Ich finde aber auch: Das muss gar nicht sein. Das Gegenteil von essgestört muss nicht bedeuten, dass es einen gar nicht mehr interessiert. Das Gegenteil davon ist eine gesunde Ernährung, dass Essen Freude macht, aber nicht zu sehr. Dass man von allem isst, wenn man möchte, nur nicht immer alles auf einmal, wenn man schon längst nicht mehr muss. Dass man zu sich nimmt, was man braucht, Essen aber nicht missbraucht, um andere Bedürfnisse zu befriedigen.

Das stört mich auch unheimlich an Medien, die überschwänglich titeln: »So schön ist diese Frau trotz Makel«. Und dann sieht man ein Model, das bei 1,65 Meter 170 Kilo wiegt und sich halb nackt wie ganz und gar selbstbewusst für Fotos räkelt.

Auch zu viel Übergewicht ist ungesund und zwanghaft, genauso wie eine Mager- und Ess-Brech-Sucht.

Zuletzt hatte ich bei einer Größe von 1,63 Meter immer um die 58 Kilogramm gewogen. Mal mehr, mal ein bisschen weniger. So ganz genau wusste ich es nicht, denn ich hatte mich nur noch sehr selten gewogen, nur noch bei Arztbesuchen, manchmal aus Interesse, eben alle paar Monate mal. Es war nicht mehr wichtig, mein Körper- und Lebensgefühl, mein Alltag hing, mit der Zeit, immer weniger davon ab.

Doch nun merkte ich förmlich, wie ich aus allen Nähten platzte. Meine Hosen saßen enger, ich bekam die Knöpfe kaum noch zu. Aber nicht nur der Bauch wuchs, sondern auch der Po. Und vor allem: die Oberschenkel! Meine verhassten Oberschenkel!

Ich war gerade einmal in der zehnten Schwangerschaftswoche, da hatte ich schon vier Kilo zugenommen, obwohl ich überall las, dass man erst ab dem vierten Monat allmählich zunehmen sollte.

Nichts da mit Erbrechen, was viele Schwangere in den ersten drei Monaten plagt. So als wollte mein Körper sich einfach nie wieder übergeben müssen, quälte ich mich stattdessen mit einem beinahe stündlichen Wechsel von Heißhunger, Übelkeit und wahnsinnigem Sodbrennen, das ich nur damit besänftigen konnte, dass ich dem Magen wieder etwas zu verarbeiten gab. Also Essen.

Es war ein Teufelskreis, der mich völlig aus dem warf, was ich inzwischen gewohnt war. Was mir zu Sicherheit und Stabilität verhalf. Inzwischen hatte ich einigermaßen ein Gefühl dafür gewonnen, was mein Körper brauchte und was nicht, ich hatte gegessen, was nötig war, auch mal etwas über die Stränge geschlagen, wenn es mir besonders gut schmeckte. Aber ich machte auch Sport und fühlte mich alles in allem eigentlich recht wohl. Vor allem dachte ich schon seit einiger Zeit kaum mehr über Essen, Kalorien, Kilos und Kleidergrößen nach, das war die größte Freiheit, die ich je empfunden habe.

Die Gedanken waren weg – das, was Eleonore zufolge bei einem Heilungsprozess als Allerletztes passieren würde.

Doch mit dem beginnenden Leben in mir wurde die Haut weich, der Appetit riesig, alles an mir wuchs, und ich bekam das einfach nicht in den Griff. Die Hormone, die Biologie, das war stärker als ich – und sosehr ich mir dachte, dass es seinen Sinn und Zweck haben musste, so wenig konnte ich es ertragen.

Doch Sport war fortan nur noch eingeschränkt möglich. Und Kotzen kam definitiv nicht für mich infrage. Schon wegen des Kindes nicht. Ich merkte aber auch deutlich, die Bulimie, die Magersucht waren wirklich vorbei ... sind vorbei!

Jetzt wächst aber nur ein winziger Fötus in mir, den ich von außen weder sehen noch spüren kann. Das Einzige, was ich fühle, sind mein großer Hintern und wieder dieses Fett an meinen Beinen. Es ist der absolute Hammer, es haut mich total um, und es geht mir psychisch so schlecht wie schon lange nicht mehr.

Ständig kreisen meine Gedanken wieder nur darum, was ich gegessen habe, wie viel ich mich bewegen kann, und um diese blöde Gewichtstabelle von der Ärztin, die mir genau sagt, in welcher Zeit ich wie viel zunehmen darf.

Alles, was darüber liegt, macht mir starke Komplexe. Zunehmen, okay, gut und schön. Aber bitte schön kontrolliert! Nur geht kontrolliert gerade irgendwie nicht.

Bestärkt werden meine Ängste und Sorgen durch diese vollkommen durchkommerzialisierte Schwangerschaftsbehandlung. Auf meine Gewichtszunahme reagiert man in meiner Arztpraxis mit mahnenden Worten und dem Hinweis, dass ich Ernährungsberatung, Nahrungsergänzungsmittel und diverse Prospekte für verschiedene Medikamente in Betracht ziehen soll. Man erzählt mir von Schwangerschaftsdiabetes und einer Sprengung des Beckens, sollte das Kind bei der Geburt zu schwer sein. Selbige Verunsicherung erfahre ich aber auch jenseits des Themas Ernährung, zum Beispiel als es um diverse Tests auf Behinderungen und Wachstumsstörungen des Fötus geht, um Blut- und Fruchtwasseruntersuchungen und Methoden der Überwachung, vom Ultraschall bis zur als »Babyfernsehen« bezeichneten Sonografie.

Völlig verunsichert darüber, was nun richtig und wichtig ist, finde ich zudem keine Hebamme. Der älteste Beruf der Welt stirbt aus, erfahre ich: Alle Hebammen, die ich kontaktiere, haben keine Kapazitäten mehr frei. Nicht jetzt, nicht in neun Monaten – in Deutschland aber bringen nicht Ärzte, sondern Hebammen Kinder zur Welt! Sie sagen, es tue ihnen leid. Und erklären ihre Auslastung damit, dass es immer weniger Hebammen gibt, weil die – die Krankenkassen zahlen Pauschalen für bestimmte Vorsorgen und Aufwendungen – zu wenig verdienten und gleichzeitig die Versicherungskosten binnen weniger Jahre von 450 Euro auf 6300 Euro angehoben worden sind. Bei einem Verdienst von zirka 14000 (bei reiner Selbstständigkeit) bis 25000 Euro (bei Dienst auch im Krankenhaus) brutto im Jahr sei das für manche einfach nicht mehr machbar gewesen, nach und nach haben viele selbstständige Hebammen schweren Herzens hingeschmissen.

Ich bin entsetzt darüber, dass der Staat ganz offenbar immer an den wichtigsten Stellen spart: den Menschen.

Darüber, dass wir Gelder für milliardenteure Bauprojekte haben, an denen sich Reiche noch mehr bereichern und die am Ende niemals fertig werden. Dass wir Geld für Bürokratie und Bankenrettungen haben und für die Verfolgung von Menschen, deren einziges Vergehen die Selbstschädigung durch Drogen ist. Aber für Suchtprävention nicht. Und dafür, dass Kinder gesund zur Welt kommen, nicht. Dass Frauen Hilfe in einer Schwangerschaft bekommen, nicht. Ganz zu schweigen von Kinderbetreuung! Chancen auf einen Krippenplatz innerhalb der nächsten sechs Monate in meinem Bezirk: 1 zu 140.

Doch jetzt brauche ich erst einmal dringend eine Hebamme.

Jemanden, der mir sagt, was ich essen darf und was nicht; der mir mit Naturheilmethoden oder Akupunktur etwa dabei helfen kann, nicht allzu viel Gewicht zuzulegen oder aber Wassereinlagerungen einigermaßen im Rahmen zu halten; der mir sagt, welche Medikamente ich nehmen und wie viel Sport und Sauna und Bäder ich weiterhin machen darf.

Nach 16 Absagen bekommt die nächste Hebamme am Telefon meine Verzweiflung vollkommen ungefiltert zu spüren: Ich breche in Tränen aus, erzähle von meinen Ängsten und von meiner Essstörung und davon, wie sehr mich die Schwangerschaft, vor allem psychisch, wieder Jahre zurückwirft.

»Sie haben vielleicht schon drei, vier Kilo zugenommen? Vor allem an Hüften und Oberschenkeln?«, fragt die Frau, die mich nie persönlich gesehen hatte.

»Ja. Ganz genau da!« Kennt sie das? Ist das normal? Sie soll es mir sagen! »Vier Kilo habe ich in der zehnten Schwangerschaftswoche schon zugenommen. Wohin soll das denn noch führen?«

»Machen Sie sich keine Sorgen! Die Gewichtszunahme verläuft nicht immer gleichmäßig, manchmal stagniert es, manchmal steigt es sprunghaft an. Wir lagern während der Schwangerschaft Stillfett an, Reserven für die Zeit nach der Geburt, in der wir unser Kind mitversorgen. Ohne Polster geht das gar nicht! Manche Frauen setzen diese Polster erst am Ende und manche über die gesamte Schwangerschaft hinweg an. Die meisten aber, die sich nicht übergeben müssen, gleich zu Beginn. Dagegen können Sie auch ziemlich wenig tun. Die Natur ist da raffiniert, Ihre Hormone sorgen dafür, dass Sie die Polster anlegen, ob Sie wollen oder nicht.«

O Gott, danke! Das zu wissen, hilft mir ungemein. Es nimmt mir tausend Steine vom Herzen: Ich kann nichts dagegen tun. Es ist nicht mein Versagen, es ist ganz normal!

Und vor allem: »Es geht auch schnell wieder weg«, sagt die Hebamme. »Lassen Sie Ihrem Körper aber Zeit. Man sagt, er braucht neun Monate für die Entwicklung während der Schwangerschaft und neun Monate, um wieder der alte Körper zu werden. Sie werden aber sehen: Es wird wieder alles, wie es war.«

»Danke. Sie erleichtern mich gerade sehr. Ich meine, ich möchte ja nicht andauernd ängstlich und traurig sein. Ich will mich auf mein Kind freuen und es nicht schon vor der Geburt mit Traurigkeit und Unsicherheit belasten.«

»Ja, das stimmt. Nachweislich spüren Kinder die Stimmung der Eltern schon im Mutterleib. Wenn Sie Glücks- oder Stresshormone produzieren, erreichen die über die Nabelschnur auch Ihr Kind, klar.«

Auch diese Hebamme war noch über den Zeitpunkt der Geburt meines Kindes hinaus vollkommen ausgebucht! Aber sie nahm sich die Zeit, mir Fragen zu beantworten. Und schließlich sagte sie: »Wissen Sie, es gibt Hebammen, die eine Zusatzausbildung im Bereich emotionale Prozessarbeit haben. Das ist besonders wichtig für Frauen mit psychischen Leiden und Traumata. Vor allem Frauen mit einer Missbrauchsvergangenheit hilft das oft sehr.«

»Aha. Was genau ist das?«

»Sie arbeiten mit diesen Hebammen nicht nur medizinisch-physisch, sondern auch psychologisch-therapeutisch. Während einer Schwangerschaft und vor allem bei einer Geburt kann nämlich ganz schön was wieder hochkommen. Ich habe da einen Kontakt, möchten Sie den haben? Ich empfehle die Dame sehr! Sie heißt Frau Brandner und arbeitet im Geburtshaus Bienchen in Berlin-Prenzlauer Berg.«

Gleich, nachdem ich mich bei dieser netten Frau bedankt und aufgelegt habe, wähle ich die Nummer von Frau Brandner, erreiche sie auch sofort – und tatsächlich! Sie hat sogar Termine frei!

Wir verabreden uns im Geburtshaus zwei Tage später, doch sie muss den Termin in letzter Minute absagen, weil bei einer ihrer Schwangeren die Wehen eingesetzt haben. »Das wird dauern«, sagt Frau Brandner. Doch schon ein paar Tage später holen wir den Termin nach.

Das Geburtshaus »Bienchen« ist eine Erdgeschosswohnung in einem Mehrfamilienhaus einer sehr grünen Ecke von Berlin-Prenzlauer Berg. Als ich gerade die Klingel drücke, kommt mir eine Frau entgegen, die sichtbar schon am Ende ihrer Schwangerschaft steht. Sie lächelt, hält mir die Tür auf, ich trete ein und stehe mitten in einer Küche.

Da ist weder Flur noch Empfang. Nur eine Küchenzeile aus Eiche im Landhausstil, viele Prospekte rund um Schwangerschaft, Kinderpflege und Geburt sowie eine weiße, weiche Couch. Der Platz zum Warten, mutmaße ich. Und als ich mich gerade hingesetzt und meine Zeitung ausgepackt habe, öffnet sich rechts eine Tür, ein Kopf erscheint und die Frau fragt: »Sonja?«

»Ja!«

»Hi, ich bin Cecile Brandner, sag einfach Cecile und komm herein. Willst du Wasser? Oder Tee?«

»Wasser bitte!« Seit ich schwanger bin, kann ich – die sich einst noch in der Wüstensonne von Arizona bräunte – gar keine Wärme mehr ertragen. Ich habe ständig ganz schlimme Hitzewallungen und schließe mich, gerade in den Sommermonaten, ein, mache alles dicht und dunkel, damit ja nicht zu viel Sonne in die Wohnung kommt.

»Ja, der Sommer macht den meisten Schwangeren zu schaffen«, sagt Cecile und lächelt mich an. »Die Hormone sorgen dafür, dass sich die Blutgefäße erweitern, das Bindegewebe lockert und mehr Blut durch den Körper zirkuliert. Außerdem muss der Organismus viel mehr arbeiten als sonst. Dass einem da warm ist, kann man nachvollziehen, richtig?!«

Sie ist eine Frau etwa Ende 40. Sie hat schulterlange, braune Haare, eine weibliche Figur und ein freundliches, offenes Gesicht. Ich mag sie auf Anhieb. Während sie mir aufzählt, was genau der Körper einer Frau in den neun Monaten der Schwangerschaft alles leistet, laufe ich ihr, vorbei an einem Badezimmer und zwei Gebärzimmern mit Wannen und Betten, hinterher, bis es schließlich links in ein letztes, hinteres Zimmer geht. Es führt zur Straße hinaus und hat ein großes Fenster, vor dem ein bunter Vorhang zum Schutz vor fremden Blicken angebracht ist. Wie auch die anderen Zimmer ist dieses hier farbenfroh und sehr gemütlich eingerichtet. Es gibt Blumen und Kerzen und Kissen und allerlei Schüsseln mit Keksen und Nussmischungen.

»Bediene dich«, sagt Cecile, als hätte sie meinen erkundenden Blick verfolgt.

»Danke, das ist nett. Später vielleicht.«

Wir reden zwei Stunden lang. Ich erzähle ihr alles, von meiner Essstörung, dem Missbrauch, den Therapien und meinen Büchern. Dass es mir eigentlich seit zwei, drei Jahren sehr gut gehe, dass ich einen tollen Mann an meiner Seite und einen Job hätte, den ich liebe.

Und dass es mich wahnsinnig belastet, vor allem auch überrascht, plötzlich andauernd wieder über essen, nicht essen, über meine Figur und mein Gewicht nachdenken zu müssen.

Cecile erzählt mir, dass es ganz normal sei, dass wir Menschen, wenn wir Kinder bekommen, uns plötzlich existenzielle Fragen stellen, dass wir wieder über unsere eigene Kindheit nachdenken, weil wir es eben besser machen wollen mit unseren Söhnen und Töchtern. Sie erklärt, welche Rolle die Hormone auf die Psyche nehmen und wie sie den Körper beeinflussen. »Schlanke Frauen, so wie du, nehmen im Durchschnitt zwanzig Kilo in der ersten Schwangerschaft zu.«

»Okay«, sage ich. Und meine: um Gottes willen! »In der Arztpraxis haben sie mir eine Tabelle gegeben, der zufolge ich im Lauf der 40 Wochen elf bis 15 Kilogramm zunehmen darf.«

»Ja, das ist, was die Ärzte für richtig halten. Unter anderem auch, weil sie dann besser ihre Tests und Ernährungsberatungen verkaufen können. Aber Frauen, die vor der Schwangerschaft weniger wiegen, die nehmen einfach mehr zu. Das hat die Natur so eingerichtet und es hat seinen Grund.«

»Welchen?«

»Zum einen ist es so, dass wir Menschen als Säuglinge existenziell von den Eltern abhängig sind. Auch von der Muttermilch. Früher gab es nicht jeden Tag drei Mahlzeiten, früher gab es an manchen Tagen gar nichts zu essen. Wären die Frauen spindeldürr gewesen, wären ihre Babys verhungert. Wenn du stillst, Sonja, dann verbrennst du am Tag bis zu 600 Kilokalorien mehr. Deshalb brauchst du Reserven. Deshalb nimmst du aber auch schnell wieder ab. Die meisten Frauen müssen aufpassen, dass sie nach der Geburt nicht zu schnell abnehmen, weil sich beim Abnehmen ein ganz bestimmtes Gift im Körper bildet, und das wird über die Muttermilch an das Baby abgegeben, das dann gegebenenfalls auch abnimmt. Unsere Biologie hat sich bis heute in vielen Dingen nicht verändert. Auch in diesen nicht.«

Dieses Wissen erleichtert mich ungemein. »Es ist auch nicht so«, sage ich, »dass es mir darum geht, nicht dicker zu werden. Ich weiß, in einer Schwangerschaft wird man dicker. Ich will aber besser damit leben können, dicker zu werden. Momentan kann ich es, zu meiner eigenen Überraschung, leider nicht sehr gut.«

»Ja, aber das wirst du. Gib dir auch ein bisschen Zeit, dich an alles zu gewöhnen. Noch ist alles neu und ungewiss. Aber so ein Baby macht ganz viel mit einem. Unter anderem macht es uns weich. Unsere Körper, damit unser Kind überhaupt auf die Welt kommen kann, das Becken, die Hüften, das Bindegewebe, alles lockert sich, damit wir für den Moment der Geburt beweglich sind. Aber auch unsere Herzen werden weich. Ein Kind zu bekommen, berührt uns so stark, es weckt die tiefsten Ängste, wirft existenzielle Fragen auf, stellt uns und unsere Partner, auch unsere Familien und Jobs, einfach alles erneut auf die Probe. Das ist ein völlig normaler Prozess, den wir brauchen, weil diese kleinen Wesen ganz und gar von uns und unseren Entscheidungen und unserer Lebensweise abhängig sind. Sei nicht so streng zu dir selbst!«

Es ist, wie es schon mit der Sucht war: Je mehr ich darüber weiß, was Schwangerschaft bedeutet, was es mit der Psyche und dem Körper macht und wozu diese Veränderungen gut sind, desto besser kann ich das akzeptieren und loslassen von einem Ideal, das womöglich gar nicht so ideal ist.

Drei, vier Mal treffe ich mich mit Cecile. Unter anderem verstehe ich in diesen Gesprächen, dass ich immer noch werte – mich selbst bewerte. Aber auch andere. Das ist eine schmerzhafte Erkenntnis. Und das Paradoxe dabei: Ich verurteile mich dafür, dass ich werte.

Aber Cecile hat recht, wenn sie sagt, dass das, was ich gesundes Essverhalten nenne, nur so lange für mich in Ordnung ist, wie ich damit immer noch einem gewissen Ideal entsprochen habe. Dem der gesunden, sportlichen, nicht zu dünnen und nicht zu dicken

Frau. Und dass ich, wenn ich mich selbst nur so akzeptieren kann, dann automatisch auch andere danach bewerte.

Ich vergleiche mich immer noch. Nach all den Jahren! Wie entsetzlich! Es wird mir bewusst, wie schnell meine Werteschablonen bei der Hand sind und wie sehr sie verletzten und maßregeln. Vor allem mich selbst. Ich schäme mich. Meine Liebe soll endlich frei von Wertung und Anspruch sein. Und mein Respekt weiter gehen als bloß bis Kleidergröße 38. Ich will jetzt unbedingt üben, nicht mehr so hart zu mir und zu anderen zu sein. Das ist es, von allen Dingen, was ich meinem Kind am meisten mitgeben will in dieser Welt!

Insofern macht mich dieses Baby wirklich sehr weich. Wahre Liebe ist nicht an Attribute geknüpft.

Und wie sich das anfühlen kann, das zeigt mir Jörg:

Ohne dass ich es einfordere, vermittelt er mir bald, dass ich schwanger für ihn noch attraktiver bin als zuvor. Er streichelt mich häufig, ist zärtlich, sagt Dinge wie: »Du bist wunderschön!«

»Meinst du das wirklich so?«, frage ich irritiert. »Obwohl ich schon fünf Kilo zugenommen habe?«

»Ja, das meine ich so. Wirklich. Ich mag das.« Er lacht. Von Herzen. Warm und weich.

»Und was, wenn ich in der Schwangerschaft doch noch dick und wabbelig werde? Du bist mir nicht böse, wenn ich eine Zeit lang nicht mehr so sportlich bin?«

»Baby, natürlich bin ich darüber nicht böse. Du trägst doch unser Kind in dir.«

Ohne diese aufrichtige Liebe hätte ich es sicher nicht in ein so glückliches, erfülltes und selbstbewusstes Leben geschafft.

Im Lauf der nächsten zehn Wochen, also bis Ende des vierten Schwangerschaftsmonats, stellt sich zwischen ihm und mir noch einmal eine ganz neue Qualität der Liebe ein. Wir lachen wahnsinnig viel miteinander und bilden ein Team in allen Belangen der Schwangerschaft und Vorbereitung zur Geburt. Jörg begleitet mich zu Arztterminen, auch zu Gesprächen mit Cecile, und wir richten gemeinsam das Kinderzimmer ein, schmieden Pläne für den Tag der Geburt, wollen, wenn es klappt, sobald die Wehen kommen, noch gemeinsam einen Smarties-Kuchen für unsere Tochter backen. »Hey, es ist Geburtstag«, meint Jörg dazu.

Als ich dann, bei der Ärztin im Ultraschall, das erste Mal diesen kleinen Menschen in mir sehe, seinen Herzschlag und wie er mit seinen noch so kleinen Ärmchen und Beinchen im Fruchtwasser paddelt, ist es um mich geschehen. Es fühlt sich wirklich wie ein Wunder an, das in mir heranwächst – und damit noch einmal ein ganz neues Selbstverständnis und Selbstwertgefühl. Eine Liebe zu diesem kleinen Wesen, die ich bislang nicht kannte. Und ein Stolz auf mich als diejenige, die ihm die Kraft spendet, damit es wachsen kann, die aufmerksam ist, sodass es gesund bleibt, die Zuwendung schenkt, damit es sich sicher und geborgen fühlen kann, und die ihm hilft, sich in diese Welt ein- und später in ihr zurechtzufinden.

Anstelle der Sorgen um meine Figur tritt eine Begeisterung für das Essen, das meinem Kind guttut. Anstelle der Ablehnung von allem, was weich und weiblich ist, spüre ich bald eine große Erfüllung ob all der hormonellen und figürlichen Veränderungen, die mein Körper vollbringt, damit ich mein Baby später stillen kann. Nach und nach fühle ich die Bewegungen in mir – und jeder Tritt und jeder Boxer lässt ein letztes Übel zerplatzen: meine Angst. Mutterwerden lässt keinen Platz mehr für Unsicherheit. Für mein Kind werde ich stark und selbstbewusst, und ich spüre, dass meine Liebe so groß und so bedingungslos ist, dass ich mir gar keine Sorgen mache, etwas Falsches zu tun.

Zuletzt verschwindet auch der Wunsch nach Kontrolle, denn das Leben hat mir mit dieser Schwangerschaft bewiesen, wie wundervoll sein kann, was einem passiert.

Die Panik verfliegt, denn im Vergleich zu dem, was Jörg und unser Kind mir geben, ist nichts in der Welt es wert zu fürchten, es zu verlieren.

Der Druck, gut auszusehen, lässt nach und weicht einer Selbstverständlichkeit.

Und auf einmal sagen eine ganze Menge Menschen: »Du strahlst richtig.« – »Du bist eine wunderschöne Schwangere.« – »Dieses Kind steht dir gut.« Und das, obwohl ich tatsächlich bis zur Geburt der Kleinen fast 20 Kilogramm zunehme. Genau so, wie Cecile es vorausgesagt hat, und trotzdem, dass ich zwei, drei Mal die Woche Schwimmen oder zum Yoga gehe. Trotzdem, dass ich gar nicht so sonderlich viel mehr esse. Es ist einfach so.

Und irgendwann ist es einfach nicht mehr wichtig.

Das Streben nach Glück – ich brauche all das nicht mehr. Es gibt kein größeres Glück als meine kleine Familie.

Nichts Wertvolleres.

Nichts Schöneres.

Im Dezember 2015 kommt unsere Tochter zur Welt.

Sie ist ein Kind ganz aus Liebe.

nachwort und dank

Zuletzt waren es die Geschichten anderer, die mir halfen, meine eigene zu verstehen. Nicht nur, weil Leid und Krankheit Gemeinschaft suchen, in der sie sich besser fühlen. Man kann andere Menschen oft einfach viel besser sehen, wenn der Blick auf das Selbst, ganz besonders bei einer Essstörung, aber auch bei allen anderen Süchten, verzerrt und lieblos ist. In den Schicksalen anderer schafft man es häufig besser, Wohlwollen zu empfinden und Muster wie Möglichkeiten zu erkennen. Aber vor allem: Man fühlt sich selbst ein bisschen weniger verrückt.

Zu erfahren, dass es anderen genauso geht wie einem selbst, bedeutet: Man ist dem Irrsinn vielleicht doch nicht ganz so nah. Zumindest ist man damit nicht allein.

Die Begegnung mit anderen süchtigen Menschen war daher eine Begegnung mit mir selbst.

Es waren auch andere, die mich dazu animierten, meine eigene Kranken- und Heilungsgeschichte zu erzählen. Als Journalistin hatte ich mir zwar immer wieder Geschichten gesucht und aufgeschrieben, die meiner ähnlich waren oder in denen ich mich ein Stück weit wieder erkannte. Aber das geschah eher unbewusst. Und es war gar keine Frage: Ich stehe distanziert, wie es sich für Pressevertreter gehört, hinter diesen zurück. Nie im Leben wäre es mir in den Sinn gekommen, mich in einem Artikel zu outen. Aus Berufsethos. Und aus blanker Scham.

Es war der Glaube anderer in mich, der mich irgendwann so

stark machte, mich von dieser Scham zu emanzipieren und selbstbewusst und laut zu sagen: Ich litt 13 Jahre lang an Bulimie und Anorexie. Und ich habe als Kind und in meiner frühen Jugend Traumata erlebt, die für mich auch im Nachhinein ohne Essstörung teilweise emotional gar nicht zu bewältigen gewesen wären. Die Bulimie war ab meinem 13. Lebensjahr mein heimlicher Amoklauf, mein emotionales Ventil, das, womit ich mich am engsten verbunden fühlte. Drei Jahre später wurde die Magersucht mein strengster Lehrer, mein Lebensordnungssystem und größter Stolz. Hätte man sie mir weggenommen, ich bin mir nicht sicher, ob ich heute das erfüllende Leben leben könnte, das ich nun, trotz allem, habe. Ob ich so sehr ich wäre. So sehr durch mit allem. So okay mit mir und der Welt.

Hätte ich nicht irgendwann gelernt, ohne beides zu leben, natürlich auch nicht.

Es war die Liebe anderer, die mich über Jahre hinweg fühlen ließ, wie es sein kann, wenn man mich nicht hasst und verurteilt. Nur durch sie lernte ich irgendwann auch, mich selbst zu lieben. Meine Freunde und meine Familie sind daher nicht nur das Allerbedeutendste für mich. Sie sind auch der Grund dafür, dass ich so werden konnte: gesund, glücklich, voller Lust auf das Leben und erfüllt von der Idee, jetzt womöglich anderen Menschen mit meiner Geschichte ein Stück weit helfen zu können, für die sexueller Missbrauch, Gewalt und Sucht ebenso zum Leben gehören, wie es zu meinem Leben gehört.

Der stärkste Halt und beste Grund für meine Lebensfreude und Dankbarkeit sind nicht nur mein wundervoller Ehemann, meine süße Tochter und mein Bruder sowie dessen Familie. Auch meine beiden Eltern haben mich von Anfang an aufrichtig geliebt, und diese Liebe war nicht nur stets stärker als all die Probleme, die sie beide für sich und miteinander hatten. Sie ist auch der Grund dafür, dass ich heute vom Anspruch frei bin, dass Menschen und

Liebe perfekt sein und mir geben können müssen, was ich mir allein nicht geben kann.

Mein Vater und meine Mutter haben wie mein Bruder und mein Mann ohne jegliches Zögern zugestimmt und mich auch dabei unterstützt, meine Geschichte aufzuschreiben, die nicht zuletzt auch ein Stück weit die ihre ist. Die auch ihre Privat- und Intimsphäre berührt, Verwundbar- und Fehlbarkeiten aufzeigt und die Frage nach Zusammenhängen und Schuld beleuchtet.

Dieses Einverständnis erfordert viel Mut. Ich bin ihnen zutiefst dankbar und möchte betonen, dass dies Auszüge sind, in denen eine Reihe wundervoller Kindheitserinnerungen keinen Platz fanden, weil ich hier in erster Linie meine Kranken- und Heilungsgeschichte erzählt habe. In Bezug auf die weniger schönen Erlebnisse haben wir als Familie viele Prozesse durchgemacht, die nicht immer einfach waren. An denen wir aber gewachsen sind. Auch zusammengewachsen.

Dass es mir heute so gut gehen könnte, hätte ich vor wenigen Jahren noch nicht geglaubt. Zwar wollte ich immer unbedingt gesund werden, ich wollte ganz normale Probleme haben wie andere Menschen auch, etwa Probleme mit einer Versicherung, Ärger mit dem Nachbarn oder Stress bei der Arbeit: Ich wollte nicht mehr morgens aufwachen und mich fragen, ob sich das Leben überhaupt lohnt. An mir zweifeln, unter Panikattacken leiden, hungern und kotzen, bis das Blut kommt und bis ich in Ohnmacht falle.

Vor allem aber: Ich wollte nicht mehr lügen. Ganz heimlich jemand anderes sein, als ich nach außen hin vorgab. Mich schämen, so sehr, dass diese blanke Scham im Gewand von rasendem Selbsterhaltungstrieb stetig über die Grenzen meiner Fähigkeiten und Kräfte hinaus danach strebte, an irgendeinem hochgesteckten Ziel, durch irgendeinen Erfolg, in Zukunft, durch immer mehr, das ich viel zu früh oder viel zu weit von meinen eigentlichen Lebensthemen entfernt erreichte, endlich Erlösung von meinen Ängsten und Zwängen und der Leere und dem Schmerz zu finden.

Doch der Heilungsprozess war sehr langwierig und er brachte sehr viele Höhen und Tiefen mit sich. Es brauchte mehr als zehn Jahre Therapie, ambulant wie stationär, analytisch, verhaltens- und ergotherapeutisch, in Gruppen, einzeln, mithilfe von Büchern, Therapeuten und Erfahrungsberichten anderer, bis ich sagen konnte: Ich bin gesund. Aus heutiger Sicht war dabei mein größtes Glück, immer Menschen an meiner Seite zu haben, die mich durch die Wellen dieser langen, zehrenden Zeit begleiteten – ohne sich dabei selbst zu verlieren. Die ehrlich waren. Und hart. Nachsichtig. Und konfrontativ. Die ganz bei sich blieben – um stark an meiner Seite sein zu können.

Viele Menschen haben mir in kleinen und großen, privaten und beruflichen Begegnungen geholfen, zurück in ein gesundes und glückliches Leben zu finden – ich hoffe, dass es anderen auch so geht.

Darum soll dieses Buch nicht bloß für Betroffene sein, sondern auch für Angehörige, Freunde und Interessierte. Ich hoffe, dass dieses Buch vor allem zu einem ermutigt: zum Reden! Egal wo und mit wem. Reden heilt. Vielleicht von allem am meisten.

Und es hilft anderen, sich nicht ganz so verrückt zu fühlen.

Schutzlos im eigenen Elternhaus

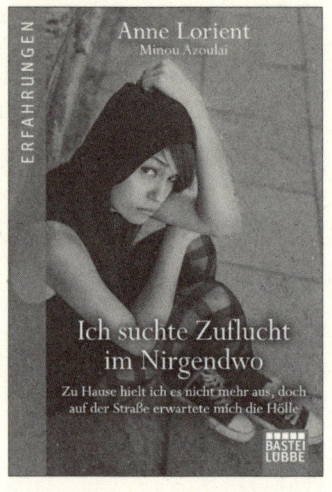

Anne Lorient
ICH SUCHTE ZUFLUCHT
IM NIRGENDWO
Zu Hause hielt ich es
nicht mehr aus, doch
auf der Straße erwartete
mich die Hölle
Aus dem
Französischen
224 Seiten
ISBN 978-3-404-60989-5

Anne wächst in einer bürgerlichen Familie in der nordfranzösischen Provinz auf. Die Idylle ist trügerisch: Ihr Bruder vergeht sich jahrelang an ihr, quält und peinigt sie seit ihrem sechsten Lebensjahr. Eltern und Dorfgemeinschaft ignorieren ihr Leid. Sobald Anne volljährig ist, reißt sie aus. Ihre Hoffnung, bei einer Verwandten in Paris Unterschlupf zu finden, stellt sich jedoch schnell als Irrtum heraus. Auch vom Staat erfährt sie keine Unterstützung. Schließlich wird sie obdachlos und ist der Brutalität der Straße schutzlos ausgesetzt. Erst als sie den Straßenmusiker Luis kennenlernt, nimmt ihr Leben endlich eine gute Wendung …

Bastei Lübbe

Ein Kleinkind, ein Baby und die Diagnose Gehirntumor

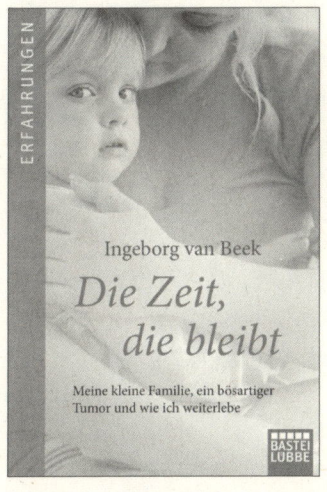

ERFAHRUNGEN

Ingeborg van Beek
Die Zeit, die bleibt

Meine kleine Familie, ein bösartiger
Tumor und wie ich weiterlebe

BASTEI LÜBBE

Ingeborg van Beek
DIE ZEIT, DIE BLEIBT
Meine kleine Familie,
ein böser Tumor und
wie ich weiterlebe
Aus dem
Niederländischen
224 Seiten
ISBN 978-3-404-60000-7

Ingeborg stillt ihre zwölf Wochen alte Tochter. Plötzlich liegt sie auf dem Boden, zuckt und windet sich. Im Krankenhaus der Schock: Sie hatte einen epileptischen Anfall, ausgelöst durch einen tennisballgroßen Gehirntumor. Ihre Lebenserwartung wird auf wenige Jahre geschätzt. Die junge Frau ist wie betäubt, weiß nicht wie sie mit der Diagnose umgehen soll und zieht sich immer mehr zurück. Doch dann merkt sie: So kann es nicht weitergehen. Ingeborg beschließt, sich noch einmal ins Lebens zu stürzen und die Zeit, die ihr mit ihrer kleinen Familie bleibt, voll auszukosten. Ihr größter Wunsch: Ihre beiden Kinder sollen sich später einmal an sie erinnern können ...

Bastei Lübbe

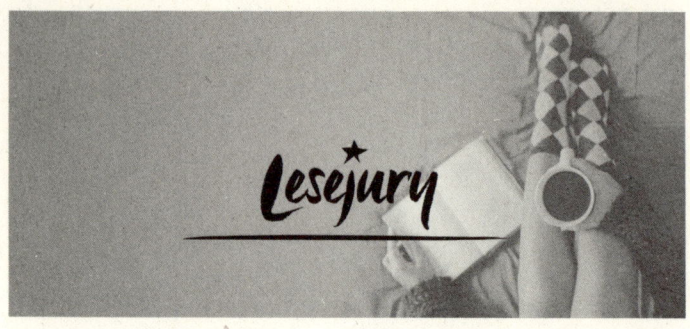